中等职业教育护理类专业第二轮教材

（供护理、助产专业用）

中医护理

（第2版）

主　编　杨永庆　马　芳

副主编　杨文思　哈金旭　钱　斐

编　者　（以姓氏笔画为序）

马　芳（临夏现代职业技术学院）

占诗艳（江苏省常州技师学院）

李宗桓（湛江中医学校）

杨文思（天水市卫生学校）

杨永庆（天水市卫生学校）

张云霞（天水市卫生学校）

哈金旭（陇南市卫生学校）

钱　斐（天水广播电视大学）

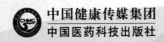 中国健康传媒集团

中国医药科技出版社

内容提要

　　本教材为"中等职业教育护理类专业第二轮教材"之一。全书分为总论及上、中、下三篇，包括中医哲学基础、藏象学说、气血津液、经络与腧穴、病因病机、生活起居护理、病情观察、情志护理、方药施护、中医护理技术以及常见病证整体施护等十二章内容和八个相关实训。本教材为书网融合教材，即纸质教材有机融合数字化教学资源，读者可通过扫描教材中的二维码，随时随地在移动端进行阅读与学习，或登录"医药大学堂"官网进行学习。教学配套资源多样化、立体化，包括PPT、视频、微课、习题库等数字化教学服务。

　　本教材主要供中等职业教育护理、助产专业师生教学使用，也可作为临床护理工作者、护士执业资格考试以及中医药爱好者学习使用。

图书在版编目（CIP）数据

中医护理/杨永庆，马芳主编． —2版． —北京：中国医药科技出版社，2022.2
中等职业教育护理类专业第二轮教材
ISBN 978 – 7 – 5214 – 2624 – 3

Ⅰ.①中…　Ⅱ.①杨…②马…　Ⅲ.①中医学 – 护理学 – 中等专业学校 – 教材　Ⅳ.
①R248

中国版本图书馆 CIP 数据核字（2022）第 019655 号

美术编辑　陈君杞
版式设计　友全图文

出版　**中国健康传媒集团**｜中国医药科技出版社
地址　北京市海淀区文慧园北路甲 22 号
邮编　100082
电话　发行：010 – 62227427　邮购：010 – 62236938
网址　www.cmstp.com
规格　787mm×1092mm $^1/_{16}$
印张　15
字数　316 千字
初版　2013 年 11 月第 1 版
版次　2022 年 2 月第 2 版
印次　2022 年 2 月第 1 次印刷
印刷　北京紫瑞利印刷有限公司
经销　全国各地新华书店
书号　ISBN 978 – 7 – 5214 – 2624 – 3
定价　42.00 元

获取新书信息、投稿、
为图书纠错，请扫码
联系我们。

2012年，中国医药科技出版社根据教育部《中等职业教育改革创新行动计划（2010—2012年）》精神，组织编写出版了"全国医药中等职业教育护理类专业'十二五'规划教材"，受到广大医药卫生类中等职业院校师生的欢迎。为了进一步提升教材质量，紧跟学科发展，根据教育部颁布的《国家职业教育改革实施方案》（国发〔2019〕4号）、《中等职业学校专业教学标准（试行）》（教职成函〔2014〕48号）精神，中国医药科技出版社有限公司经过广泛征求各有关院校及专家的意见，于2020年3月正式启动组织第二轮教材的编写工作。在教育部、国家药品监督管理局的领导和指导下，在本套教材建设指导委员会专家的指导和顶层设计下，中国医药科技出版社有限公司组织全国相关院校教学经验丰富的专家、教师精心编撰了第二轮教材，该套教材即将付梓出版。

本套教材全部配套"医药大学堂"在线学习平台。主要供全国医药卫生中等职业院校护理类专业教学使用，也可供医药卫生行业从业人员继续教育和培训使用。

本套教材定位清晰，特点鲜明，主要体现如下几个方面。

1.立德树人，课程思政

教材内容将价值塑造、知识传授和能力培养三者融为一体，在教材专业内容中渗透我国护理事业人才必备的职业素养要求，潜移默化，让学生能够在学习知识的同时养成优秀的职业素养。优选"实例分析/岗位情景模拟""你知道吗"内容，体现课程思政。

2.立足教改，适应发展

为了适应职业教育教学改革需要，教材注重以真实护理项目、典型工作任务为载体组织教学单元。遵循职业教育规律和技术技能型人才成长规律，体现中职护理类专业人才培养的特点，着力提高学生的临床操作能力。以学生的全面素质培养和行业对人才的要求为教学目标，按职业教育"需求驱动"型课程建构的过程，进行任务分析。强调教材的针对性、实用性、条理性和先进性，既注重对学生基本技能的培养，又适当拓展知识面，实现职业教育与终身学习的对接，为学生后续发展奠定必要的基础。

3.强化技能，对接岗位

教材体现中等职业教育的属性，使学生掌握一定的技能以适应岗位的需要，具有一定的理论知识基础和可持续发展的能力。理论知识把握有度，既要给学生学习和掌握技能奠定必要的、足够的理论基础，也不要过分强调理论知识的系统性和完整性；

注重技能结合理论知识，建设理论-实践一体化教材。

4.优化模块，易教易学

设计生动、活泼的教学模块，在保持教材主体框架的基础上，通过模块设计增加教材的信息量和可读性、趣味性。例如通过引入实际案例以及岗位情景模拟，使教材内容更贴近岗位，让学生了解实际岗位的知识与技能要求，做到学以致用；"请你想一想"模块，便于师生教学的互动；"你知道吗"模块适当介绍新技术、新设备以及科技发展新趋势、行业职业资格考试与现代职业发展相关知识，为学生后续发展奠定必要的基础。

5.产教融合，优化团队

现代职业教育倡导职业性、实践性和开放性，职业教育必须校企合作、工学结合、学作融合。专业技能课教材，鼓励吸纳1~2位具有丰富实践经验的岗位人员参与编写，确保工作岗位上先进技术和实际应用融入教材的内容，更加体现职业教育的职业性、实践性和开放性。

6.多媒融合，数字资源

本套教材全部配套"医药大学堂"在线学习平台。理论教材在纸质教材建设过程中，建设与纸质教材配套的数字化教学资源，增加网络增值服务内容（如课程PPT、习题库、微课、动画等），使教材内容更加生动化、形象化。此外，平台尚有数据分析、教学诊断等功能，可为教学研究与管理提供技术和数据支撑。

编写出版本套高质量教材，得到了全国各相关院校领导与编者的大力支持，在此一并表示衷心感谢。出版发行本套教材，希望得到广大师生的欢迎，并在教学中积极使用本套教材和提出宝贵意见，以便修订完善，共同打造精品教材，为促进我国中等职业教育护理类专业教学改革和人才培养做出积极贡献。

中等职业教育护理类专业第二轮教材
建设指导委员会名单

数字化教材编委会

主　编　杨永庆　马　芳

副主编　杨文思　哈金旭　钱　斐

编　者　（以姓氏笔画为序）

马　芳（临夏现代职业技术学院）

占诗艳（江苏省常州技师学院）

李宗桓（湛江中医学校）

杨文思（天水市卫生学校）

杨永庆（天水市卫生学校）

张云霞（天水市卫生学校）

哈金旭（陇南市卫生学校）

钱　斐（天水广播电视大学）

前言

中医护理是中等卫生职业教育护理、助产专业的一门重要的专业课程。本课程的主要内容包括中医理论基础、中医护理程序以及各临床专科中医护理方法等。本课程的任务是使学生树立现代中医护理理念，掌握中医护理的基本内容、特点和原则，掌握临床常用中医护理操作技能，能运用中医护理程序为护理对象实施整体护理。

本课程依据护理岗位的工作任务、职业能力要求，强化理论实训一体化，突出"做中学、做中教"、"以学习者为中心"的职业教育特色，根据培养目标、教学内容和学生的学习特点以及护士执业资格考试要求，提倡项目教学、案例教学、任务教学、角色扮演、情境教学等方法，利用校内外实训基地，将学生的自主学习、合作学习和教师引导等教学组织形式有机结合。

本教材是在第 1 版教材基础上修订而成。教材保留了第 1 版之优点，一是明确的课程定位：即内容选择对接护士执业资格考试和临床应用的需要，不追求理论的系统性；二是活泼的呈现方式：即编写体例图文并茂、栏目灵活、语言通俗；三是现代的教学理念：一切从有利于学生学习出发。本轮修订也弥补了第 1 版之不足，增加了微课、PPT 课件、题库等学习内容，实现了书网融合。

本教材的内容包括总论、上篇、中篇、下篇。总论由杨永庆编写，上篇第一章由杨永庆、杨文思编写，第二、三章由杨文思、占诗艳编写，第四、五章和实训一由钱斐、张云霞编写；中篇第六、七章和实训二由马芳、杨文思编写，第八、九章由马芳、李宗桓编写，第十章和实训三、实训四由杨永庆、占诗艳编写，第十一章和实训五至实训八由张云霞、李宗桓编写；下篇第十二章由李宗桓、哈金旭编写。

本教材供中等职业学校护理、助产专业师生学习使用，也可作为护士执业资格考试和中医药爱好者学习中医药基础理论和常见病辨证的参考书籍。

本教材在编写过程中得到各位编者单位的大力支持，在此表示衷心感谢。由于编写水平和能力所限，疏漏之处在所难免，恳请各位同行和读者以宽宥之心待之，不吝赐教。同时也希望各院校师生和读者多提出宝贵意见，以便今后进一步修改和提高。

编　者
2021 年 12 月

目录

● 1. 掌握中医护理学基本特点。
● 2. 熟悉中医护理发展简史。

● 1. 掌握阴阳五行学说的概念。
● 2. 熟悉阴阳五行学说在中医学中的应用。

● 1. 掌握五脏、六腑的主要生理功能；熟悉脏与腑的关系。
● 2. 熟悉中医脏腑生理连属、病理表现。

1. 掌握气血津液的概念、生成、功能等。

2. 气的分类、作用；熟悉气血津液的相互关系。

1. 掌握经络的概念。熟悉十二经脉的走向交接规律、流注次序。

2. 熟悉常用腧穴的概念、分类、主治和定位方法。

● 1. 掌握病因、病机的概念；病因的分类、致病特点。
● 2. 熟悉基本病机。

● 1. 熟悉预防为主的要求、扶正祛邪、三因制宜的定义。
● 2. 了解施护求本的内容和意义。

1. 掌握中医四诊的主要内容。
2. 熟悉望闻问切的诊察方法。

1. 熟悉情志宣泄法、转移法、相制法的应用。
2. 了解情志护理的原则；情志护理的方法。

1. 熟悉饮食调护的原则、方法。
2. 了解药膳饮食与调护。

1. 掌握中药的性能、煎服法及护理。
2. 熟悉内服药、外用药的护理、方剂的配伍原则、常用剂型。

● 掌握刺法、灸法、拔罐法、刮痧法的应用及护理方法。

下篇　常见病证护理

● 1. 熟悉常见病证的护理原则和护理要点。

● 2. 了解施护求本的内容和意义。

PPT

【学习目标】

知识要求

掌握　中医护理学基本特点。

熟悉　中医护理发展简史。

能力要求

能够在实践中运用整体护理观念。

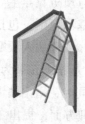

中医学是我国的传统医学，有数千年的悠久历史。中医护理学是中医学的重要组成部分，是以中医理论为指导，以独特的中医护理技术，结合预防养生、保健康复等医疗活动，对患者进行生理—心理—社会的、全面的、多元化的护理，以保障人民健康的一门应用学科。

第一节　中医护理学发展简史

微课

中医护理学的发展几千年来与中医学的发展相辅相成，在历代医家的共同努力下，中医护理学的内容不断完善，逐渐发展成为一门独立的学科。

一、中医护理学的起源

在远古时代，我们的祖先为了生存，在同大自然界作斗争的过程中，逐步积累了原始的医药卫生知识。人们以植物和野兽为食，用兽皮、树叶御寒；炎热的夏季居住在洞穴以避酷热；用火"炮生为熟"，加工食物，减少胃肠道疾病的发生；在生活劳动的过程中，偶然受伤便设法涂裹包扎，身体疼痛不适便揉捏按压，起到消肿散瘀止痛的作用，这是最早的按摩术。《淮南子·修务训》记载有"神农……尝百草之滋味，水泉之甘苦，令民所知避就……一日而遇七十毒"，由此，远古人类对医疗、药物的认识逐渐积累起来。当人们在生活实践中有目的地实施这些方法治疗疾病、护理患者时，中医护理的萌芽阶段便开始了。

二、中医护理学的形成与发展

（一）夏商至先秦时期

夏商周时代，社会生产力的发展为医护知识的积累和提高创造了有利的条件。随着社会的进步，人们预防疾病、保持健康的认知有了较大提高，商代已经开始使用金属的刀、针以及酒剂治疗疾病，甲骨文中有疾、医、龋、浴等医用文字记载；至周代，宫廷医学已出现了"食医""疾医""疡医""兽医"等医学分科，在卫生保健方面，《周礼》有"头有疮则沐，身有疡则浴"的规定，《诗经》有"洒扫庭内"的记载，均已达到现代护理学水平。

成书于战国至先秦时期的中医典籍《黄帝内经》是我国现存最早的一部医学经典著作。它系统阐述了人体的结构、生理、病理、疾病的诊断、治疗与预防、养生等问题，初步建立了中医学的理论体系。其中详细论述了中医护理学的基本原则，包括生活起居、饮食宜忌、情志护理、用药护理等。在生活起居护理方面，强调病人要寒温适宜，不可过热、过冷。在饮食护理方面，指出"毒药攻邪，五谷为养，五果为助，五畜为益，五菜为充，气味合而服之以补益精气"。在论述消渴病的同时，指出消渴病的饮食与用药禁忌等，对饮食护理有了较为详细的指导。在情志护理方面，提出"精神不进，意志不治，故病不可愈"，并提出了以情制情的护理方法，即"悲胜怒""恐胜喜""怒胜思""喜胜悲""思胜恐"等。此外，如针灸、导引、热熨等操作技术在《黄帝内经》中已有较详细的论述。

（二）汉晋至隋唐时期

东汉末年，"医圣"张仲景在《伤寒杂病论》中提出了对疾病的辨证施护理论和措施，开创了临床辨证论治的先河。《伤寒杂病论》首创了许多中医护理操作技术，如蜜煎导方及猪胆汁灌肠法、熏洗法、含咽法、坐浴法等。在用药护理方面，对煎药方法、服药的注意事项以及观察服药后的不同反应、处理方法、饮食禁忌等都有具体的论述。如服桂枝汤方后，注明要"啜热稀粥一升余，以助药力。温覆令一时许，遍身漐漐微似有汗者益佳，不可令如水流漓""禁生冷、黏滑、肉面、五辛、酒酪、臭恶等物"。在急救护理方面，书中记载了人工呼吸、体外心脏按压、救卒死、救自缢死、救溺死等急救护理的具体措施。在饮食护理方面，提出四时食忌、五脏病食禁、妊娠食忌等。

三国时期杰出医学家华佗以发明麻醉术而闻名于世，首创麻沸散，施行剖腹、正骨等外科手术；并在古代气功导引的基础上，模仿虎、鹿、猿、熊、鸟等五种动物的活动姿态，创立了"五禽戏"，使人体头、身、腰、四肢都得到活动，将体育与医疗护理结合起来，是最早的康复护理方法。

晋隋唐时期是中医护理理论和专科护理全面发展的时期，这一时期出现了众多名医名著，促进了中医理论体系的进一步发展。晋代王叔和在《脉经》一书中对诊脉的理论、方法和对每一种脉象的临床意义等进行了全面系统的阐述，确立了寸口脉诊法，首创"三部九候"及脏腑分配原则。

东晋葛洪的《肘后备急方》，创立了口对口吹气法抢救猝死病人的复苏术。提出了"腹水"病人的饮食调护方法："勿食盐，常食小豆饭，饮小豆汁，鲤鱼佳也"。记载了烧灼止血法、针刺、艾灸及热熨法等护理操作方法。尤其是其倡导的间接灸法，促进了后世灸法技术的发展。

隋代巢元方的《诸病源候论》在外科肠吻合术后的饮食护理与术后护理中指出：
"当研米粥饮之，二十余日，稍作强糜食之，百日后，乃可进饭耳。饱食者，令人肠痛
决漏"；并重视妇女妊娠期间的饮食起居护理与精神调护，提出了"饮食精熟""无食
腥辛""和心静息，无使气极"等。

唐代孙思邈的《备急千金要方》详细论述了中医护理原则以及各科疾病的护理内
容。在"大医习业"与"大医精诚"篇中对医护人员的职业道德提出了严格要求。书
中创立了许多护理保健的方法，如漱津、琢齿、摩眼、挽发、放腰及食后以手摩腹等。
孙思邈重视妇产科疾病的护理，对妇女妊娠养胎，对孕妇心理、分娩及产后的护理、
用药护理等方面都提出了具体详细的要求。此外，孙思邈首创的葱管导尿术，并对热
熨、疮疡切口换药、引流等均有所论述。

（三）宋金元时期

宋金元时期是中医学百家争鸣、百花齐放的时期，医学发展迅速，流派纷呈。由于活
版印刷术的出现，大批医学书籍得以刊印和流传，为医学普及，流派兴起创造了条件。

宋代陈无择的《三因极一病方论》，在中医病因学说方面提出了著名的"三因学
说"，不仅是对宋代以前病因理论进行了总结，也对后世病因学的研究产生了深远的影
响。宋代外科专著《卫济宝书》中指明对所制作的刀、钩等外科手术器械要用"桑白
皮、紫藤香煮一周时，以紫藤香末藏之"。王惟一的《铜人腧穴针灸图经》以及铸造的
两具针灸铜人，开创了经穴模型直观教学之先河。陈自明的《妇人大全良方》，列有
"胎杀避忌产前将护法""妊娠随月数服药及将息法""产后将护法""产后调理法"等
专篇，极大地丰富了中医妇产科护理的内容。

金元时期出现的"金元四大家"，为中医学的发展做出了重要贡献。刘完素（河
间）倡导火热论，主张"六气皆能化火""五志过极能化火"，在治疗中力主寒凉清
热，后人称之为寒凉派。张从正（子和）为代表的"攻下派"则认为"病由邪生，攻
邪已病"，弘扬"汗、吐、下"祛邪三法，重视情志护理，采用以"形逗乐借妇愁"，
并在《儒门事亲》中记载了使用坐浴疗法治疗脱肛的护理操作方法。朱震亨（丹溪）
为代表的"滋阴派"重视老年人的保健护理及疾病的饮食调护。李杲（东垣）为代表
的"补土派"认为"内伤脾胃，百病由生"，重视对脾胃的调养和护理。

（四）明清时期

明清时期中医学的一大成就是温病学说的形成，这一时期涌现了一批温病学家。
明末医家吴有性著有《温疫论》，在当时没有显微镜的条件下，提出了传染病的病因为
"戾气"所致，且从口鼻而入，这一理论成为我国病因学说发展的里程碑之一，主要是
对当时防治急性热病经验的系统总结。在护理方面从"论食""论饮""调理法"三篇
专论中，详细论述了瘟疫病的护理措施。清代著名医学家叶天士、吴鞠通、薛生白、
王孟英对温热病的病因、传变、诊断和治疗进行了总结，创立了卫气营血辨证和三焦

辨证，形成了比较系统和完整的温病学说，被后世称之为"温病四大家"。

著名医家王肯堂编纂的《证治准绳》，介绍了创伤缝合术后的护理方法；李时珍的《本草纲目》是对 16 世纪以前中医药学的系统总结，全书载有药物 1892 种，搜集医方 11096 个，精美插图 1160 幅，分为 16 部、60 类。后来被译为日英法德俄等多种文字传到世界各地，对我国和世界医药学及动植物学产生了深远影响。张景岳的《景岳全书·妇人规》中，从产妇的起居、衣着、室温、饮食以及环境等方面提出了护理方法。陈实功的《外科正宗·痈疽》，在"调理须知""杂忌须知"专篇中，详细介绍了疮疡的护理原则与方法。清代亟斋居士的《达生编》阐述了产前、临产与产后的护理方法。他认为，只要注意产前、临产时的操作护理与饮食护理以及产后调护，是可以不用服药治疗的。钱襄的《侍疾要语》介绍了生活起居护理、饮食护理以及老年病人护理方法。

（五）近代及现代

1840 年鸦片战争以后，西方科技和文化传入，中西文化发生了大碰撞，中医及中医护理学的发展一度处于停滞不前阶段。伴随争论磨合，中西医两种体系逐渐有了学术上的沟通。以唐荣川、朱沛文、恽铁樵、张锡纯等为代表的中西医汇通派，率先提出中西医汇通，创造性地并用中西药物，对后人多有启示。

新中国成立以后，党和政府十分重视中医工作，大力扶持和发展中医事业。1955年，中医研究院成立后，全国各省相继成立了中医院校与中医医院，并在综合性医院开设中医病房。从此，中医护理事业开始蓬勃发展，中医护理队伍日益壮大，涌现出一大批具有奉献精神的中、高级中医护理专业人才。1958 年，江苏省医院创办了全国第一所中医护士学校；并由江苏省中医院出版了新中国第一部中医护理专著《中医护病学》，又修订编写了《中医护理学概要》。此后，中医护理学的各类教材和各种专著相继出版，如《中医基础护理》《中医心理护理学》《中医内科护理学》等。1984 年，在南京召开了中医护理学会中医、中西医结合护理学术会议，并成立了中华护理学会中医、中西医结合护理学术委员会。

1991 年，全国首届中医护理工作会议在北京召开，在后来印发的《中国护理事业发展规划纲要》中，提出要大力发展中医护理，发挥中医护理特色和优势，注重中医药技术在护理工作中的应用。2016 年国家颁布了《"健康中国 2030"规划纲要》，2018年又出台了《关于促进护理服务业改革与发展的指导意见》，都指明要提升中医护理服务水平，科学制定中医护理常规、方案和技术操作标准，积极开展辨证施护和中医特色专科护理，创新中医护理服务模式，发挥中医护理在疾病治疗、慢病防治、康复促进、健康保健等方面的作用。中医护理理论的研究与临床中医护理的开展将进入一个崭新的阶段。

第二节　中医护理学的基本特点

案例分析

某年夏天，河北省石家庄市集中出现多例流行性乙型脑炎患者。著名中医学家蒲辅周先生带领数名学生奔赴一线参与救治。因数月来雨水稀少，天气炎热，酷暑难当，同时大多数患者症状表现为高热、脉洪大、舌质红、苔黄燥等，辨证为暑温，处以白虎汤或竹叶石膏汤，疗效确切，治愈率高。次年，疫病再次出现，但再使用去年的方药效果却很差。于是又请蒲辅周前往诊治。发现石家庄当时连月阴雨，且多数患者的临床表现为身重肢倦、胸闷不肌、恶寒少汗、身热不扬、面色淡黄、口不渴、苔薄白、脉濡缓，辨证为湿温。处以三仁汤或藿朴夏苓汤，病情很快得到了控制。

问题

不同的处方为什么可以治疗同一种疾病？

中医护理学的独特理论体系有两个基本特点，即整体观念和辨证施护。

一、整体观念

整体是指联系性、统一性和完整性。整体观念认为事物是一个整体，事物内部的各个部分是互相联系不可分割的，事物与事物之间也有着密切的联系。基于机体自身的整体性与内外环境的统一性的思想，中医十分重视人与自然环境、社会环境的统一性，认为人与自然息息相关，人与社会关系密切。

（一）人体是一个有机的整体

人体是一个有机整体，其结构上不可分割，生理上相互联系，病理上相互影响。

1. 生理上的整体性　主要体现在五脏一体观和形神一体观两个方面。

五脏一体观：指人体以五脏为中心，配以六腑，通过经络系统"内属于脏腑，外络于肢节"的作用，把人体的五官、五体、九窍、四肢百骸等组织器官网络成"脏—腑—体—窍"模式的五大功能系统。五个功能系统在心的主宰下，密切联系、协调共济、上下沟通，并通过精、气、血、津液等的作用来完成机体统一的机能活动。脏腑间既有相辅相成的协同作用，又有相反相成的制约作用，从而维持人体的动态平衡。

形神一体观：形，即形体，包括构成人体的脏腑、经络、组织及气血津液等有形可见的生命物质。神，是指人的精神、思维、意识活动。形神一体观认为，形与神俱，不可分离。形是神的藏舍之处，神是形的生命体现，神不能离开形体而单独存在，有神才有生命，才能产生精神活动，而神一旦产生，就对形体起到主宰作用。形神统一是生命的保证。

2. 病理上的整体性　脏腑之间、精气血津液之间，在生理上相互依存、协调统一，在病理上也必然会相互影响。因此，脏腑发生病变，可以通过经络反应于体表、组织或官窍；体表、组织、官窍有病，也可以通过经络影响脏腑；脏腑之间亦可以相互影响。在中医临床护理中，除护理局部病变外，还要兼顾护理相关联的脏腑、经络、体窍。如口舌糜烂的病人，除口腔护理外，还要采用清心泻火的药物，治疗心火亢盛所致的心烦失眠及心火移热于小肠所致的尿赤、尿痛等症。

（二）人与外界环境的统一性

外界环境包括自然环境和社会环境。两者都是人类赖以生存的必要条件，环境的变化影响着人体的机能活动。

1. 人与自然的统一性　人生活在自然界中，自然界的变化直接或间接地影响着人体，而机体则相应地产生反应。属于生理范围的，即是生理的适应性；超越了这个范围，即是病理的反应。故《灵枢·邪客》曰："人与天地相应也。"

首先，季节对人体的影响非常明显。在一年四季中，随着春温、夏热、秋凉、冬寒的气候变化，自然界的生物就会有春生、夏长、秋收、冬藏等适应性变化，人体也必须与之相应。如春夏腠理疏开，表现为脉浮、汗多、少尿；秋冬腠理致密，表现为脉沉、汗少、多尿。

其次，昼夜晨昏对人体也有一定影响。《灵枢·一日分四时》曰："夫百病者，多以旦慧昼安，夕加夜甚。"这是因为早晨、中午、黄昏、夜半，人体阳气存在着生、长、衰、入的规律，从而影响到邪正斗争，病情也呈现出慧、安、加、甚的起伏变化，所以，临床观察和治疗和护理疾病时，必须注意昼夜变化的规律。

⇄ 知识链接

《黄帝内经》记载：春三月，……，夜卧早起，……，以使志生；夏三月，……，夜卧早起，无厌于日，使志无怒；秋三月，……早卧早起，与鸡俱兴，使志安宁；冬三月，……早卧晚起，必待日光，使志若伏若匿……。

这是说我们要遵循自然界的变化规律，做好生活起居护理和情志护理，以养生防病。

最后，地域环境对人体也会产生影响。不同的地理环境和生活习惯对人体有明显的影响，如江南多湿热，人体腠理多疏松，易病湿热；西北多燥寒，人体腠理多致密，易病燥寒等。

2. 人与社会的和谐性　社会环境包括社会的政治、经济、文化等特征，人们的年龄、性别、风俗习惯、婚姻状况等人群特征，以及生活方式、生活习惯和爱好等。人适应社会的能力是不同的，当社会环境变化过于强烈或自身的调节与适应能力减弱，造成心理和精神压力，如社会动乱、经济文化发展不利、社会地位变动、生活中大事件的发生等，都可以引起人体身心机能的变化，处理不当就会导致身心疾病的发生。

二、辨证施护

证，即证候，是疾病发生发展过程中某一阶段的病理概况，包括了疾病发生的原因、性质、部位和邪正关系等。因此，它比症状更全面、更准确地揭示了疾病的本质。辨证是将望、闻、问、切四诊所收集的有关病史、症状和体征等资料，加以分析、综合，辨别疾病的证型，从而进行护理的过程。辨证是决定护理方法的前提和依据；施护是解决护理问题的手段和方法，是辨证的最终目的。

在临床中，辨证施护的应用体现在同病异护、异病同护等施护原则中。同病异护，是指对同一疾病，由于发病的时间、地域不同或患者体质差异，或疾病处于不同的发展阶段所表现出的不同的证候，应采用不同的护理原则、护理措施与护理方法。如感冒有风寒感冒与风热感冒的不同，若见恶寒发热无汗、头身痛，痰稀色白，当辨为风寒感冒，宜选用辛温解表的护理原则与方法；若见发热，微恶风寒，汗出，咽喉肿痛，痰稀色黄，当辨为风热感冒，宜选用辛凉解表的护理原则与方法。异病同护，是指不同的疾病，只要出现了相同的证候，就可采用相同的护理原则、护理措施与护理方法。如胃下垂、子宫下垂、脱肛是不同的疾病，均属于中气下陷的证候，因此都可采用补中益气升提的护理原则与方法。

 案例分析

王某，女，60岁。初诊，感冒数天。症见：头痛，微热恶寒，鼻塞，咳嗽痰黏，舌苔薄白，脉浮。诊为风寒挟湿型感冒，治以辛温解表兼祛湿，用麻黄加术汤加减。

问题

患者需要哪些中医护理指导？

第三节　中医整体护理

中医整体护理是以中医整体观念及现代护理观为指导、以辨证施护及护理程序为框架，根据患者的身心、社会、文化需要，为患者提供以"同病异护""异病同护""三因制宜"等为原则的最佳护理方案。

中医整体护理基本内容包括：①中医护理诊断：以中医理论为指导，通过四诊，对收集的病情资料进行分析归纳。要求使用中医病情用语描述，符合相因相宜原则。遵循中西医结合原则，针对病情做出诊断排序，如有需要立即解决的问题，根据标本缓急原则给予"急则治其标"的护理。②生活起居护理：为患者创造良好的医疗环境，对患者生理和生活上加以照顾和护理。结合"三因制宜"原则，开展以人为本的护理、康复指导。③饮食护理：应用中药药性理论，结合营养学知识，提供科学有效的饮食指导，可针对个体拟定膳食食谱。④情志护理。结合中医七情理论以及现代心理学知识开展临床患者的情志调护，帮助患者减轻身心痛苦是护理工作者的基本职业素养。积极有效的情志护理能提高护理工作的质量和医疗效果，它也是护理道德在医疗实践中的具体体现。

⇄ 知识拓展

《素问·移情变气论》："凡欲诊者，必问饮食居处，数问其情，以从其意。"

清代医家喻昌说："医，仁术也。仁人君子必笃于情，笃于情则视人犹己，问其所苦，自无不到之处。……诚以得其欢心，则问者不觉烦，病者不觉厌，庶可详求本末，而治无误也。"

自古以来，中医都十分重视与患者的沟通交流，强调医护人员怜悯、共情的重要性。在医德医风的建设中，我们应当继承古人的优良传统，自觉地培养和锻炼情操、举止等方面的素养，积极思考、刻苦钻研，全身心的投身于医护工作，树立为患者解除病痛、为人民健康服务终身的信念。

针对患者的整体辨证施护应贯穿于疾病治疗的全过程，包括从治疗到生活起居、饮食、情感、病情观察及病证后期调护为主要内容的一般护理。所谓"三分药，七分养"，这"七分养"就是对护理工作重要性的高度概括。此外，中医护理工作还包括行针施灸、配药煎药及观察护理等工作，既要考虑患者自身的整体性，也要掌握中药药性、针灸技巧、推拿手法等护理临床技术，使护理内容更加全面、系统。

••• 目标检测 •••

一、单选题

1. 中医认为人这一有机整体的中心是（ ）

　　A. 五脏　　　　　　　B. 心神　　　　　　　C. 脏腑

　　D. 气血　　　　　　　E. 经络

2. 中医护理整体护理不包括（ ）

　　A. 生活起居护理　　　B. 情志护理　　　　　C. 饮食护理

　　D. 用药护理　　　　　E. 因人护理

3. 中医学的"形神一体观"是指（ ）

　　A. 形体与精的统一结合　　　　　　　　B. 形体与气的统一结合

　　C. 形体与脏腑的统一结合　　　　　　　D. 形体与精神的统一结合

　　E. 形体与官窍的统一结合

4. 我国现存医学文献中最早的一部典籍是（ ）

　　A.《伤寒杂病论》　　　B.《难经》　　　　　　C.《黄帝内经》

　　D.《神农本草经》　　　E.《瘟疫论》

5. 对同一疾病，由于发病的时间、地域不同或患者体质差异，或疾病处于不同的
   发展阶段所表现出的不同的证候，应采用不同的护理原则、护理措施与护理方
   法，此法称为（　　）

   A. 辨证施护　　　　　B. 同病异护　　　　　C. 异病同护
   D. 标本兼治　　　　　E. 三因制宜

二、简答题

1. 中医护理学的基本特点是什么？
2. 如何理解中医学的整体观？

上篇

中医护理基础理论

第一章 中医哲学基础

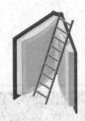

【学习目标】

知识要求

掌握 阴阳五行学说的概念。

熟悉 阴阳五行学说在中医学中的应用。

能力要求

理解 中国古代哲学的文化内涵。

中国古代哲学体现出中华民族特有的民族性格、社会心理、风俗习惯、价值观念、思维方式、认知结构等，是全部中华文化的理论基础，在中国传统文化中处于核心地位，对科学、技术、政治、经济、历史、文学、艺术等各学科具有重要的指导作用。中医学是中国古代比较系统的自然科学体系，在其自身理论体系形成之时，充分吸收了中国古代哲学中的理论和观点，引入了其中的思维方法，并与医学实践经验和理论相融合，构建了涵盖自然哲学、形态学和实践验证的完整的、独特的中医学理论体系。

⇄ 知识拓展

中国古代哲学具有有机整体、系统和谐、以人为本、辩证思维的特征。

有机整体：宇宙是一个气—阴阳—五行—万物的生生不息的无限过程。万物因相联系而存在，相互交通而变化，而其本身不重实体而重在关系，永恒变易是宇宙的根本规律。这是一种有机的、整体的、动态的宇宙生成论。

系统和谐：阴阳五行系统构成了中国古代系统论。在这种系统论中，从事物的性质、功能的序列联系，即从事物之间的关系来把握复杂的整体。阴阳交感变易，五行生克制化，无过无不及，中道和谐，从而实现系统整体的稳定与协调。

辩证思维：中国古代的辩证法思想极为丰富，关于对立统一、相反相成、物极必反、整体联系、生化日新等问题的精彩论述，凝结着中华民族的聪明睿智。

以人为本：天地人三才一体，以人为贵。中国古代哲学着重对人生哲理，即人生之道的探讨，突显出以人为本的思想，诸如人生理想、人生价值、人生目的、人生态度、人性善恶、人格高下等，提倡尊重他人、尊重民意、与人为善、利群利他、忧国忧民、严于律己、宽以待人、崇尚高尚人格等，形成以修身为本，以伦理为中心的人生哲学，强调格物、致知、诚意、正心、修身、齐家、治国、平天下。

中国古代哲学的特点体现了中华民族自强不息、厚德载物的民族精神。

第一节 阴阳学说

阴阳学说认为，世界是物质性的整体，世界本身是阴阳二气对立统一的结果。阴阳二气的相互作用，促成了事物的发生并推动着事物的发展和变化。如《素问·阴阳应象大论》说："阴阳者，天地之道也，万物之纲纪，变化之父母，生杀之本始，神明之府也。"

中医学把阴阳学说应用于医学，用阴阳学说建立了本门学科的科学观和方法论，促进了中医学理论体系的形成和发展。阴阳学说贯穿于中医学的理、法、方、药之中，从阐明生命的起源和本质，到说明人体的生理功能、病理变化、疾病的诊断和防治的根本规律，是中医学理论体系的哲学基础之一和重要组成部分，是理解和掌握中医学理论体系的一把钥匙。

一、阴阳的概念

阴阳，是对自然界相互关联的事物或现象对立双方属性的概括。

阴阳，本指日光的向背，向日为阳，背日为阴。老子提出"万物负阴而抱阳"，把阴阳作为表示矛盾的一对哲学范畴。《易传》的"一阴一阳之谓道"，建立了以阴阳为核心的完整的哲学体系。

哲学的阴阳与医学的阴阳相比较而言，前者最一般、最抽象，后者特殊、具体。

中医学的阴阳概念所涉及的内容大体上包括物质、实质、属性三个方面。

1. 表示宇宙的本原物质 气是构成天地万物的本原物质，气一物两体，分为阴气和阳气。《素问·至真要大论》曰："阴阳者；万物之能始也。"《素问·宝命全形论》："天地合气，命之曰人。"人也是由阴气和阳气所化生的，所以《素问·宝命全形论》说："人生有形，不离阴阳。"

2. 表示天地万物的实质 如自然阴阳，天为阳，地为阴；日为阳，月为阴；火为阳，水为阴。人体之阴阳，腑为阳，脏为阴；背为阳，腹为阴；四肢外侧为阳，四肢内侧为阴等。

3. 表示事物对立统一的属性 凡是明亮、温暖、运动、外在、上升、清晰等属性为阳；凡是黑暗、寒冷、静止、内在、下降、浑浊等属性为阴。

二、阴阳的特性

1. 阴阳的普遍性 普遍性即共同性。阴阳是天地万物共同具有的性质。阴阳的对立统一是天地万物运动变化的总规律，《素问·阴阳应象大论》："阴阳者，天地之道也，万物之纲纪，变化之父母，生杀之本始。"不论是空间还是时间，从宇宙间天地的回旋到万物的产生和消失，都是阴阳作用的结果。凡属相互关联的事物或现象，或同一事物的内部，都可以用阴阳来概括，分析其各自的属性。如天与地，动与静，水与火，出与入等。

2. 阴阳的相对性 相对是指有条件的、暂时的、有限的、特殊的。具体事物的阴阳属性，不是绝对的，而是相对的。也就是说，随着时间的推移或所运用范围的不同，事物的性质或对立面改变了，则其相对属性也就是随之而改变。《局方发挥》说"阴阳二字，固以对待而言，所指无定在。"

阴阳这种相对性表现为：

（1）相互转化性 在一定条件下，阴和阳之间可以发生相互转化，阴可以转化为阳，阳也可以转化为阴。

（2）无限可分性 事物相互对立又相互联系的现象，在自然界中是无穷无尽的。《素问·阴阳离合论》说："阴阳者，数之可十，推之可百，数之可千，推之可万，万之大不可胜数，然其要一也。"如昼为阳，夜为阴。而上午为阳中之阳，下午则为阳中之阴；前半夜为阴中之阴，后半夜为阴中之阳。阴阳之中又可以再分阴阳。

三、阴阳学说的基本内容

（一）阴阳对立

阴阳对立是阴阳双方的互相排斥，互相斗争。阴阳双方的对立是绝对的，如天与地、上与下、内与外、动与静、升与降、出与入、昼与夜、明与暗、寒与热、虚与实、散与聚等，天地万物无不如此。

事物统一体内部的阴阳对立，并非截然分离、毫无关联，而是相互感应，密切联系的。天地气交而生养万物，阴阳交感是事物生成变化的内在根据，它推动着宇宙万物的新陈代谢，生生不息。阴阳双方这种相互克服、相推、相感的关系，说明阴阳对立不是静止、凝固的，而是有联系的，即所谓阴阳制约。没有斗争就没有事物的发生和变化。如昼夜、寒暑的更迭，日往则月来，月往则日来，日月相推而明生。寒往则暑来，暑往则寒来，寒暑相推而岁成。春夏秋冬四季的温、热、凉、寒的气候变化，就是自然阴阳对立斗争的结果。

《素问·宝命全形论》说："人生有形，不离阴阳。"用阴阳对立来说明人体生命运动的本质就是人体的气化运动，阴气与阳气、化气与成形的矛盾运动，即阴阳的对立统一。阴阳在对立统一的斗争中，维持阴与阳的动态平衡，即"阴平阳秘"，机体才能进行正常的生命活动。

（二）阴阳互根

阴阳互根是指阴阳双方，任何一方都不能脱离另一方而单独存在，两者相互依存、相互为用，有阳必有阴，有阴必有阳，阴阳彼此相须，缺一不可。

阴阳所代表的性质或状态，如天与地，上与下，动与静，寒与热，虚与实，散与聚等等，不仅互相排斥，而且互相依存。故曰："阴阳之理，原自互根，彼此相须，缺一不可。"（《景岳全书·传忠录》）

　　阴阳互根是事物发生变化的根源。如春夏气候温热而雨水增多，是阴从阳化；秋冬天气寒凉但降水反少，是阳从阴生。又如个体的生理活动中，物质属阴，功能属阳。物质是功能的基础，功能则是物质的反映。脏腑功能活动健全，不断促进营养物质的化生；而营养物质充足，能保护脏腑活动功能的和谐平衡。一旦平衡打破，阴阳互根关系遭到破坏，就会危及健康甚至生命，即"阴阳离决，精气乃绝"。

　　阴阳互根是阴阳相互转化的内在根据。阴阳在一定条件下的相互转化，是以它们相互依存、相互为根的关系为基础的。因为阴阳对立的双方没有相互联结、相互依存的关系，也就不可能各自向着和自己相反的方向转化。

（三）阴阳消长

　　阴阳消长，是阴阳对立双方的增减、盛衰、进退的运动。阴阳对立双方不是处于静止不变的状态，而是始终处于此盛彼衰，此增彼减，此进彼退的运动变化之中。

　　以四季为例，《素问·脉要精微论》："冬至四十五日，阳气微上，阴气微下。夏至四十五日，阴气微上，阳气微下。"天地阴阳二气以二至（冬至、夏至）两个节气为转折点，呈现出增长、减少的规律。《素问·厥论》："春夏则阳气多而阴气少，秋冬则阴气盛而阳气衰。"这是一年四季的阴阳消长变化，即阴阳量的多少。"人亦应之"，人体阴阳消长节律与自然界阴阳消长节律是一致的，是人类长期适应环境的结果。阴阳双方在一定范围内的消长，体现了人体动态平衡的生理活动过程。阴阳匀平是健康的标志。如果这种消长关系超过了生理限度（常阈），便会出现阴阳某一方的偏盛或偏衰，于是人体生理动态平衡失调，疾病就由此而生。

（四）阴阳转化

　　阴阳转化是阴阳对立的双方，在一定条件下的相互转移、变化，即阴可以转化为阳，阳可以转化为阴。如果说"阴阳消长"是一个量变过程，那么"阴阳转化"便是一个质变过程。

　　阴阳转化是事物运动变化的基本规律。在阴阳消长过程中，事物由"化"至"极"，即发展到一定程度，超越了阴阳正常消长的阈值，事物必然向着相反的方面转化。阴阳相互转化的条件一般被认为是"重"或"极"。《素问·阴阳应象大论》有"重阴必阳，重阳必阴"，"寒极生热，热极生寒"的说法。

　　春夏属阳，秋冬属阴，春夏秋冬四季运转不已，体现了阴阳的互相转化。

　　在生命活动中，物质与功能之间的气化过程，是阴阳消长和转化的统一，即量变和质变的统一。在病理过程中，阴阳转化常常表现为在一定条件下表证与里证、寒证与热证、虚证与实证、阴证与阳证的互相转化等。如邪热壅肺的病人，表现为高热、面红、烦躁、脉数有力等机体反应功能旺盛的阳证、热证、实证。当疾病发展到严重阶段，热毒大量耗伤人体正气，在持续高热、面赤、烦躁、脉数有力的情况下，可突然出现面色苍白、四肢厥冷、精神萎靡、脉微欲绝等一派阴寒危象。这是机体反应能力衰竭的表现，称之为阴证、寒证、虚证。病证由阳转阴。又如咳喘患者，当出现咳嗽喘促，痰液稀白，口不渴，舌淡苔白，脉弦等时，属寒（阴证）。常因重感外邪，寒邪外束，阳气闭郁而化热，反而出现咳喘息粗，咳痰黄稠，口渴，舌红苔黄，脉数等，属热（阳证）。病证由寒证转为热证，即由阴转阳。

四、阴阳学说在中医学中的应用

（一）确立了中医学的科学观

1. 普遍联系观 天地万物是普遍联系的统一整体，气是构成天地万物的本原，天地万物统一于气，气一物两体，分为阴气和阳气。

2. 运动变化观 物质的存在形式及其固有属性称之为运动，包括宇宙中所发生的一切变化和过程。物质之间的相互作用，物质由一种状态向另一种状态的过渡和转变，称之为变化。《素问·六微旨大论》说："升降出入，无器不有，故器者生化之宇。器散则分之，生化息矣。故无不出入，无不升降。"运动有升降、出入、进退之分，变化有量变和质变之别。《素问·天元纪大论》说："物生谓之化，物极谓之变。"

（二）确立了中医学的方法论

1. 朴素辩证思维方式 阴阳学说是中国古代的辩证法，它确立了中医学的普遍联系和运动变化的科学观。这种辩证法的科学观决定了中医学的科学思维方式是辩证思维方式。其主要表现形式如：

联系思维：阴阳交感相应，天地万物统一于气而互相联系的机制，体现了从普遍联系、相互制约观点认识事物的整体思维方式。

变易思维：阴阳消长和阴阳转化，体现了从运动变化的观点来认识事物的变易思维形式。

和谐思维：《素问·至真要大论》说："谨察阴阳所在而调之，以平为期。"和则平，不和则不平。"阴阳和平"，"阴阳匀平"、"阴阳和调"，谓事物的阴阳矛盾双方在变易过程中，无过无不及，而保持"中道"之变，天地万物并育而不相害，并行而不相悖，处于完美的和谐状态，生生不息。

相成思维：又称相反相成思维，以相互联系，相互依赖，相互补济的观点认识对立两个方面或对立两种事物的思维方式，称之为相成思维。阴阳对立是阴阳矛盾双方之反，阴阳互根是阴阳矛盾双方之成。阴阳既对立又互根，相反又相成。

2. 一分为二的分类方法 阴阳分类法属于逻辑学上的两分法，是一种普遍划分方法。

在自然界中，相互关联的事物或现象中对立着的两个方面，具有截然相反的两种属性，并可以用阴阳概括之，这就是事物或现象的阴阳属性。事物或现象中对立着的双方所具有的属性是有一定规律的。《素问·阴阳应象大论》说："水火者，阴阳之征兆也。"水为阴，火为阳，水与火表现出两种不同的性质和运动趋向，如寒热、上下、动静，抽象出阴阳的一般属性，即阳具有积极、进取、刚强等特性，阴具有消极、退守、柔弱的特性。如此推演下去，即可以用来说明事物的阴阳属性。

划分事物或现象阴阳属性的标准是：凡属于运动的、外向的、上升的、温热的、明亮的、功能的……属于阳的范畴；静止的、内在的、下降的、寒凉的、晦黯的、物质的……属于阴的范畴。基于这种划分标准，中医学对于自然之天地日月、四季昼夜、地理方位、天干地支、数之奇偶，人的性别、体质、形体，以及病因、证候、药物等无不分为阴阳两类。

表 1-1 阴阳属性归属表

属性	空间	时间	季节	温度	湿度	亮度	重量	事物运动状态
阳	上外左南天	昼	春夏	温热	干燥	明亮	轻	动、升、兴奋、亢进、功能
阴	下内右北地	夜	秋冬	寒凉	湿润	晦黯	重	静、降、抑制、衰退、物质

阴阳分类法应用于人体，中医学将人体生命的复杂现象划分为阴阳两大类。

人体部位：人体的上半身为阳，下半身为阴；体表属阳，体内属阴；体表的背部属阳，腹部属阴；四肢外侧为阳，内侧为阴。

脏腑：五脏为阴，六腑为阳。五脏之中，心肺为阳，肝脾肾为阴；其中，心为阳中之阳，肺为阳中之阴；肝为阴中之阳，脾阴中之至阴，肾为阴中之阴。而每一脏之中又有阴阳之分，如心有心阴、心阳，肾有肾阴、肾阳，胃有胃阴、胃阳等。

经络：经属阴，络属阳，而经之中有阴经与阳经，络之中又有阴络与阳络。就十二经脉而言，就有手三阳经与手三阴经之分，足三阳经与足三阴经之别。

气血：血为阴，气为阳。在气之中，营气在内为阴，卫气在外为阳等等。

（三）阐明了医学的基本问题

1. 生命观 "生之本，本于阴阳"：气是构成人体和维持人体生命活动的最基本物质。"人生有形，不离阴阳"。人体的阴阳二气，阴静阳躁，各司其职，"阴在内，阳之守也；阳在外，阴之使也。"（《素问·阴阳应象大论》）"阴者，藏精而起亟也，阳者，卫外而为固也。"（《素问·生气通天论》）人体的阴气与阳气相比较而言，阳气主要为四肢、肌肉提供营养，阴气主要为内在脏腑提供营养。所谓"清阳发腠理，浊阴走五脏；清阳实四肢，浊阴归六腑。"（《素问·阴阳应象大论》）

阳主升，阴主降：气的升降出入是人体生命本质的标志。以其特性而言，阳主升，阴主降。阴阳之中复有阴阳，所以阳虽主升，但阳中之阴则降；阴虽主降，但阴中之阳又上升。

2. 健康观 阴阳匀平，形肉血气相称，是谓"平人"，即健康人。健康包括机体内部以及机体与环境之间的阴阳平衡。人体生理活动的基本规律可概括为阴精（物质）与阳气（功能）的矛盾运动，是对立统一关系的体现。

3. 疾病观 人与外界环境的统一和机体内在环境的和谐平衡，是人赖以生存的基础。阴阳的和谐平衡关系一旦受到破坏，便会产生疾病。阴阳失调是疾病发生的基础。

（1）分析病因的阴阳属性 邪气，或生于阴，或生于阳。一般而言，六淫属阳邪，饮食居处、情志失调等属阴邪。阴阳之中复有阴阳,六淫之中,风、暑、燥、火(热)为阳,寒、湿为阴。

(2)分析病理变化的基本规律　疾病的发生发展过程就是邪正斗争的过程。邪正斗争导致阴阳失调,而出现各种各样的病理变化。无论外感内伤,病理变化的基本规律不外乎阴阳的偏盛或偏衰。

①阴阳偏盛:阴阳偏胜,包括阴偏胜、阳偏胜,简称阴盛、阳盛,是属于阴阳任何一方高于正常水平的病理变化。

阳盛则热:阳邪亢盛而表现出实热证。如暑热之邪侵入人体可造成人体阳气偏盛,出现高热、汗出、口渴、面赤、脉数等症状,性质属热,所以说“阳盛则热”。阳盛可导致阴液损伤,在高热、汗出的同时,必然出现阴液耗伤而口渴的现象,“阳盛则阴病”。

阴盛则寒:阴邪亢盛而表现出的实寒证。如纳凉饮冷,可以造成机体阴气偏盛,出现腹痛、泄泻、形寒肢冷、舌淡苔白、脉沉等,性质属寒,所以说“阴盛则寒”。阴盛可以导致阳气的损伤,在腹痛、泄泻的同时,必然出现阳气耗伤而形寒肢冷的现象,“阴盛则阳病”。

②阴阳偏衰:包括阴偏衰、阳偏衰,即阴虚、阳虚,是属于阴阳任何一方低于正常水平的病变。

阳虚则寒:阳虚是人体阳气虚损。阳消阴长,阳虚不能制约阴,阴相对的偏盛而出现虚寒证。如机体阳气虚弱,出现面色苍白、畏寒肢冷、神疲蜷卧、自汗、脉微等症状。

阴虚则热:阴虚是人体的阴液不足。阴消阳长,阴虚不能制约阳,阳相对偏盛而出现虚热证。如久病耗阴或素体阴液亏损,出现潮热、盗汗、五心烦热、口舌干燥、脉细数等症状。

③阴阳互损:包括阳损及阴,阴损及阳。阴阳互根,机体的阴阳任何一方虚损到一定程度,必然导致另一方的不足。阳虚至一定程度时,不能化生阴液,而同时出现阴虚的现象,称“阳损及阴”。同样,阴虚至一定程度时,不能化生阳气,而同时出现阳虚的现象,称“阴损及阳”。两者最终导致“阴阳两虚”,即阴阳都低于正常水平的平衡状态,是病理状态或非健康状态,不是生理状态。

④阴阳转化:阴阳的偏盛偏衰可以在一定条件下,各自向相反的方向转化。阳证可以转化为阴证,阴证可以转化为阳证。阳损及阴和阴损及阳也是阴阳转化的体现。

(3)指导疾病的诊断　《素问·阴阳应象大论》说:“善诊者,察色按脉,先别阴阳。”

①分析四诊资料:如望诊中,五色以色黄、赤为阳,青、白、黑为阴;色泽鲜明属阳,晦黯属阴。闻诊中,语声高亢洪亮者属阳,低微无力者属阴;呼吸有力,声高气粗者属阳,呼吸微弱、声低气怯者属阴。问诊中,口渴喜冷者属阳,口渴喜热者属阴。脉诊中,脉之浮、数、洪、滑等属阳,沉、迟、细、涩等属阴。

②辨别疾病证候：在临床辨证中，只有分清阴阳，才能抓住疾病的本质，如八纲辨证中，表证、热证、实证属阳；里证、寒证、虚证属阴。在脏腑辨证中，脏腑气血阴阳失调可表现出许多复杂的证候，但不外阴阳两大类。如虚证分类中，心有气虚、阳虚和血虚、阴虚之分，前者属阳虚范畴，后者属阴虚范畴。

（4）指导疾病的防治

①指导养生防病：阴阳学说认为，人体的阴阳变化与自然界四时阴阳变化协调一致，就可以延年益寿。因而主张顺应自然，春夏养阳，秋冬养阴，精神内守，饮食有节，起居有常，做到"法于阴阳，和于术数"（《素问·上古天真论》），借以保持机体内部以及机体内外界环境之间的阴阳平衡，达到增进健康，预防疾病的目的。

②指导疾病的治疗：由于疾病发生发展的根本原因是阴阳失调，因此调整阴阳，补偏救弊，促进阴平阳秘，恢复阴阳相对平衡，是治疗疾病的基本原则。

阴阳偏盛的治疗原则："实者泻之""损其有余"。阳盛则热属实热证，宜用寒凉药以制其阳，治热以寒，即"热者寒之"。阴盛则寒属寒实证，宜用温热药以制其阴，治寒以热，即"寒者热之"。

阴阳偏衰的治疗原则："虚者补之""补其不足"。阴虚不能制阳而致阳相对亢盛者，属虚热证，治当滋阴抑阳，须用"阳病治阴""壮水之主，以制阳光"的方法，又称壮水制火或滋水制火。阳虚不能制阴而造成阴相对亢盛者，属虚寒证，治当扶阳制阴，须用"阴病治阳""益火之源，以消阴翳"的方法，又称益火消阴或扶阳退阴。

③归纳药物的性能：中药的性能包括四气、五味、升降浮沉等。四气（寒、热、温、凉）属阳，五味（酸、苦、甘、辛、咸）属阴。四气之中，温、热属阳；寒、凉属阴。五味之中，辛甘淡属阳，酸苦咸属阴。按药物的升降浮沉特性分，药物质轻，

> **请你想一想**
> 试着运用阴阳分类法，对生活中的事物和现象进行分类。

具有升浮作用的属阳，药物质重，具有沉降作用的属阴。治疗疾病时，要结合药物阴阳属性对机体阴阳盛衰的调整作用来选择药物，《素问·阴阳应象大论》说："谨察阴阳所在而调之，以平为期。"

第二节　五行学说

一、五行的基本概念

五行是指构成万物的木、火、土、金、水五种物质，中国古代思想家把木火土金水五种物质作为构成万物的基本元素。五行学说认为，自然界各种事物和现象的发展变化，都是这五种物质不断运动和相生、相互作用的结果。

中医学的五行，是中国古代哲学五行范畴与中医学相结合的产物，是中医学认识世界和生命运动的世界观和方法论。

⇄ 知识拓展

阴阳与五行的关系

中医学对五行概念赋予了阴阳的含义，认为木、火、土、金、水乃至自然界的各种事物都是阴阳的矛盾运动所产生。阴阳的运动变化可以通过在天之风、热、湿、燥、寒等六气和在地之木、火、土、金、水五行反映出来。中医学的五行不仅仅是指五类事物及其属性，更重要的是它包含了五类事物内部的阴阳矛盾运动。

二、五行属性归类

（一）五行的特性

五行的特性，是古人在长期生活和生产实践中，对木、火、土、金、水五种物质的朴素认识基础之上进行抽象而逐渐形成的性认识。五行的特性是：

"木曰曲直"：曲，屈也；直，伸也。曲直，即能屈能伸之义。木具有生长，能屈能伸，升发的特性。因而引申为凡具有生长、升发、条达舒畅等作用或性质的事物，都可归属于"木"。

"火曰炎上"：炎，热也；上，向上。火具有发热，温暖，向上的特性。火代表生发力量的升华、光辉、热力的性能。凡具有温热、升腾、茂盛性能的事物或现象，均可归属于"火"。

"土爰稼穑"：春种曰稼，秋收曰穑，指农作物的播种和收获。土具有载物、生化的特性，故称土载四行，为万物之母。凡具有生化、承载、受纳性能的事物或现象，皆归属于"土"。

"金曰从革"：从，顺从，服从；革，革除，改革，变革。金具有能柔能刚，变革，肃杀的特性。金代表固体的性能，凡物生长之后，必会达到凝固状态，用金以示其坚固性。引申为肃杀、潜降、收敛、清洁之意，凡具有这类性能的事物或现象，均可归属于"金"。

"水曰润下"：润，湿润；下，向下。水代表冻结闭藏之意，水具有滋润、就下、闭藏的特性。凡具有寒凉、滋润、就下、闭藏性能的事物或现象都可归属于"水"。

（二）五行归类

古人运用取象比类和推演络绎的方法，按照观物—取象—比类—运数（五行）—求道（规律）的顺序，以五行为中心，将宇宙万事万物以类相从，构成五个结构系统图式，组成一幅有序平衡，生机盎然的生态图，揭示了天人合一的宇宙之道，建立了以五行为纲，把时间、空间、天地人、万事万物视为一个有机整体的宇宙观。

表1-2 事物属性的五行归类表

自然界								五行	人						
五音	五味	五色	五气	五化	五时	五方	五季		五脏	五腑	五官	五体	五志	五声	变动
角	酸	青	风	生	平旦	东	春	木	肝	胆	目	筋	怒	呼	握
徵	苦	赤	暑	长	日中	南	夏	火	心	小肠	舌	脉	喜	笑	忧
宫	甘	黄	湿	化	日西	中	长夏	土	脾	胃	口	肉	思	歌	哕
商	辛	白	燥	收	日入	西	秋	金	肺	大肠	鼻	皮毛	悲	哭	咳
羽	咸	黑	寒	藏	夜半	北	冬	水	肾	膀胱	耳	骨	恐	呻	栗

三、五行学说的基本内容

(一) 五行生克

1. 五行相生 相生即递相资生、助长、促进。五行之间递相资生助长和促进的关系称之为五行相生。

五行相生的次序是：木生火，火生土，土生金，金生水，水生木。依次资生，循环无尽。

在相生关系中，任何一行都有"生我""我生"两方面的关系，《难经》把它比喻为"母""子"关系。"生我"者为"母"，"我生"者为"子"。所以五行相生关系，又称"母子关系"。以火为例，"生我"者木，木生火，则木为火之母。"我生"者土，火生土，则土为火之子。余可类推。

2. 五行相克 相克即相互制约、克制、抑制。五行之间递相制胜关系称之为五行相克。

五行相克的次序是：木克土，土克水，水克火，火克金，金克木。往复无穷。木得金敛，则木不过散；火得水伏，则火不过炎；土得木疏，则土不过湿；金得火温，则金不过收；水得土渗，则水不过润。

在相克的关系中，任何一行都有"克我""我克"两方面的关系，《黄帝内经》称之为"所胜"与"所不胜"。"克我"者为"所不胜"，"我克"者为"所胜"。以土为例，"克我"者木，则木为土之"所不胜"；"我克"者水，则水为土之"所胜"。余可类推。

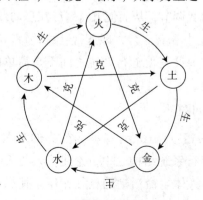

图1-1 五行生克示意图

（二）五行乘侮

1. 五行相乘 乘，即乘虚侵袭。相乘即一行对其所胜的一行的过度制约，使事物之间失去了正常的协调关系。

相乘的出现有两方面原因：其一，五行中任何一行本身不足（衰弱），使原来克它的一行乘虚侵袭（乘），而使它更加不足，即乘其虚而袭之。如木克土，在正常情况下，两者相互制约而维持着相对平衡状态。异常情况下，木仍然处于正常水平，但土本身不足（衰弱），打破了原来的平衡状态，则土虚木乘，使土更虚。其二，五行中任何一行本身过度亢盛，而原来受它克制的那一行仍处于正常水平，打破了两者间的平衡制约关系。如正常情况下，木克土。若土仍处于正常水平，但木过度亢进，就会出现木亢乘土。

"相克"为正常的制约关系，属生理现象；"相乘"是异常制约，表现为病理现象。

2. 五行相侮 侮，即欺侮，有恃强凌弱之意。相侮是指五行中的任何一行对其所不胜一行的反向克制，即反克，又称反侮。五行相侮的顺序与五行相克反向，即木侮金，金侮火，火侮水，水侮土，土侮木。

相侮的发生表现为两个方面，以木为例：其一，金克木，当木过度亢盛时，金不仅不能克木，反而被木所克制，使金受损，称为木反侮金。其二，木克土，当木过度衰弱时，不仅金来乘木，而土亦乘木之衰而反侮之，土反侮木，又称为"土壅木郁"。

相乘相侮均为破坏相对协调统一的异常表现。乘侮，都凭其太过而乘袭或欺侮。《素问·五运行大论》说："气有余，则制己所胜而侮所不胜，其不及，则己所不胜侮而乘之，己所胜轻而侮之。"

四、五行学说在中医学中的应用

（一）确立中医学的科学观

1. 系统整体观 五行学说以五行为纲，把时间、空间、人体乃至天地万物视为一个有机的系统整体，从而确立了中医学天地人三才一体的系统整体观。

2. 发展变化观 五行始终处于运动变化之中，通过五行系统内部的阴阳矛盾运动，实现五行系统运动变化的自我调节，从而使五行系统在运动变化中保持和谐稳定。

3. 联系作用观 五行之中复有五行，即五行互藏，每一行之中亦寓生克制化、乘侮胜复机制。生克制化、乘侮往复使五行系统之间不是简单的线性关系，而是非线性关系，即五行属于复杂系统。

（二）论述医学的基本问题

1. 生命观 其一，天人相应。五行学说将自然界的五季、五方、五气、五化等与人体五脏系统安排组织在五行系统结构之中，论述了人与天地相应，人与自然气化相通的规律，以及环境因素与人体生命活动的相互作用。其二，生命体的整体性。人体是一个以五为基数，按木、火、土、金、水五行框架，构成以五脏为中心的系统结构，通过五行生克制化，乘侮胜复调节，形成一个有机的、动态的、和谐的有机整体。其三，生命体的层次性。在人体整体结构中，含有木、火、土、金、水五个子系统，而五行之中每一个行又复含五行。人体是按五行系统层次、生克制化、乘侮胜复规律建立起来的复杂系统。

2. 健康观 五行系统相生又相克，生中有克，克中有生，制化和谐，生化不已。在人体，则意味着健康。"制则生化"，谓五行系统处于动态的和谐状态，人体的气化正常，康健无恙。气一元论和阴阳五行学说均认为"和"是生命运动的最佳状态，即健康状态。五行学说基于五行系统运动和谐的健康观，具体论述了人体的结构和功能及其相互关系。

（1）建立人体结构模型 中医学藏象学说以类比联系的方法，根据脏腑组织的性能、特点，在五行配五脏的基础上，将人体的组织结构划分为五个系统，即以五脏为中心，以六腑为配合，支配五体，开窍于五官，外荣于体表组织等，建立了人体结构理论模型。

（2）说明脏腑生理功能 以五行特性来说明五脏的部分生理功能。如：木性曲直，条顺畅达，故肝喜条达而恶抑郁，有疏泄功能；火性炎上，心属火，故心阳有温煦之功；土生化万物，脾属土，脾有消化水谷，运送精微，营养五脏六腑、四肢百骸之功，为气血生化之源；金性清肃、收敛，肺属金，故肺有肃降之能；水性寒润、下行、闭藏，肾属水，故肾主闭藏，有藏精、主水等功能。

（3）说明脏腑相互关系 运用五行生克制化的理论，可以说明脏腑生理功能的内在联系。五脏之间既相互滋生，又相互制约。资生关系如木生火，即肝木济心火，肝藏血，心主血脉，肝藏血功能正常有助于心主血脉功能的正常发挥。制约关系如木克土，即肝木制约脾土，肝的疏泄能调节脾的运化，防止湿气太过，阻碍水谷精微的布散。

3. 疾病观 五行学说应用于临床，重在说明病机和诊断。

（1）病机

①发病：五脏外应五时，所以六气发病的规律，一般是主时之脏受邪发病。春天肝先受邪，夏天心先受邪，长夏脾先受邪，秋天肺先受邪，冬天肾先受邪。

但是气候失常，时令未到而气先至，属太过之气；时令已到而气未至，属不及之气。太过之气不仅可以反侮其所不胜之脏，而且还要乘其所胜之脏；不及之气不仅所胜之脏妄行而反侮，而且我生之脏，亦有受病的可能。这种发病规律的推测，虽然不能完全符合临床实践，但它说明了五脏疾病的发生，受着自然气候变化的影响。

②传变：人体是一个有机整体，由于五脏间相互滋生、相互制约，因而在病理上必然相互影响，本脏之病可以传至他脏，他脏之病也可以传至本脏，这就是传变。用五行学说来说明五脏病变的传变，可以分为相生关系传变和相克关系传变。

相生关系传变包括"母病及子"和"子病及母"两个方面。

母病及子：病邪从母脏传来，侵入子脏。如肝木为母，心火为子，肝阳上亢，可发展为心火亢盛；又如脾土为母，肺金为子，脾胃虚弱，也可导致肺气不足。

子病及母：病邪从子脏而来，影响母脏。如心火亢盛，也会导致肝阳上亢或肝火过旺；又肺气虚弱，可发展为脾失健运。

相克关系传变包括"相乘"和"反侮"两个方面。

相乘：病变按相乘规律传变。如木旺乘土，由于肝气横逆，影响脾胃，导致消化功能紊乱。临床既有眩晕头痛、烦躁易怒、胸闷胁痛等肝气横逆的表现，又有脘腹胀痛、厌食、大便不调等脾虚症状，也可能有纳呆、嗳气、吞酸、呕吐等胃失和降的表现。

反侮：病变按反克规律传变。如木火刑金，由于肝火偏旺，影响肺气清肃，临床既有胸胁疼痛、口苦、烦躁易怒、脉弦数等肝火旺的表现，又有咳嗽、咯血等肺失清肃之症。

（2）诊断 五行归类系统，将五脏与五色、五味等联系在一起。临证时可以综合望、闻、问、切四诊资料，根据五行生克乘侮的规律来诊断疾病。

①推断病变脏腑：从本脏所主之色、味、脉来诊断本脏之病。如面见赤色、口苦、心烦、脉洪，多为心火亢盛。面见黄色，喜食甘味，多为脾虚。

②推断脏腑相兼病变：从他脏所主之色来推测五脏病的传变。如脾虚的病人，面见青色，为木来乘土；心脏病人，面见黑色，为水来克火。

③推断病变的预后：从脉与色之间的生克关系来判断疾病的预后。如肝病色青见弦脉，为色脉相符，为顺；如果不得弦脉反见浮脉则属相胜之脉，即克色之脉（金克木），为逆；若得沉脉则属相生之脉，即生色之脉（水生木），为顺。

4. 防治观

（1）控制疾病传变 根据五行生克乘侮规律调整病变脏腑的太过与不及，控制传变。如肝气太过，木旺克土，应先健脾胃以防其传变，脾胃不伤，则病不传，易于痊愈。

（2）确定治则治法

①根据相生规律确定治疗原则：补母和泻子。《难经·六十九难》谓："虚则补其母，实则泻其子。"

补母：如肾阴不足，不能滋养肝木，而致肝阴不足者，称为水不生木或水不涵木。其治疗，不直接治肝，而补肾之虚。因为肾为肝母，肾水生肝木，所以补肾水以生肝木。又如肺气虚弱发展到一定程度，可影响脾之健运而导致脾虚，脾土为母，肺金为子，脾土生肺金，所以可用补脾气以益肺气的方法治疗。

泻子：如肝火炽盛，有升无降，出现肝之实证。而木生火，泻心火有助于泻肝火，所以治疗可采用泻心法。

根据相生关系确定的常用治疗方法，有以下几种：

滋水涵木法：是滋养肾阴以养肝阴的方法，又称滋补肝肾法。适用于肾阴亏损而肝阴不足，甚者肝阳偏亢之证。表现为头目眩晕、眼干目涩、耳鸣颧红、口干、五心烦热、腰膝酸软；男子遗精，女子月经不调；舌红苔少、脉细弦数等。

益火补土法：是温肾阳而补脾阳的方法，又称温肾健脾法。适用于肾阳微而致脾阳不振之证。表现为畏寒、四肢不温、纳减、腹胀、泄泻、浮肿等。

培土生金法：是通过补脾益气而补肺的方法。适用于脾胃虚弱，不能滋养肺脏而肺虚脾弱之候。表现为久咳不已，痰多清稀，或痰少而黏；食欲减退，大便溏薄，四肢乏力，舌淡脉弱等。

金水相生法：是滋养肺肾阴虚的方法，为肺肾同治。适用于肺虚不能输布津液以滋肾，或肾阴不足，精气不能上滋于肺，而致肺肾阴虚者。表现为咳嗽气逆、干咳或咳血、音哑、骨蒸潮热、口干、盗汗、遗精、腰酸腿软、身体消瘦、舌红苔少、脉细数等。

②根据相克规律确定治疗原则：抑强扶弱，分清主次。

抑强：用于一方太过，如肝气横逆，犯胃克脾，出现肝脾不调，肝胃不和之证，称为木旺克土，以疏肝、平肝为主。或者木本克土，反为土克，称为反克，亦叫反侮。如脾胃壅滞，影响肝气条达，当以运脾和胃为主。抑制其强者，则被克者的功能自然易于恢复。

扶弱：用于一方不及，如肝虚郁滞，影响脾胃健运。称为木不疏土。治宜和肝为主，兼顾健脾，以加强双方的功能。

根据相克规律确定的常用治疗方法，有以下几种：

抑木扶土法：是治疗肝旺脾虚的一种方法。表现为胸闷胁胀、不思饮食、腹胀肠鸣、大便或秘或溏或脘痞腹痛、嗳气、矢气等。

培土制水法：又称敦土利水法，温肾健脾法。适用于脾肾阳虚，水湿不化所致的水肿胀满。如脾虚为主，则重在温运脾阳；若肾虚为主，则重在温阳利水，总体上脾肾同治。

佐金平木法：是清肃肺气以抑制肝木的治疗方法。多用于肝火偏盛，影响肺气清肃的"木火刑金"之证。表现为胁痛、口苦、咳嗽、痰中带血、急躁烦闷、脉弦数等。

泻南补北法：即泻心火滋肾水，又称滋阴降火法。适用于肾阴不足，心火偏旺，水火不济，心肾不交之证。表现为腰膝酸痛、心烦失眠、遗精等。

（3）指导脏腑用药 中药以色味为基础，以归经和性能为依据，按五行学说加以归类，如青色、酸味入肝；赤色、苦味入心；黄色、甘味入脾；白色、辛味入肺；黑色、咸味入肾。这种归类是脏腑选择用药的参考依据。

（4）指导针灸取穴 在针灸学上，将手足十二经四肢末端的穴位分属于五行，即井、荥、俞、经、合五种穴位分属于木、火、土、金、水，临床可根据不同的病情以五行生克乘侮规律进行选穴治疗。

（5）指导情志疾病的治疗 情志生于五脏，五脏间的生克关系也存在于情志之间。在临床上可以用情志的相互制约关系来达到治疗的目的。如"怒伤肝，悲胜怒……喜伤心，恐胜喜……思伤脾，怒胜思……忧伤肺，喜胜忧……恐伤肾，思胜恐。"（《素问·阴阳应象大论》）即所谓以情胜情。

 案例分析

《儒林外史》范进中举的故事里，多年未能考中的范进，在终于中举之后，喜极而疯。有人提议让他平时最害怕的岳父胡屠夫吓他一下。胡屠夫凶神恶煞地骂了范进一句，并一巴掌将他打晕过去。再醒来时他的疯病就好了。

问题

请利用五行相克的理论解释此案例。

目标检测

一、单选题

1. 属于阳中之阴的时间是（　　）

　　A. 上午　　　　　　　B. 下午　　　　　　　C. 前半夜

　　D. 后半夜　　　　　　E. 以上都不是

2. 五行学说中"土"的特性是（　　）

　　A. 炎上　　　　　　　B. 润下　　　　　　　C. 从革

　　D. 曲直　　　　　　　E. 稼穑

3. 阴阳在一定范围内的消长保持动态平衡称为（　　）

　　A. 阴平阳秘　　　　　B. 阴阳对立　　　　　C. 阴阳转化

　　D. 阴阳离决　　　　　E. 阴阳互根

4. 下列具有相生关系的是（　　）

　　A. 心与肾　　　　　　B. 脾和肺　　　　　　C. 肺和肝

　　D. 肝和脾　　　　　　E. 心和肺

5. 下列属性为阴的是（　　）

　　A. 清晰　　　　　　　B. 温暖　　　　　　　C. 运动

　　D. 内在　　　　　　　E. 上升

6. 五行"相侮"，正确的是（　　）

　　A. 水侮火　　　　　　B. 金侮火　　　　　　C. 木侮土

　　D. 水侮木　　　　　　E. 土侮金

7. 阴阳的转化是（　　）

　　A. 绝对的　　　　　　B. 必然的　　　　　　C. 有条件的

　　D. 属于量变　　　　　　　　　　　　　　　E. 偶然的

8. 下列五行生克关系中哪项是错误的（　　）

　　A. 木克土　　　　　　B. 火生土　　　　　　C. 火克水

D. 金生水   E. 金克木

9. "寒极生热，热极生寒"可用阴阳学说哪一观点来解释（　）
   A. 阴阳对立   B. 阴阳互根   C. 阴阳消长
   D. 阴平阳秘   E. 阴阳转化

10. 根据五行归类属于"土"的是（　）
    A. 酸   B. 苦   C. 甘
    D. 辛   E. 咸

11. 在五行学说中，五色中的"黑"应归属于（　）
    A. 木   B. 火   C. 土
    D. 金   E. 水

12. 春夏温热雨水增多，秋冬寒凉降水反少，体现了（　）
    A. 阴平阳秘   B. 阴阳转化   C. 阴阳互根
    D. 阴阳离决   E. 以上都不是

13. 下列五行相侮的顺序不正确的是（　）
    A. 水侮火   B. 土侮木   C. 水侮土
    D. 金侮火   E. 木侮金

14. 患者高热、面红、烦躁、脉数有力，突然出现面色苍白、四肢厥冷、精神委靡、脉微欲绝。这属于（　）
    A. 由阴转阳   B. 由阳转阴   C. 阳消阴长
    D. 阴消阳长   E. 以上都不是

15. 下列符合相生传变规律的是（　）
    A. 肝脾不和   B. 脾胃不和   C. 肝火犯肺
    D. 心肾不交   E. 心肝火旺

16. 运动的形式有（　）
    A. 升降出入   B. 上下出入   C. 内外前后
    D. 左右进退   E. 以上都不是

17. 面见青色，喜食酸味，多为（　）
    A. 肝虚   B. 心虚   C. 脾虚
    D. 肺虚   E. 肾虚

18. 划分事物或现象阴阳属性的标准是（　）
    A. 天地   B. 上下   C. 男女
    D. 左右   E. 水火

19. 培土生金法适用于（　）
    A. 肝肾阴虚   B. 脾肾阳虚   C. 脾虚肺弱
    D. 肺肾阴虚   E. 心脾两虚

20. 属于"实者泻之"的是（　　）

A. "壮水之主，以制阳光"　　　　　B. "寒者热之"

C. "益火之源，以消阴翳"　　　　　D. "阳病治阴"

E. "阴病治阳"

二、简答题

1. 阴阳学说的基本内容有哪些？

2. 五行的特性有哪些？

3. 绘制五行属性归类表。

第二章　藏象学说

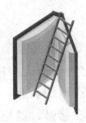

【学习目标】

知识要求

掌握　五脏、六腑的主要生理功能；熟悉脏与腑的关系。

熟悉　中医脏腑生理连属、病理表现。

能力要求

理解　中医藏象学说的内涵。

藏，是指藏于体内的脏腑组织；象，是指脏腑生理活动和病理变化表现于外的征象。藏象学说主要研究脏腑的形态结构、生理功能、病理变化及其脏腑之间、脏腑与气血津液、脏腑与形体官窍、脏腑与自然社会环境等之间的关系。

以脏腑生理功能特点为依据，把脏腑分为五脏、六腑和奇恒之腑三类。五脏的共同生理特点是化生和贮藏精气，即满而不实；六腑的共同生理特点是受盛和传化水谷，即实而不满；奇恒之腑的共同生理特点是储藏精气，由于其形态似腑、功能似脏、似脏非脏、似腑非腑而得名。五脏，即心、肝、脾、肺、肾；六腑，即胆、胃、小肠、大肠、膀胱、三焦；奇恒之腑，即脑、髓、骨、脉、胆、女子胞（子宫）。

藏象学说的形成奠基于古人对人体结构的解剖认识、生活实践的长期观察、医疗经验的反复积累以及古代哲学思想的渗透，是一种独特的生理学、病理学理论体系。中医学的脏腑不是单纯的解剖学概念，而是包含生理功能、病理特点的综合概念。在学习中应当与现代人体解剖学的脏器区别，不可混为一谈。

第一节　五　脏

一、心

心位于胸中，为五脏六腑之大主，起着主宰整个人体生命活动的作用，故心为"君主之官"。心的主要生理功能包括如下几点。

（一）主血脉

主即主管、主持；血，即血液；脉，即脉管。心主血脉包括主血和主脉两个方面。主血是指心气具有推动血液正常循环流动，以濡养全身五脏六腑、四肢百骸的功能。

心气充盈则推动有力，血液在全身脉管中正常循环流动、周流不息。心主脉是指心与脉直接相连，心脏有规律的搏动，通过血脉把血液输送到各脏腑组织器官，以维持全身的正常生命活动。如果心气充足，心主血脉功能正常，则脉象和缓有力，节律均匀，血液才能发挥滋润和濡养作用。若心气不足则心推动无力，血液运行迟缓，供血不足则见心悸，面色淡白、无华，脉弱无力等；心血瘀阻则出现心前区刺痛，面色青紫，脉涩等。

血液在脉管中正常运行，以心气充沛、血液充盈、脉管通利为基本条件。

（二）主神志

又称为"心藏神""心主神志"神，有广义和狭义之分，广义的神是指整个生命活动的外在表现，即是通常所说的"神气"。狭义的神是指心所主之神，即人的精神、意识、思维活动。心主神志是指心具有主宰人的精神、意识和思维活动的功能。心主神志功能正常则精神振奋、意识清楚、思维敏捷等，异常可见失眠、多梦、健忘、精神萎靡、昏迷等。心主神志与心主血脉两者相辅相成，血液是神志活动的物质基础，神志活动又影响着气血的运行。两者协同作用，主宰着全身脏腑组织的生理功能。

（三）在窍为舌

心在窍为舌，是指心通过经络与舌相联系，故心之功能正常则舌体柔软灵活，味觉灵敏，语言流利。心之阳气不足则见舌淡白胖嫩；心之阴血不足可见舌红绛瘦小；心火上炎可见舌红生疮；心血瘀阻则见舌紫暗或有瘀点等。

（四）在体合脉，其华在面

脉，即血脉。心在体合脉是指全身血脉都归属于心。华，即光彩。其华在面是指心的光彩表现在面部，这是因为面部的血脉极为丰富，心气充沛则脉象和缓有力，节律均匀，面部红润有光泽等。若心气不足则见脉象软弱无力，面色无华；心脉瘀阻可见脉涩，面色青紫等。

（五）在志为喜

志，即情志。心在志为喜，是指心和情志活动的喜密切相关。故心的功能正常则气和志达，心情愉悦，而喜极过度则易伤心，使心神涣散等。

（六）在液为汗

汗液为津液所化生，血液与津液同出一源，血液又为心所主，故有"汗为心之液"之说。故汗出过多常损伤心，可见心悸、神疲等。

【附】心包

心包是心表面的包膜，为心的外围组织，其上附有脉络，称心包络。心包有保护心脏，代心受邪的作用。藏象学说认为心为君主之官，外邪侵袭心时，首先侵犯心包络，《灵枢》说：诸邪之在于心者，皆在于心之包络。

二、肺

肺位于胸腔，位置最高，其性娇嫩，不耐寒、热、燥等。肺与自然界息息相通，易受外邪侵袭，故有"娇脏"之称。主要生理功能是主气、司呼吸，主宣发、肃降，通调水道，朝百脉、主治节。肺在窍为鼻，在体合皮，其华在毛，在志为悲（忧），在液为涕，与大肠相表里。肺的主要生理功能包括如下几点。

（一）主气、司呼吸

肺的主气功能包括主呼吸之气和主一身之气。

1. 主呼吸之气 肺能吸入自然界的清气，呼出体内浊气，是体内、外气体交换的场所。通过肺的呼吸，不断吸进外界清气，排除体内浊气，吐故纳新，实现机体与外界环境间的气体交换，以维持人体的生命活动。肺主呼吸的功能，实际上是肺气的宣发和肃降作用在气体交换过程中的具体体现。呼吸正常则气道通畅，呼吸异常则见胸闷、咳嗽、呼吸不利等。

2. 主一身之气 是指肺具有主司一身之气的生成和运行的作用。主一身之气的功能，体现于以下两个方面。一是参与宗气的生成，宗气是由肺吸入的清气与由脾胃运化的水谷精气在胸中结合而成的。宗气在胸中生成，积聚于胸中，通过呼吸道以促进肺的呼吸功能，并灌注心脉以助心推动血液运行。二是调节全身气机，肺有节律的呼吸运动，带动着全身之气的升降出入运动，从而对全身气机起着调节作用。肺主一身之气正常，则各脏腑之气旺盛；肺主一身之气异常，则影响宗气的生成和全身之气的升降出入运动，症见少气不足以息、声低气怯、肢倦乏力等。

（二）主宣发、肃降

宣发，是指肺气向上向外的宣散功能。肃降，即清肃、下降，是指肺气向下向内的清肃、下降功能。肺主宣发是指肺气具有向上升宣和向外发散的运动特性；肺主肃降是指肺气具有向下清肃通降的作用。肺的宣发和肃降作用，是由肺的呼吸功能和肺气的升降作用完成的。

1. 主宣发主要体现在三个方面 一是呼出浊气，通过肺的向上向外功能排出体内的浊气；二是布散水谷精微与津液，即通过肺气的向上向外活动将脾转输于肺的水谷精微和津液向上向外布散，并将代谢产物化为汗液排出体外；三是宣发卫气，通过肺的宣发功能将卫气宣散到全身，发挥其护卫肌表、温养脏腑、调节腠理开合的作用。

2. 主肃降主要体现在三个方面 一是吸入清气，通过肺气的向下、向内功能吸入自然界的清气；二是输布水谷精微与津液，即通过肺气的向下向内功能将脾转输于肺的水谷精微和津液向下向内布散，并将代谢产物和多余水液下输于肾和膀胱化为尿液排出；三是肃清呼吸道异物，保持呼吸道的洁净。

（三）通调水道

通是疏通的意思；调是指调节；水道是指水液运行的道路。通调水道是指肺的宣发和肃降对体内水液的输布、运行和排泄具有疏通、调节的功能。肺气的宣发可使水液向上向外输布，布散于全身，并调节腠理的开合，将津液的代谢产物化为汗液排出。肺气的肃降使水液向下输布，并将代谢后的水液不断地下行于肾，经肾、膀胱的气化作用生成尿液而排出。如肺失通调则水液输布、排泄障碍，而生痰成饮或形成水肿等。

（四）朝百脉、主治节

朝，即汇聚；百脉，泛指全身的血脉。全身流动的血液都通过血脉汇聚于肺，通过肺的呼吸进行清气、浊气交换，然后经过肺的宣发和肃降作用，将富有清气的血液通过百脉输送到全身的功能，称之为朝百脉。

治节，即治理、调节，肺主治节主要体现在以下几个方面：一是调节呼吸运动；二是调节气的升降出入运动；三是调节津液的输布、运行和排泄；四是调节血液的运行。故肺主治节实际上是对肺的主要生理功能的高度概括。

（五）在窍为鼻

鼻是气体出入的通道，与肺相通，故称鼻为肺窍。鼻的通气和嗅觉功能须依赖肺气的作用，肺气和则呼吸通畅，嗅觉灵敏。如肺气不利则见鼻塞、流涕、喷嚏等。

（六）在体合皮，其华在毛

皮毛，即皮肤、汗腺、毫毛等，为一身之表，有抵御外邪的作用，由卫气、水谷精微和津液温养、濡润而发挥其生理功能。故肺之宣发正常则皮肤固密，毫毛润泽，抵御外邪的能力强。肺气虚则皮肤的防御功能减退，易患感冒，易出现皮毛憔悴、枯槁等。

（七）在志为悲（忧）

在志为悲（忧）是指肺的功能和情志活动的忧愁、悲伤相关。故肺气不足时则易产生悲伤、忧愁等情绪变化，悲（忧）过度则易耗伤肺气，致肺气不足等。

（八）在液为涕

涕液是肺宣发的津液经鼻腔而成，有润泽鼻窍之功。故肺的功能正常则涕液能润泽鼻窍，肺寒则鼻流清涕，肺热则涕液黄稠，肺燥则鼻干等。

三、脾

脾位于中焦，膈下，胃的左边。主要生理功能是主运化和主统血。人体脏腑、四肢、百骸等皆赖脾运化的营养物质以濡养，故有"后天之本""气血生化之源"之说。脾在窍为口，其华在唇，在体合肌肉、主四肢，在志为思，在液为涎，与胃相表里。

（一）主运化

化是指消化、变化，即将饮食物分解变化为能吸收的精微物质；运是指转运和布散，即将水谷精微和津液吸收并转输到全身和脏腑组织。脾主运化是指脾具有把饮食物经过消化转变为水谷精微和津液，并把水谷精微和津液吸收、运输到全身的生理功能。包括运化水谷和运化水液两方面。

1. 运化水谷　是指脾对水谷（饮食物）具有消化、吸收并输布其精微的功能。水谷入胃，经胃的受纳腐熟、小肠的消化和吸收、脾的运化，将水谷化为水谷精微，并将水谷精微输送至全身，营养全身脏腑组织。水谷精微是气血生成之源，脾气健运则化生的气血充盈，脏腑经络、四肢百骸等全身组织得到充分营养，脾失健运则见食欲不振、腹胀、便溏、消瘦、倦怠乏力等消化异常和气血生成不足的表现。

2. 运化水液　是指脾对水液具有吸收、转输和布散从而调节水液代谢的功能。水液入胃，经脾之运化、转输，通过肺的宣发和肃降、肾的升腾气化而达周身，多余的水液经肺和肾、膀胱排出体外。脾气健运则水液吸收、输布正常。脾失健运则水液停聚而生湿、痰、饮等病理产物，甚至导致脘腹胀满、水肿等。

（二）主升清

清是指水谷精微等营养物质。脾主升清，是指脾具有将水谷精微等营养物质上输于肺，通过心、肺的作用化生气血以营养全身的功能。脾的升清作用，还表现在维持内脏位置的相对固定而防止其下垂的作用。脾之升清正常则各脏腑组织才能得到水谷精微等营养物质、脏器才能维持在相对固定的位置。脾气不升则见头晕、腹胀、腹泻、内脏下垂等。

（三）主统血

统是指统摄、控制的意思。脾主统血是指脾具有统摄血液，使之正常地循行于脉内，而不溢于脉外的功能。脾之统血实际上是脾气的固摄作用，脾之统血功能正常，血液则能循脉而行，不会溢出脉外。脾不统血，血液运行将失其常道而溢于脉外，可见各种出血等。

（四）在窍为口，其华在唇

在窍为口是指口味、食欲等与脾之功能密切相关。脾气健运则口味正常，脾失健运则口淡无味，食欲不振。脾之功能又可从口唇上反映出来，脾气健运，气血生化充足，口唇色泽红润；脾失健运，气血不足可见口唇淡白无华。

（五）在体合肌肉、主四肢

肌肉、四肢均需脾胃所化生的水谷精微的营养。故脾气健运，营养充足，则肌肉丰满健壮，四肢有力；脾失健运，营养不足，则见肌肉消瘦、四肢无力等。

（六）在志为思

在志为思是指脾的功能与情志活动的思密切相关，思虑过度则易伤脾，使脾气郁结，运化失常，可见不思饮食、脘腹胀满等。

（七）在液为涎

涎液为口津，由脾气化生，脾旺则涎液化生适量，且不外溢，脾虚可见口涎自出等。

四、肝

肝位于腹腔，横膈之下，右胁之内。肝的主要生理功能是主疏泄，主藏血。肝的生理特性是主升发，喜条达恶抑郁。在窍为目，在体合筋，其华在爪，在志为怒，在液为泪，与胆相表里。

（一）主疏泄

疏，即疏通；泄是宣泄和畅达的意思。肝主疏泄是指肝对于全身的气机、血液和津液等方面具有疏通、畅达的功能。肝主疏泄的功能实际上反映了肝主升主动的生理特点。肝主疏泄主要体现在以下三方面。

1. 调畅气机 是指肝的疏泄作用能使人体全身气机保持通畅的功能。肝的疏泄功能正常则气机调畅、气血和调、经络通利，脏腑组织的生理活动也就正常协调。若肝疏泄功能不及，气机阻滞，可见胸胁、乳房、少腹胀痛等肝气郁结的表现；若肝疏泄功能太过，可见头目胀痛、面红目赤、吐血、昏厥等肝气上逆的表现。

2. 调畅情志 正常的情绪活动以气血和调为基本条件，虽然心因主血脉而能主神志，但是血液的正常运行离不开肝的疏泄功能。肝的疏泄功能正常则精神愉快、心情舒畅。如肝疏泄功能不及可见为精神抑郁、嗳气太息、胸胁胀闷等，肝疏泄功能太过可见烦躁易怒、失眠多梦等。

3. 促进消化 肝的疏泄功能有助于脾胃的升降和胆汁的分泌、排泄，从而保持正常的消化、吸收功能。肝的疏泄功能正常则脾胃的消化、吸收功能较强，食欲旺盛。若肝失疏泄则影响脾胃的升降，使消化功能异常，可见食欲不振、腹胀、腹泻等；肝失疏泄可影响到胆的分泌、排泄，可见胁肋胀痛、口苦纳呆、厌食油腻、黄疸等。

4. 疏泄男子的排精和女子月经 男子的排精、女子的排卵与月经来潮等生理现象与肾藏精紧密联系，但也离不开肝的疏泄功能。肝的疏泄功能正常，则排精、排卵、月经等功能就会正常；如果肝的疏泄功能失常则会出现月经不调，出现痛经等，甚至影响正常排卵、排精。

（二）主藏血

主藏血是指肝具有储藏血液、调节血量和防止出血的功能。在人体休息时，机体所需的血量减少，多余的血液储藏于肝中；当人体活动时，机体所需的血量增加，肝排出其所储藏的血液，以供应机体的需要。

肝藏血功能异常可出现两方面的变化：一是肝血不足，目失所养，筋失滋润，可见两目干涩、昏花、筋脉拘急、肢体麻木、屈伸不利等；二是肝不藏血，可见出血，如吐血、衄血等。女子可见月经异常等证候，如肝血不足可见月经量少、闭经，肝不藏血可见月经过多、崩漏等。

肝的疏泄与藏血功能之间有着密切的关系，在生理上肝的疏泄功能正常，气机调畅，则血能正常地归藏于肝，肝藏血功能正常，血能养肝，则肝阳不亢，疏泄正常。

（三）在窍为目

目主要依赖于肝之阴血的濡养，肝的经脉上连目系，故肝的功能常在目上反映出来。肝的功能正常则视物清晰，肝血不足可见两目干涩、视物不清，肝火上炎可见目赤肿痛等。

（四）在体合筋，其华在爪

筋是连接关节、肌肉的组织，包括肌腱和韧带。筋须依赖于肝血的滋养，故肝血充足则关节屈伸有力而灵活，如肝血不足，筋失濡养，可见筋脉拘急、关节屈伸不利等。爪包括指甲和趾甲，"爪为筋之余"，故肝的精血可表现在爪甲上。肝血充足则爪甲红润，肝血不足可见爪甲枯槁、变形等。

（五）在志为怒

在志为怒是指肝的功能和情志活动的怒密切相关。故大怒则伤肝，使肝气上逆，气血上攻，见头胀头痛、面红目赤、晕厥等。

（六）在液为泪

肝在窍为目，泪为肝之液，如肝血不足可见两目干涩，肝经风热可见迎风流泪等。

五、肾

肾位于腰部，左右各一，主要生理功能是藏精，主生长、发育、生殖，主水，主纳气。由于肾藏有先天之精，主生殖，为人体生命之源，故有"先天之本"之说。肾中精气化生的肾阴肾阳又能推动、协调、促进全身脏腑阴阳，故又有肾为"五脏阴阳之本"之说。因其主藏精，主蛰，又称为"封藏之本"。在窍为耳及二阴，在体合骨、主骨生髓，其华在发，在志为恐，在液为唾，与膀胱相表里。

（一）主藏精，主生长、发育和生殖

肾主藏精是指肾具有贮存和封藏人体精气的功能。藏，是闭藏之义。肾主闭藏的主要生理作用是将精气藏于肾，并促使其不断充盈，防止精气从体内无故流失，为精气在体内充分发挥其生理功能创造必要的条件。精是构成人体和维持人体生命活动的基本物质，是生命之源，是脏腑组织器官功能活动的物质基础。

肾脏所藏之精包括先天之精和后天之精。先天之精源于父母，与生俱来，是人类生育繁殖的原始物质；后天之精源于饮食物，来源于脾胃化生的水谷精微，后天之精是维持人体生命活动的基本物质。先天之精须依赖后天之精的不断充养才能发挥其生理效应；后天之精的化生，又依赖于先天之精的滋养，二者相辅相成而藏于肾中。

肾精是机体生长、发育、生殖的重要物质，肾精的盛衰与机体的生、长、壮、老密切相关。《素问·上古天真论》说："女子七岁，肾气盛，齿更发长；二七而天癸至，任脉通，太冲脉盛，月事以时下，故有子；三七，肾气平均，故真牙生而长极；四七，筋骨坚，发长极，身体盛壮；五七，阳明脉衰，面始焦，发始堕；六七，三阳脉衰于上，面皆焦，发始白；七七，任脉虚，太冲脉衰少，天癸竭，地道不通，故形坏而无子也。丈夫八岁，肾气实，发长齿更；二八，肾气盛，天癸至，精气溢泻，阴阳和，故能有子；三八，肾气平均，筋骨劲强，故真牙生而长极；四八，筋骨隆盛，肌肉满壮；五八，肾气衰，发堕齿槁；六八，阳气衰竭于上，面焦，发鬓斑白；七八，肝气衰，筋不能动，天癸竭，精少，肾藏衰，形体皆极；八八，则齿发去。"由此可见，肾之藏精功能，对于人类生长发育、生殖机能、衰老等都具有重要的意义。

肾中精气是产生肾阴、肾阳的物质基础。肾阴又称元阴、真阴，是人体阴液的根本，对各脏腑组织起着濡润、滋养作用；肾阳又称元阳、真阳，为人体阳气的根本，对各脏腑组织起着温煦、生化的作用。肾阴与肾阳相互制约、相互依存，维系着阴阳之间的动态平衡，当这种平衡遭到破坏时，就会形成阴阳失衡的病变。肾阴虚可见耳鸣耳聋、腰膝酸软、五心烦热等，肾阳虚可见腰膝冷痛、畏寒肢冷、小便不利、宫寒不孕等。肾阴与肾阳在病变中常互相影响，阴损及阳，阳损及阴，最终形成肾阴阳两虚的病证。

（二）主水

主水是指肾具有主持、调节人体水液代谢的功能。水液入胃，经脾的转输、肺的宣降、三焦的通调、膀胱的开合等，清者行于脏腑，浊者化为汗液、尿液排出，这个过程均有赖于肾阳的气化和温煦功能，故肾主宰着津液代谢的全过程，尤其是尿液的生成和排泄。肾主水功能失常可见尿少、水肿、小便清长、尿频等。

（三）主纳气

肾主纳气是指肾具有摄纳吸入之气，助肺呼吸的功能。人体的呼吸虽为肺所主，但吸入之气须下及于肾，肾气摄纳，呼吸调匀，气体交换方能正常。如肾不纳气则见呼吸浅表、呼多吸少等。

（四）在窍为耳及二阴

耳须依赖肾精的充养，肾精充盈则听觉灵敏，如肾精不足则见耳鸣耳聋、听力减退。二阴指前阴（尿道和外生殖器）、后阴（肛门），其与肾的气化功能有关，肾气不固则见遗精、尿频、遗尿、泄泻等。

（五）在体为骨、主骨生髓，其华在发

肾主藏精，精能生髓，髓聚于骨，故骨骼与肾之藏精密切相关。肾精充足则骨髓化生有源，骨骼得到骨髓的滋养才能强劲坚固；脑为髓海，肾精充足则髓海得以充养，则思维敏捷。肾精不足，骨髓空虚，小儿可见囟门迟闭、骨骼软弱无力、发育不良，老年人则易于骨折等；髓海空虚，脑窍失养，则精神萎靡、记忆力减退等。

"齿为骨之余"，牙齿和骨骼一样，也赖肾精之濡养，肾精不足可见小儿牙齿生长缓慢、成人牙齿早脱等。

发之营养源于血，故称"发为血之余"，但其根在肾，肾主藏精，精能化血，肾精充盈则头发润泽。由于发为肾之外候，故发与肾精的关系极为密切。故肾精不足可见头发稀少、早脱早白等。

（六）在志为恐

在志为恐是指肾和情志活动的惊恐密切相关。恐惧过度则易伤肾气，使肾气不固，出现二便失禁、滑精等。

（七）在液为唾

唾为津液中较稠厚的部分，为肾精所化生。

第二节　六　腑

六腑，为胆、胃、小肠、大肠、三焦、膀胱的总称，主要生理功能是受盛、传化水谷，具有通降的特性。

一、胆

胆与肝相连，依附于肝，内藏胆汁。胆的主要生理功能是储藏、排泄胆汁。

胆汁由肝分泌，入胆中储藏，通过胆道排泄于小肠。储藏于胆中的胆汁，依赖于肝的疏泄功能，排泄于小肠之中，参与饮食物的消化。肝胆功能正常，则胆汁排泄通畅。若肝胆功能失常，胆汁的排泄受阻，则会影响饮食物的消化，出现厌食、腹胀、腹泻等；胆汁外溢肌肤，可见黄疸；胆汁上泛，可见口苦、呕吐苦水等。

二、胃

胃，又称胃脘，分为上、中、下三部：上部称为上脘，包括贲门；下部称为下脘，包括幽门；上下脘之间称为中脘。胃的主要生理功能是受纳、腐熟水谷，主通降。

（一）受纳、腐熟水谷

胃接受饮食物并将饮食物初步消化，形成食糜，故称之为"太仓"。人体气血的化生都源于胃所受纳的水谷，故又称之为"气血之海"。若胃腑有病，受纳异常，可见纳呆、厌食、多食易饥等；腐熟异常，可见胃脘疼痛、嗳腐泛酸等。饮食物经过胃的受纳、腐熟，其精微物质经脾之运化而营养周身，脾胃的这种功能活动概括为胃气。胃气的盛衰关系着人体的生命活动和人的生死，故有"有胃气则生，无胃气则死"的说法。

（二）主通降胃

主通降，是指胃的气机具有通畅、下降的特性。饮食物入胃，经胃腐熟后，下行于小肠，经小肠泌别清浊，其浊者下移大肠，保证了胃肠虚实更替，若胃失通降，胃气上逆，可见恶心、呕吐、嗳气等。

三、小肠

小肠上接幽门，与胃相通，下连大肠。小肠的主要生理功能是受盛化物，泌别清浊。

（一）受盛化物

小肠的受盛化物功能主要表现在两方面：一是小肠接受了由胃下移的食糜；二是经胃初步消化的食糜，在小肠内停留一定的时间，由小肠对其进一步消化和吸收。

（二）泌别清浊

泌别清浊是指小肠接受了由胃下移的食糜，在进一步消化的同时，使之分别形成水谷精微和代谢产物两部分，清者由脾转输至全身，浊者下降入于大肠。小肠在接收水谷精微的同时，也吸取大量的水液，故有"小肠主液"之说。小肠的泌别清浊与二便的生成有关，其功能正常，则水液和糟粕各行其道，二便如常；若其功能失常，清浊不分，则见水谷混杂、便溏、小便短少等。

四、大肠

大肠上接小肠，下接肛门。主要生理功能是传化糟粕。大肠接受了由小肠下移的饮食残渣，并吸收了其中的水分，使之形成粪便，经肛门排出，故称之为"传导之官"。大肠在传导由小肠下注的食物残渣时，将部分水液重吸收，使之变化成形。大肠传导失常，可见便秘、泄泻等。

五、膀胱

膀胱的主要生理功能为储尿、排尿。在津液代谢的过程中，水液通过肺、脾、肾等的作用，布散全身，发挥濡润机体的作用。多余的水液下归于肾，经肾的气化作用，升清降浊，清者流回体内，浊者下输膀胱，变成尿液。尿液储存于膀胱中，通过肾的气化作用，使尿液及时地排出。如膀胱功能失常，可见尿少、尿闭、尿失禁等。

六、三焦

三焦是上焦、中焦、下焦的总称。对三焦形态的认识，至今尚无统一认识，但对三焦生理功能的认识，基本上是一致的。三焦是元气和水液运行的通道。

膈以上为上焦，包括心与肺，上焦接受来自中焦脾胃的精微物质，通过心肺宣散，布散于全身，发挥其营养滋润作用，《灵枢》曰"上焦如雾"；横膈以下至脐为中焦，包括脾与胃，脾胃运化饮食物，《灵枢》曰"中焦如沤"；脐以下为下焦，包括肝、肾、大肠、小肠、膀胱等，下焦主排泄废物，《灵枢》曰"下焦如渎"。三焦的主要生理功能如下。

（一）通行元气

元气通过三焦而布散至五脏六腑，以激发、推动各个脏腑的功能活动，三焦是元气运行的通道。

（二）运行水液

人体水液代谢虽由多个脏腑共同完成，但须以三焦为通路，才能正常运行。

第三节 脏腑之间的关系

人体以五脏为中心，与六腑相合，通过经络使脏与脏、脏与腑、腑与腑之间密切联系，脏腑在生理上相互联系、相互为用，在病理上相互影响、相互传变。

一、脏与脏之间的关系

（一）心与肺

心主血，肺主气，故心与肺的关系，主要是气和血的关系。心主血脉，肺主气，两者相互配合，保证气血的正常运行。如：肺气虚会影响到心之行血，见胸闷、口唇青紫等；心气不足，血液运行不畅，也会影响肺的宣发和肃降功能，见咳嗽、气喘等。

（二）心与脾

心主血脉，脾主统血，故心与脾的关系主要体现在血的生成和运行方面。脾气健运，生血充足，则心有所主；脾气旺盛，统摄有权，则血行有序。心血充足，脾得所养，则运化健旺。血液之运行，一要靠心气的推动，二要靠脾的统摄才不至于溢出脉外。如：心血不足，脾失所养，则致脾气虚；脾气虚，气血生化不足会致心血虚，心无所主，可见心悸、失眠、食少等心脾两虚证。

（三）心与肝

心与肝的关系主要表现在血液和神志两方面。心主血脉，肝主藏血，共同维持血液的循行。心行血正常，则肝有所藏；肝的藏血充足，血脉充盈，则能助心行血。肝血不足致心血亏虚，心血不足亦可致肝血亏虚，终致心肝俱虚。

心主藏神，肝主疏泄，神虽由心主宰，但与肝的疏泄密切相关，两者协调，方能精神饱满，情志舒畅。

（四）心与肾

心位居于上，五行属火；肾位居于下，五行属水。生理情况下心火下降于肾，以温肾水，使肾水不寒；肾水上济于心，使心火不亢，心肾之间的这种关系，称为“心肾相交”“水火相济”。在病理状态下心肾之间水火、阴阳动态平衡失调，称为“心肾不交”。如肾阴不足可致心阳过亢，见心烦、失眠、多梦、腰膝酸软、遗精等。

（五）肺与脾

肺与脾的关系主要表现在气的生成和津液的输布代谢两方面。人体之气主要是由肺吸入的自然界清气和脾胃化生的水谷精气组成，故肺的呼吸功能和脾的生化功能是气旺的保证，如肺气不足则致脾气虚，见咳嗽、食少、懒言等脾肺气虚证。

津液的输布代谢主要是由肺的通调及脾的运化来完成。肺以脾所运化的水谷精微为基础，其功能得到保障；而脾运化水液，也需要肺的宣降、通调水道功能来辅助。如脾虚运化失调，水湿内停，生成痰饮，影响到肺的宣降，则见咳嗽、喘息、痰多等。

（六）肺与肝

肺与肝的关系主要表现在气机的升降方面。肺气肃降，肝主升发，升降相因，则气机调畅。如肝气郁结，气郁化火，灼肺伤津，气火上逆，可见胁痛、易怒、咳逆等肝火犯肺证。

（七）肺与肾

肺与肾的关系主要表现在津液代谢和呼吸运动两方面。肾主水，肺主通调水道，水液经过肺的宣降，津液布散到全身，下归于肾的水液，经肾的气化，使清者升腾，浊者变成尿液、汗液排出。肺肾两脏密切配合，共同参与津液的代谢。如肺失宣降，肾气化失调，均可影响津液代谢等。

肺主呼吸，肾主纳气，呼吸虽由肺所主，但需肾的纳气作用。肾气充盛，吸入之气才能下及于肾，肺肾配合，共同完成呼吸运动，故有"肺为气之主，肾为气之根"之说。

（八）肝与脾

肝主疏泄，脾主运化，肝与脾的关系主要是疏泄与运化的关系。肝主疏泄，分泌胆汁，可助饮食物的消化，脾得肝之疏泄，则运化健旺。脾为气血生化之源，脾气健运，水谷精微才能不断地滋养肝。如肝失疏泄也会影响脾胃的功能，可见抑郁、胸闷、腹胀等肝脾不和证。

（九）肝与肾

肝与肾的关系主要是精和血的关系。肝主藏血，肾主藏精，肝血需要肾精的滋养，肾精又赖肝血的充养，肝血、肾精相互资生故称"精血同源""肝肾同源"。故肾精亏虚会致肝血不足，肝血不足也会致肾精亏虚，终致肝肾两虚。

（十）脾与肾

脾与肾的关系主要是先天、后天的关系。肾为先天之本，脾为后天之本，先天温养后天，后天滋养先天。如：肾阳虚不能温煦脾阳，则脾阳虚；脾阳久虚损及肾阳，可引起肾阳虚，可见腰膝及脘腹疼痛、久泻不止等脾肾阳虚证。

二、腑与腑之间的关系

六腑的主要生理功能是受盛、传化水谷，故腑与腑之间的关系主要体现在饮食物的消化、吸收和排泄过程中。

饮食物经胃的受纳、腐熟变成食糜，小肠接受食糜进一步消化，胆排泄胆汁入小肠以助消化，小肠泌别清浊，其清者通过脾的转输营养全身，浊者进入大肠，经大肠传化变为粪便排出。浊液渗入膀胱变为尿液排出；水液的运行、输布和排泄，又以三焦为通道。在病理上则相互影响，如胃有实热伤及津液，致大肠传导不利，可见便秘；大肠燥热，便秘不通，会使胃失和降，胃气上逆，可见恶心、呕吐等。

三、脏与腑之间的关系

脏为阴，腑为阳，脏腑之间通过经络的互相络属构成表里关系。

（一）心与小肠

心与小肠通过经络的互相络属构成表里关系。二者在生理上相互协调、病理上相互影响，如心经火盛会移热于小肠，除了可见心烦，失眠，多梦以外，还可见尿少、尿赤、尿痛甚至尿血等小肠实热的表现；小肠热盛上炎于心，可见心烦、口舌生疮等心火亢盛证。

（二）肺与大肠

肺与大肠通过经络的互相络属构成表里关系。肺主清肃下降，有助大肠的传导粪便功能；大肠的传导正常又有助于肺气的肃降。如肺失清肃下降，津液不行，致大肠传导不及，可见便秘；大肠传导不及，腑气不通，也会影响肺气的清肃下降，可导致咳嗽、气喘等症状。

（三）脾与胃

脾与胃通过经络的互相络属构成表里关系。脾主运化，胃主受纳；脾气主升，胃气主降；脾属阴土，喜燥恶湿；胃属阳土，喜润恶燥。脾与胃的关系主要表现为"升与降""燥与湿"的关系。脾与胃升降相因、燥湿相济共同完成饮食物的消化吸收、水谷精微的转输。

（四）肝与胆

肝与胆通过经络的互相络属构成表里关系。胆汁的正常排泄依赖于肝的正常疏泄，肝之疏泄失常会影响胆汁的排泄，出现黄疸等，胆汁的排泄失常也会影响肝的疏泄，出现胁肋胀痛、情绪抑郁等。故肝病常影响到胆，胆病也常波及于肝，可见肝胆同病。

（五）肾与膀胱

肾与膀胱通过经络的互相络属构成表里关系。膀胱的储尿、排尿，有赖于肾的气化，肾气充足，固摄有权，则膀胱开合有度，膀胱的储存和排泄尿液的功能才会正常。

●●●● 目标检测 ●●●●

一、单选题

1. 在五脏中，心开窍于（　　）

  A. 唇　　　　　　　　B. 二阴　　　　　　　C. 鼻

  D. 目　　　　　　　　E. 舌

2. 中医所指的"刚脏"是（　　）

  A. 心　　　　　　　　B. 肝　　　　　　　　C. 肺

D. 膀胱　　　　　　　　E. 胃

3. 具有"泌别清浊"功能的脏器是（　　）

A. 胃　　　　　　　　　B. 大肠　　　　　　　　C. 小肠

D. 肺　　　　　　　　　E. 胆

4. 老人骨脆易折，小儿囟门迟闭，骨软无力多因（　　）

A. 肾阴不足　　　　　　B. 肾阳不足　　　　　　C. 肾气不足

D. 肾精不足　　　　　　E. 以上都不是

5. 泪与（　　）关系密切

A. 心　　　　　　　　　B. 肝　　　　　　　　　C. 脾

D. 肾　　　　　　　　　E. 肺

6. "水不涵木"主要是指（　　）的病理关系。

A. 肝与肾　　　　　　　B. 脾与肾　　　　　　　C. 肺与肝

D. 脾与心　　　　　　　E. 以上都不是

7. 下列说法错误的是（　　）

A. 脾主肌肉四肢　　　　B. 肝主筋　　　　　　　C. 肺开窍于口

D. 腰为肾之府　　　　　E. 以上都不是

8. 临床症见呼多吸少，吸气困难，动则气喘属（　　）

A. 肺气虚　　　　　　　B. 心气虚　　　　　　　C. 脾气虚

D. 肾不纳气　　　　　　E. 元气虚

9. 膀胱贮藏排泄尿液的功能是依靠（　　）

A. 膀胱的气化　　　　　B. 肾的气化　　　　　　C. 肾与膀胱的气化

D. 三焦的气化　　　　　E. 肺肾的气化

10. 以下不属肺生理功能的是（　　）

A. 肺主气、司呼吸　　　B. 主宣发肃降　　　　　C. 主纳气

D. 通调水道　　　　　　E. 朝百脉，主治节

11. 与爪甲荣枯变化有关的是（　　）

A. 心血的盛衰　　　　　B. 脾气的运化　　　　　C. 肝血盛衰

D. 肾精的盛衰　　　　　E. 肺气的滋养

12. 两目干涩多因（　　）

A. 肝血不足　　　　　　B. 肝火上炎　　　　　　C. 肝阴不足

D. 肝经风热　　　　　　E. 肝阳上亢

13. 具有化湿而恶湿特点的内脏是（　　）

A. 肺　　　　　　　　　B. 脾　　　　　　　　　C. 胃

D. 肾　　　　　　　　　E. 肝

14. 女子月经和男子精液的正常排泄是（　　）配合作用的结果。

A. 肝脾　　　　　　　　B. 脾肾　　　　　　　　C. 心肺

D. 肝肾　　　　　　　E. 肝肺

15. 大肠的传导作用是（　　）功能的延续。

A. 胃气降浊　　　　　B. 肺气肃降　　　　　　　　　C. 小肠泌别清浊

D. 脾之运化　　　　　E. 以上都不是

二、简答题

1. 肝主疏泄的功能主要体现在哪几个方面？
2. 理解六腑的共同生理功能。

PPT

第三章 气血津液

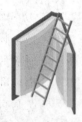

【学习目标】

知识要求

掌握 气血津液的概念、生成、功能等。

熟悉 气的分类、作用；气血津液的相互关系。

能力要求

理解 中医学气血津液的内涵。

气血津液是构成人体和维持人体生命活动的基本物质。精、气、血、津液，既是脏腑经络等组织器官生理活动的产物，又是脏腑经络等组织器官生理活动的物质基础。无论是生理还是病理方面，气血津液和脏腑经络之间都存在着密切关系。

第一节 气

 案例分析

某男，40 岁。下班一回家总想躺在床上，浑身一点力气都没有；爬几步楼梯，就上气不接下气；平时很容易出汗，稍活动则汗出更甚；记忆力也越来越差；常感觉心慌，心脏时不时地乱跳几下。西医各项目检查（包括心电图检查）正常。

问题

患者的病证是什么？

一、气的概念

气，是人体内活动活力很强，运行不息，无形可见的极细微物质，是构成人体的最基本的物质，也是维持人体生命活动的最基本的物质。

二、气的生成

人体的气，源于禀受于父母的先天之精气和后天摄取的水谷精气与自然界的清气，通过肺、脾胃和肾等脏腑生理活动作用而生成。

三、气的运动

气的运动变化称为气机。气的运动形式，一般归纳为升、降、出、入四种。升，是指气自下向上的运动；降，是指气自上向下的运动；出，是指气由内向外的运动；入，是指气自外向内的运动。气的升降出入运动，具体体现在各脏腑、经络等组织器官的生理活动中。如脾对饮食物的消化吸收为升，胃肠对饮食物的传化为降；肺的呼吸运动过程中排出体内的浊气为出，吸入自然界的清气为入等。

"气机调畅"是指局部气机升、降、出、入和顺和全身气机的升、降、出入的平衡协调。例如：从局部看，肝气升于左、脾气升清和肾水上济等都是气机调畅；肺气降于右、胃气和降和心火下交等亦都是气机调畅。从全身看，心降和肾升、肺降与肝升以及胃降与脾升平衡协调都是气机调畅。"气机失调"或"气机紊乱"是指局部气机升、降、出、入太过或者不及和全身气机升、降、出、入失去平衡。气机失调有多种表现形式，如气机受阻或不畅，称为"气滞"；气升太过或气本应降反升，称为"气逆"；气降太过或气本应升反降，称为"气陷"；气不能内守而外泄，称为"气脱"；气结聚于内，称为"气闭"。

⇄ 知识拓展

气运动的意义

气机的升降出入，对于人体的生命活动至关重要。如先天之气、水谷之气和清气，都必须经过升降出入散布全身，发挥其生理功能。同时，人与自然环境的联系和适应，也离不开气的运动，如人吸入清气，呼出浊气；摄入食物和水液，排出粪便、尿液、汗液等都是气运动的体现。气的升降出入运动是人体生命活动的根本，气的运动一旦停止，也就意味着生命活动的终止。

四、气的功能

（一）推动功能

气的推动功能是指气具有激发和推动的功能。气是活力很强的精微物质，能激发和促进人体的生长发育以及各脏腑、经络、五体和官窍等的生理功能；能促进血、津液等液态物质的运行；促进津液的生成、输布和排泄；促进大便的排泄等。

（二）防御功能

气的防御功能是指气具有抗邪、驱邪和康复的作用。如气能保卫肌体，免受外邪入侵；在机体罹邪之后，气能驱邪外出；在机体损伤时，气能使机体自我修复，恢复健康。

（三）固摄功能

气的固摄功能是指气对血、津液等液态物质的稳固、统摄，以防止无故流失的功能。如气能控制血液在脉中流动而不外溢；气能控制排泄物、分泌物（汗、尿、唾、涎、泪、精液、肠液、大便等）的分泌与排泄；气能固护内脏不下垂；气能固护胎儿。

（四）气化功能

气的气化功能是指通过气的正常运动变化而产生的各种变化。即通过气的升降出入的运动变化，可以实现精、气、血、津液的新陈代谢及其相互转化。如气化作用能促进饮食物转化成水谷精微，然后再化生成为气、血、精和津液；能促进津液转化成为汗液和尿液；能促进消化后的食物残渣转化成为糟粕。

（五）温煦功能

气的温煦功能是指气具有的产热保温作用。如在气的产热保温作用下，能使人体体温维持恒定。人体在恒温状态下，脏腑、五体、官窍等能保持其应有的活力，血和津液等各种液态物质也不致凝滞。

> **⇄ 知识拓展**
>
> ### 气虚和气虚体质
>
> 气虚是指气的不足导致的一种病理变化。气的推动、温煦、固摄、气化、防御等功能活动减退，常见倦怠乏力、少气懒言、自汗、易于感冒等症状。
>
> 气虚体质是指人体脏腑功能失调，气的化生不足，以疲乏、气短、自汗等气虚表现为主要特征，少气懒言，声音低落无力，易心慌，易头晕或站立式眩晕，易出虚汗，喜静恶动，舌淡红，舌边有齿痕，脉弱。性格内向，不喜冒险。其发病倾向：易患感冒、气虚眩晕、内脏下垂、平素抵抗力弱、妇女分娩后易患产后虚赢、产后目病等，病后康复缓慢。

五、人体中较重要的几种气

（一）元气

元气，又名"原气"，元气是生命的原动力，是以先天精气为基础，赖后天精气充养，而根源于肾的气。元气是生命的本始之气，在胚胎中已经形成，是构成人体和维持人体生命活动的原始物质，是人体最基本、最重要的一种气。

1. 生成 赖肾中精气所化生，赖后天水谷精微的培养。元气根于肾，从胚胎时开始，禀受于父母的先天之精气，不断化生元气，布散全身。化生元气的过程中，肾精不断被消耗，必须赖脾胃运化的水谷精微的不断滋养和补充。所以，元气的盛衰与先天禀赋有关。但后天的饮食、锻炼、精神、劳作和疾病因素等也可改变其强弱。

2. 分布 元气发于肾间，通过三焦，沿经络系统和腠理间隙循行全身，内至五脏六腑，外达肌肤腠理，无处不到。

3. 功能 元气能推动和调节人体的生长发育和生殖功能。人体的生、长、壮、老、已，与元气的盛衰密切相关。元气充沛，则人体生长、发育正常；元气不足，则人体生长发育迟缓或早衰。

元气能推动和调节各脏腑经络、五体和五官九窍的生理功能。元气充沛，各脏腑经络、五体和五官九窍的功能就旺盛；元气不足，则各脏腑经络、五体和五官九窍的功能低下。

（二）宗气

宗气是由肺吸入的清气与脾胃运化的水谷精微结合而形成并聚于胸中的气。胸中宗气所聚之处称为"气海"，又名"膻中"。宗气在胸中积聚之处，称为"上气海"。所以古有"膻中为气海"之说。

1. 生成　宗气是由肺吸入的自然界的清气和脾胃运化的水谷精微相互结合而成。脾胃运化的水谷精微，经脾的升清作用上输于肺，与肺吸入的自然界清气相结合而化生为宗气。

2. 分布　宗气积于胸中，上出于肺，循喉咙而走息道，推动呼吸；贯注心脉，推动血行；沿三焦向下注于丹田（下气海），并注入足阳明胃经之气街（相当于腹股沟外）而下行于足。

3. 功能　宗气的功能主要表现在以下两个方面。

（1）走息道司呼吸　上出咽喉（息道）的宗气，有促进肺的呼吸运动的作用，并且同语言和声音的强弱有关。

（2）贯心脉行气血　宗气能贯注心脉，有协助心脏的搏动推动血液运行、调节心率和心律的作用。"虚里"（位于左乳下）是古人用以诊察宗气盛衰的部位。

（三）营气

营气，又称荣气。营气与卫气相对而言属阴，所以又称"营阴"。营气是与血同行脉中、具有营养作用的气，它与血可分而不可离，故常"营血"并称。

1. 生成　营气由水谷精微中的精华部分所化生。在脾胃的受纳、腐熟和运化作用下，饮食水谷化生为精微，并由脾升清上输至肺，水谷精微中精华的部分进入脉中，成为营气。

2. 分布　营气行于脉中。营气出于中焦，经肺进入脉中后，沿十四经脉循行，营运于全身。

3. 功能　营气主要有如下两方面的功能：

（1）营养机体　营气循脉流注全身，流于内则滋养五脏六腑，布于外则灌溉五体官窍。营气是机体生理活动所必需的营养物质。

（2）化生血液　营气与津液相合，注入脉中，化为血液。营气是化生血液的主要物质。

（四）卫气

卫气与营气相对而言属阳，故又称"卫阳"。卫气是行于脉外、具有保卫作用的气。

1. **生成** 卫气由水谷精微中慓悍滑疾的部分所化生。由脾胃运化的水谷精微上输至肺，在肺的作用下，水谷精微中的剽疾部分被布散到经脉之外，成为卫气。

2. **分布** 卫气行于脉外。卫气在肺的宣发作用下，循行于脉外，运行于皮肤、分肉之间，熏于肓膜，布散于胸腹。

3. **功能** 卫气有如下三方面的功能：

（1）**防御外邪** 卫气既有抵御外邪入侵的作用，又有驱邪外出的作用。

（2）**温养机体** 卫气的温养作用，可以维持人体的体温恒定。人体体温的恒定是维持正常生命活动的必要条件。

（3）**控制汗孔开合** 卫气能控制汗孔的开合，调节汗液的排泄，以维持体温的恒定和水液代谢的平衡。

第二节　血

 案例分析

某女，40岁，机关秘书。由于工作原因，经常熬夜赶稿，随着年龄增长，常感心力交瘁，头晕眼花，不需熬夜也睡不好觉，月经也不正常，多延后而且血量很少，同事说她脸色煞白，她自己看看指甲也没有血色。同事劝她找中医调养一下。

问题

患者的病证属于哪一方面的问题？

一、血的概念

血行于脉中，是具有营养和滋润作用的红色液体，是构成人体和维持人体生命活动的基本物质之一。

二、血的生成

水谷精微和肾精是血液化生的基础物质，脾胃为血液化生之源，脾胃运化的水谷精微所产生的营气和津液是血液的主要构成成分；脾胃运化的水谷精微由脾气上输心脉，在心气的作用下变成红色血液；水谷精微上注于肺脉，与肺吸入的清气相融合化生血液。另外，肾精也能化生血液，故有"精血同源"之说。

三、血的运行

血液在生理状态下，循行于脉中，沿着脉管布散全身，环流不息。

脉道通畅和完整是血液正常运行的必要条件。由于全身的血液都在脉中运行，所以脉被称为"血府"。血液循行于脉中，是其发挥生理功能的重要条件。在某些因素作用下，血液溢出脉外时，就会丧失其生理功能。

心、肺、肝和脾四脏对于血液的运行起重要作用。心主血脉，是血液循环的动力，也是血液在脉管中能正常地沿着一定方向循行的保证。肺主气，与宗气生成有关，宗气能贯心脉，助心行血；肺朝百脉，全身的血液都要汇流于肺进行气体交换，且全身血液的布散，是在肺气作用下进行的。肝主疏泄，调畅气机，促进血行；肝主藏血，贮藏和调节血量，且能防止出血。脾主统血，使血循行于脉中，不致外溢。

四、血的功能

（一）营养和滋润作用

血液是由水谷精微所化生，含有人体所需的各种营养物质。血液沿着脉管环流周身，将各种营养物质送至脏腑、五体和官窍，以维持正常的生理活动。

血液的盈亏可以从皮肤黏膜、肌肉、爪甲和毛发等部位反映出来。若血液充盈，则可见面色红润，肌肉壮实，毛发润泽等表现；若血液亏虚，则可见面色、爪甲、睑结膜、口唇和舌质等部位淡白无华，肌肤干燥，肢体麻木，毛发枯槁等表现。

（二）血是神志活动的物质基础

神志活动的产生和维持，必须以血液为物质基础。只有血液充足，才能神志清晰、精神充沛和思维敏捷。若失血、血虚、血热或血液运行失常，均会产生不同程度的精神失常。如心肝血虚，常有惊悸、失眠和多梦等表现；失血多者，可有烦躁、恍惚、昏迷，甚至死亡等表现。

第三节　津　液

 案例分析

王某，18 岁。10 天前患感冒发热、咽喉肿痛，4 天前晨起发现眼睑及头面部浮肿，尿少，颜色像浓茶。入院检查后，西医诊断为急性肾小球肾炎。中医诊断是水肿病，主要与肺功能失常有关。给予宣肺利水的中药吃，服药后诸症明显改善。

问题

水肿多与肾有关，为什么还与肺有关呢？

一、津液的概念

津液是机体一切正常水液的总称，主要指各组织器官内的液体，也包括一些分泌物和代谢产物，如胃液、肠液及泪、涕、唾液、汗液、尿液等。

津和液虽同属水液，但在性状、功能及其分布等方面有所不同。性质较稀薄，流动性较大，布散于体表皮肤、肌肉和孔窍等部位者，称为津；性质较稠厚，流动性较小，布散于骨节、脏腑和脑髓等部位者，称为液。津和液本属一体，两者生成同源于饮食水谷，在运行和代谢过程中可以相互转化和补充，在病理耗损时可相互影响，所以在一般情况下，常常津液并称，不予严格区分。但在"伤津"和"脱液"的辨证论治中有所不同，须加以区分。

二、津液的功能

（一）滋润和濡养功能

津液之中含有多种营养物质，所以津液既有滋润作用，又有濡养作用。一般来说，津主要发挥滋润作用，液主要发挥濡养作用。如津液布散于体表，能滋养肌肤毛发；流注于孔窍，能滋养和保护眼、鼻、口等孔窍；注入骨髓，能充养骨髓、脑髓和脊髓；流于关节，能滑利关节；灌注于脏腑，能滋养内脏。

（二）参与血液生成

津液能渗入血脉，成为化生血液的主要成分之一。津液可根据血液的浓度的变化，出入脉道内外，以调节血液的浓度。

三、津液的生成

津液来源于饮食水谷，主要由脾、胃、小肠和大肠等脏腑共同作用而生成。

（一）脾胃为气血生化之源

胃受纳饮食中的水分，由脾气将其中的部分津液向上输送到肺，再由肺输布全身。

（二）小肠能受盛化物

水谷进入小肠后，小肠再进一步吸收，将其中的清轻津液上输到脾，脾气将其向上输送到肺，通过肺的宣发肃降功能布散到全身。而水液代谢后的产物经肾和膀胱排出体外。

（三）大肠回吸收水液

大肠主津，将小肠运送来的水分大量重新吸收，并上输到脾，由肺输布全身。

四、津液的运行

主要与脾的传输、肺的宣降、肾的蒸腾气化及三焦水道有关。

津液的输布和排泄过程大致为：脾将吸收来的水液上输到肺，通过肺的宣降作用，一部分水液经肺的宣发外至皮毛和口鼻，废物经呼气和汗孔排泄；另一部分水液经肺的肃降下达于肾，经肾的气化作用及小肠的分清别浊作用，清者吸收利用，浊者化为尿液，通过膀胱排出体外。脾、肺、肾等脏相互协合，密切配合，共同完成津液的输布和排泄过程。

第四节 气血津液的相互关系

案例分析

公元 1321 年，元代名医朱丹溪出游路过桃花坞，见当地女子个个面若桃花、白里透红，一番调查之后，发现当地的女子都爱喝一种自制的桃红汤。他研究桃红汤的成分，发现里面有桃仁、红花，都有活血化瘀的功效。朱丹溪由此创立了一个经典美容养颜方，叫"桃红四物汤"，是由补血养血的四物汤加上桃仁和红花而成。四物汤中有地黄、芍药、当归、川芎，其中川芎用来行气活血。

问题

活血为什么要行气呢？

一、气与血的关系

气血津液是构成人体和维持人体生命活动的基本物质。气与血的关系概括地说，就是"气为血之帅，血为气之母"。

（一）气为血之帅

"气为血之帅"指气对血有化生、推动、统摄等作用，具体表现为气能生血、气能行血、气能摄血三方面的含义。

1. 气能生血 气能生血是指气具有化生血液的作用。气之所以能生血，有两个原因：其一，气化是血液生成的动力。饮食物转化成水谷精微；水谷精微转化成营气和津液；营气和津液转化为血等等，都是气化作用的结果。其二，气（主要指营气）是化生血液的原料。营气与津液相合，注入脉中，可化为血液。所以，生理上气旺则血旺，病理上气虚则血少。临床治疗血虚时，常常配合补气药，就是因为"有形之血，不能自生，生于无形之气"。

2. 气能行血 气能行血是指气具有推动血液运行的作用。具体地说，心主血脉，推动血液运行；肺主气而朝百脉，促进血液运行；肝主疏泄，调畅气机，保证血行通畅。所以生理上气行则血行，病理上气滞则血瘀。活血化瘀方中配伍行气药，正是依据气能行血这一原理。

3. 气能摄血 气能摄血是指气具有统摄血液，使之循行于脉中而不外溢的作用。气的固摄作用是通过脾气来完成的。若脾气旺盛，气固摄作用强，则血行脉中不外溢；若脾气虚弱，气不摄血，则出现各种出血症。治疗时常用益气补脾法。

（二）血为气之母

"血为气之母"是指血为气的物质基础，血能化气，并作为气运行的载体。具体表现为血能载气和血能养气。

1. 血能载气 血能载气，血是气的载体，气必须依附于血，否则就会漂浮不定而无所归。气依附于血而得以存在体内，并以血为载体运行全身。若血虚不足，则气也易衰；若大出血，则气随血脱。

2. 血能养气 血能养气，是指气的充盛及其功能的发挥离不开血液的濡养。在人体各个部位中，血不断地为气的生成和运动提供营养。人体一旦失去血的供养，会出现气虚或者气的功能丧失等病变。

二、气与津的关系

气和津液均是构成和维持人体生命活动的的基本物质。气与津液相对而言，气属阳，无形而主动；津液属阴，有形而主静。所以，气和津液的关系，与气和血的关系十分相似。气和津液的关系，可以概括为如下四方面。

（一）气能生津

气能生津是指气具有化生津液的作用。饮食水谷转化为津液，赖脾胃之气的运化功能。若脾胃之气旺盛，则津液生成充足；若脾胃气虚，则津液化生不足。

（二）气能行（化）津

气能行津是指气具有推动津液运行的作用。肺、脾、肾与三焦等脏腑之气的升、降、出、入，不断地推动着津液在体内的运行、输布和排泄。所以气行则水化，气虚或气滞则水停。治疗痰饮和水肿等病证时，方中常配伍补气或行气药，就是依据气能行津这一理论。

（三）气能摄津

气能摄津是指气具有控制津液排泄的作用。若阳气旺盛，在气的固摄作用下，体内津液维持着代谢平衡；若阳气虚弱，气不摄津，则体内津液过多地经汗、尿等途径外流。临床治疗多汗、多尿等病证时常用益气摄津法。

（四）津能载气

津能载气是指津液具有充当气的载体的作用。气无形而善动，必须依附于有形之津液，才能保存于体内。若津液生成、输布和排泄正常，津液充足，则气得以存于体内；当津液损伤时，气随津泄，可导致气虚；当津液大量丢失时，气随津脱，可产生亡阳之危证。

三、血与津液的关系

血和津液，二者与气相对言，均属于阴。它们同属于液态物质，都有滋润和濡养作用。在生理上，代谢时可相互转化和相互补充；病理上，损伤时可以相互影响。它们之间的关系主要体现在如下两个方面：

（一）津血同源

是指津液和血同源于水谷精微。津液和血都是由水谷精微化生的，二者的作用也十分相似。它们在生理上盛则同盛，在病理上衰则同衰。

（二）津血互化

是指津液与血之间可以相互转化和相互补充。津液渗入脉中，则成为血的一部分，血中水分渗于脉外，则成为津液。

目标检测

一、单选题

1. 推动人体生长发育及脏腑机能活动的气是（ ）
   A. 元气 　　　　　 B. 宗气 　　　　　 C. 营气
   D. 卫气 　　　　　 E. 肺气

2. 出现畏寒喜暖，是气的（ ）失常。
   A. 防御作用 　　　 B. 温煦作用 　　　 C. 气化作用
   D. 推动作用 　　　 E. 固摄作用

3. 气的（ ）减退易于引起感冒。
   A. 推动作用 　　　 B. 温煦作用 　　　 C. 防御作用
   D. 气化作用 　　　 E. 固摄作用

4. 血的生成与（ ）的关系最密切。
   A. 肝 　　　　　　 B. 心 　　　　　　 C. 肺
   D. 脾 　　　　　　 E. 肾

5. （ ）与血液循行没有直接关系。
   A. 肝 　　　　　　 B. 心 　　　　　　 C. 肺
   D. 脾 　　　　　　 E. 肾

6. 临床出现自汗、多尿、出血、遗精等症，为气的（ ）减退。
   A. 推动作用 　　　 B. 温煦作用 　　　 C. 防御作用
   D. 气化作用 　　　 E. 固摄作用

7. （ ）不属于津液的范畴。
   A. 胃液 　　　　　 B. 肠液 　　　　　 C. 涕液
   D. 血液 　　　　　 E. 泪液

8. 血的生成的最基本物质是（ ）
   A. 水谷精微 　　　 B. 津液 　　　　　 C. 精
   D. 宗气 　　　　　 E. 营气

9. 对血液主要有固摄作用的脏是（ ）
   A. 肝 　　　　　　 B. 心 　　　　　　 C. 脾
   D. 肺 　　　　　　 E. 肾

10. 津液转化为汗液、尿液是气的（ ）
    A. 推动作用 　　　 B. 气化作用 　　　 C. 防御作用
    D. 温煦作用 　　　 E. 固摄作用

11. 津液输布的主要通道为（ ）
   A. 三焦   B. 经络   C. 尿道
   D. 腠理   E. 肾

12. （ ）是人体正常水液的总称。
   A. 体液   B. 汗液   C. 津液
   D. 津   E. 液

13. 下列除（ ）均是血正常运行所必需的条件。
   A. 血液充盈   B. 脉道通畅   C. 肺脾肾功能正常
   D. 心气充沛   E. 三焦通利

14. 因失血过多而出现下列症状，可用"津血同源"的理论加以说明的是（ ）
   A. 面白   B. 疲乏   C. 口渴
   D. 舌淡   E. 头晕

15. "吐下之余，定无完气"的理论根据是（ ）
   A. 气能生津   B. 气能行津   C. 气能摄津
   D. 津能载气   E. 津能化气

16. 津液化为汗液排出体外，主要依赖于（ ）
   A. 心主血脉   B. 肺主宣发   C. 肾主气化
   D. 肝主疏泄   E. 脾主统摄

17. "夺血者无汗"的生理基础是（ ）
   A. 肝肾同源   B. 乙癸同源   C. 津血同源
   D. 精血同源   E. 以上均非

18. 主要由肾精所化生的是（ ）
   A. 元气   B. 宗气   C. 营气
   D. 卫气   E. 肺气

19. 血和津液生成的共同物质来源是（ ）
   A. 水谷精微   B. 宗气   C. 精
   D. 元气   E. 营气

20. 下列除（ ）外均是液的灌注部位。
   A. 脏腑   B. 孔窍   C. 骨节
   D. 脑   E. 髓

第四章 经络与腧穴

PPT

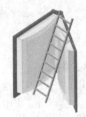

【学习目标】

知识要求

　　掌握　经络的概念。熟悉十二经脉的走向交接规律、流注次序。

　　熟悉　常用腧穴的概念、分类、主治和定位方法。

能力要求

　　了解　十四正经的循行。

第一节　经　络

微课

一、经络的概念

经络是经脉和络脉的总称，为人体运行气血、联络脏腑、沟通内外、贯穿上下的通路。经，路径之义，为直行的主干。络，网络之义，为经脉所分出的分支。经络相贯，遍布全身，通过有规律的循行和复杂的联络交会，把人体五脏六腑、肢体官窍及皮肉筋骨等组织紧密地联结成统一的有机整体。

二、经络系统

（一）经络系统的组成（图4-1）

（二）十二经脉命名原则

阴阳理论贯穿于整个中医理论，经络系统亦以阴、阳来命名。内为阴，外为阳；肢体内侧面的前、中、后，分别称为太阴、厥阴、少阴；肢体外侧面的前、中、后分别称为阳明、少阳、太阳。脏为阴，腑为阳；阴经隶属于脏，阳经隶属于腑，各经都以脏腑命名。上为手，下为足；分布于上肢的经脉为手经，分布于下肢的经脉为足经。据此，十二经脉的名称是：手太阴肺经、手厥阴心包经、手少阴心经、手阳明大肠经、手少阳三焦经、手太阳小肠经、足太阴脾经、足厥阴肝经、足少阴肾经、足阳明胃经、足少阳胆经、足太阳膀胱经（表4-1）。

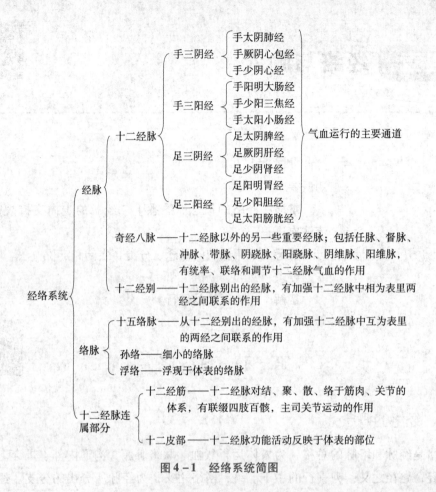

图 4-1 经络系统简图

表 4-1 十二经脉名称分类表

	阴经（属脏、里）	阳经（属腑、表）	循行部位（阴经行于内侧，阳经行于外侧）	
手	手太阴肺经	手阳明大肠经	上肢	前
	手厥阴心包经	手少阳三焦经		中
	手少阴心经	手太阳小肠经		后
足	足太阴脾经	足阳明胃经	下肢	前
	足厥阴肝经	足少阳胆经		中
	足少阴肾经	足太阳膀胱经		后

注：在小腿下半部和足背部，肝经在前，脾经在中。至内踝上八寸处交叉后，脾经在前，肝经在中。

（三）十二经脉走向和交接规律

十二经脉沿着一定的方向，依次接触、衔接和交通。手三阴经，从胸走手，交手三阳经；手三阳经，从手走头，交足三阳经；足三阳经，从头走足，交足三阴经；足三阴经，从足走腹（胸），交手三阴经，构成一个"阴阳相贯，如环无端"的循行径路，这就是十二经脉的走向和交接规律。"手之三阴，从胸走手；手之三阳，从手走头；足之三阳，从头走足；足之三阴，从足走腹。"周流不息，循环无端（图4-2）。

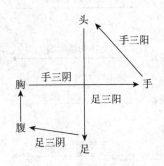

图4-2　十二经脉走向、交接规律

（四）十二经脉分布规律

1. 头面部　手足阳明经分布于面额部，手太阳经分布于面颊部，手足少阳经分布于耳颞部，足太阳经分布于头顶、枕项部。另外，足厥阴经也循行至顶部。十二经脉在头面部的分布规律是：阳明在前，少阳在侧，太阳在后。

2. 躯干部　一般规律是：足三阴与足阳明经分布在胸、腹部（前），手三阳与足太阳经分布在肩胛、背、腰部（后），手三阴、足少阳与足厥阴经分布在腋、胁、侧腹部（侧）。其中，在胸腹部，足少阴肾经距胸正中线二寸，距腹正中线半寸；足阳明胃经距胸正中线四寸，距腹正中线二寸；足太阴脾经距胸正中线六寸，距腹正中线四寸；足厥阴肝经从少腹斜向上到胁。在背腰部，足太阳膀胱经一条线距后正中线一寸半，另一条线距后正中线三寸。

3. 四肢部　阴经分布在四肢的内侧面，阳经分布在四肢的外侧面。

（五）十二经脉的表里关系

十二经脉，通过经别和别络相互沟通，组成六对"表里相合"关系，即"足太阳与少阴为表里，少阳与厥阴为表里，阳明与太阴为表里，是足之阴阳也。手太阳与少阴为表里，少阳与心主（手厥阴心包经）为表里，阳明与太阴为表里，是手之阴阳也。"相为表里的两经，分别循行于四肢内外侧的相对位置，并在四肢末端交接；又分别络属于相为表里的脏腑，从而构成了脏腑阴阳表里相合的关系。

（六）十二经脉的流注次序

十二经脉是气血运行的主要通道，气血在十二经脉内流动不息，循环灌注，分布于全身内外上下，形成了十二经脉的流注。十二经脉的流注次序为：从手太阴肺经开始，依次流至足厥阴肝经，再流至手太阴肺经，"阴阳相贯，如环无端"。其具体流注次序如图（图4-3）。

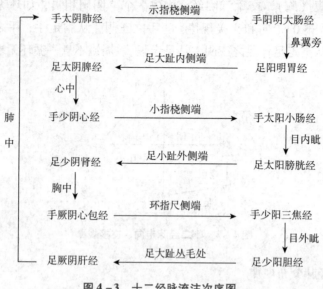

图4-3 十二经脉流注次序图

（七）奇经八脉

奇经八脉是指十二经脉以外、别道奇行的经脉，包括任脉、督脉、冲脉、带脉、阴跷脉、阳跷脉、阴维脉、阳维脉。

奇经八脉与脏腑无直接络属关系，但与奇恒之府关系密切；奇经八脉之间无表里相合规律；奇经八脉没有阴升阳降的规律，分布不像十二经脉那样规律，"别道奇行"，故称奇经。

奇经八脉的生理功能是加强十二经脉之间的联系；调节十二经脉的气血。

在临床中较为常用的有督脉、任脉、冲脉和带脉。

1. 督脉起于胞中，下出会阴，沿脊柱里面向后、向上行，至项后风府穴处进入颅内，络脑，并由项沿头部正中线，经头顶、额部、鼻部、上唇到上唇系带处。督脉多次与手足三阳经及阳维脉交会，能总督一身之阳经，故称为"阳脉之海"。

2. 任脉起于胞中，下出会阴，经阴阜，沿身体前正中线上行，至咽喉，上行至下颌部，环绕口唇，沿面颊，分行至目眶下。任脉多次与手足三阴经及阴维脉交会，能总任一身阴经，故称为"阴脉之海"。任脉与女子妊娠关系密切，又称"任主胞胎"。

3. 冲脉起于胞中，下出会阴，从气街部起与足少阴肾经相并，夹脐上行，散布于胸中，再向上行，经喉，环绕口唇，到目眶下。从小腹分出一支向上行，与督脉相通，行于脊柱内。冲脉能调节十二经脉气血，为气血的要冲，故称为"十二经脉之海"；与妇女月经关系密切，又称"血海"。

督脉、任脉、冲脉都起于胞中，同出会阴，称为"一源三岐"。

4. 带脉起于季胁，斜向下行到带脉穴，绕身一周。在腹面的带脉下垂到少腹。带脉能约束纵行诸经；司妇女的带下。

三、经络的生理功能

经络纵横交贯，遍布全身，将人体内外、脏腑、肢节、官窍联结成为一个有机的整体，在人体的生命活动中，具有十分重要的生理功能。

（一）沟通联系作用

人体由五脏六腑、四肢百骸、五官九窍、皮肉脉筋骨等组成，它们虽有不同的生理功能，但又共同进行着有机的整体活动，这种有机配合，相互联系，协调统一，主要是依靠经络的沟通、联络作用实现的。十二经脉及其分支纵横交错，入里出表，通上达下，相互络属于脏腑；奇经八脉联系十二正经；十二经筋、十二皮部联络筋脉皮肉，从而使人体的各个脏腑组织器官有机地联系起来，构成了一个表里、上下彼此之间紧密联系、协调共济的统一体。

（二）通行气血作用

经络为人体气血运行的通路。气血因在经脉中循环不已，营周不休，阴阳相贯，如环无端，形成了一个密闭的气血循环系统，使气血运行于周身，发挥其营养脏腑组织器官、抵御外邪、保卫机体的作用。所以说："经脉者，所以行气血而营阴阳，濡筋骨，利关节者也。"（《灵枢·本脏》）

（三）感应传导作用

感应传导，是指经络系统对于针刺或其他刺激的感觉传递和通导作用。经络系统是人体各组成部分之间的信息传导网，当肌表受到某种刺激时，刺激量就沿着经脉传于体内的有关脏腑，使脏腑的功能发生变化，从而达到疏通气血和调整脏腑功能的目的，同时，脏腑功能活动的变化也可通过经络而反映于体表。针刺中的"得气"和"行气"现象，就是经络感应传导作用的表现。

（四）调节平衡作用

经络能运行气血和协调阴阳，使人体的功能活动保持相对的平衡。当人体发生疾病时，出现气血不和及阴阳偏胜偏衰的证候，可运用针灸等治法激发经络的调节作用，以"泻其有余，补其不足，阴阳平复。"（《灵枢·刺节真邪》）实验证明，针刺经络的有关穴位，对各脏腑功能有调节作用，即原来亢进的可使之抑制，原来抑制的可使之兴奋。

四、经络学说在中医学中的应用

经络学说是中医基础理论的重要组成部分，因此被广泛运用，以解释人体的生理、病理，并指导疾病的诊断和治疗。

（一）阐释病理变化

在正常生理情况下，经络有运行气血，感应传导的作用，所以在发生病变时，经络就可能成为传递病邪和反映病变的途径。《素问·皮部论》："邪客于皮则腠理开，开则邪客于络脉，络脉满则注于经脉，经脉满则入舍于脏腑也。"说明经络是外邪从皮毛腠理内传于脏腑的传变途径。由于脏腑之间有经脉沟通联系，所以经络还可以成为脏腑之间病变相互影响的途径，如足厥阴肝经夹胃、注肺中，所以肝病可犯胃、犯肺；足少阴肾经入肺、络心，所以肾虚水泛可凌心、射肺。相为表里的两经，因络属于相同的脏腑，因而使相为表里的一脏一腑在病理上常相互影响，如心火可下移小肠；大肠实热，腑气不通，可使肺气不利而喘咳胸满等等。

经络联系脏腑体窍，通过经络的传导，内脏的病变也可以反映于外，表现于某些特定的部位或与其相应的官窍。如足厥阴肝经抵小腹、布胁肋，肝气郁结常见两胁、少腹胀痛；手少阴心经行于上肢内侧后缘，所以真心痛，不仅表现为心前区疼痛，且常引及上肢内侧尺侧缘。其他如胃火见牙龈肿痛，肝火上炎见目赤等都是经络传导的反映。

（二）指导疾病的诊断

在临床上可以根据疾病症状出现的部位，结合经络循行的部位及所联系的脏腑，作为疾病诊断的依据。例如：两胁疼痛，多为肝胆疾病；缺盆中痛，常是肺的病变。又如头痛，痛在前额者，多与阳明经有关；痛在两侧者，多与少阳经有关；痛在后头及项部者，多与太阳经有关；痛在巅顶者，多与厥阴经有关。《伤寒论》的六经辨证，也是在经络学说的基础上发展起来的辨证体系。

临床实践中，还发现在经络循行通路上，或在经气聚集的某些穴位处，有明显的压痛或有结节状、条索状的反应物，或局部皮肤的某些形态变化，也常有助于疾病的诊断。如：肺脏有病时可在肺俞穴出现结节或中府穴有压痛；肠痈可在阑尾穴有压痛；长期营养不良的患者可在脾俞穴见到异常变化等等。"察其所痛，左右上下，知其寒温，何经所以"（《灵枢·官能》），强调了经络对于临床诊断的重要指导意义和作用。

（三）指导疾病的治疗

经络学说被广泛地用以指导临床各科的治疗，特别是对针灸、按摩和药物治疗，更具有重要的指导意义。

指导针灸和按摩。某一经或某一脏腑的病变，可在病变的邻近部位或经络循行的远端部位取穴，通过针灸或按摩刺激，调整经络气血的功能活动，达到治疗目的。而穴位的选取，必须按经络学说进行辨证，断定疾病属于何经后，根据经络的循行分布路线和联系范围来取穴，这就是"循经取穴"。

指导用药。在长期的临床实践基础上，古代医家根据某些药物对某一脏腑经络有特殊的选择性作用，创立了"药物归经"理论。金元时期的医家张洁古、李杲根据经络学说，提出"引经报使"理论，如治疗头痛，属太阳经的可用羌活，属阳明经的可用白芷，属少阳经的可用柴胡、羌活、白芷、柴胡，不仅分别归手足太阳、阳明、少阳经，且能引他药归入上述各经而发挥治疗作用。

此外，当前被广泛用于临床的针刺麻醉，以及耳针、电针、穴位埋线、穴位结扎等治疗方法，都是在经络学说的指导下进行的，并使经络学说得到一定发展。

第二节 腧 穴

腧穴是人体脏腑经络气血输注于体表的部位，又是针灸治病的施术点。

一、腧穴的分类、主治、定位

（一）腧穴的分类

1. 经穴　是指归属于十二经脉与任、督二脉的腧穴，称为十四经穴，简称"经穴"。分布于十二经脉的腧穴均为左右对称的双穴；分布于任、督脉的腧穴，均为单穴。经穴具有主治本经病证的共同作用，十二经脉的腧穴还治疗相联属的脏腑病证。

2. 经外穴　又叫经外奇穴，是指没有归属于十四经，但有穴名、定位、主治的一类腧穴。这类穴位主治范围较单一，对某些病证有特殊的治疗作用，故又称为奇穴。

3. 阿是穴　又叫"天应穴""不定穴""压痛点"。这类穴位既无定名，又无定位，而是以压痛点或反应点作为腧穴的。多位于病变部位附近，也可在与其距离较远处。

（二）腧穴的治疗作用

1. 近治作用　指所有腧穴都能够治疗该穴所在部位及邻近组织、器官的病证。是一切腧穴共有的主治特点。

2. 远治作用　是十四经腧穴主治作用的基本规律。在十四经穴中，尤其是十二经脉在四肢肘、膝关节以下的腧穴，不仅能治疗局部病证，而且对本经循行所及的远隔部位的组织、器官和脏腑的病证也有较好的治疗作用。

3. 特殊作用　是指某些腧穴对机体具有双向良性调节、整体调节和相对的特异治疗作用。如针刺天枢穴能止泻，又能治疗便秘；艾灸至阴穴能矫正胎位等（表4－2）。

表4－2　十四经腧穴主治异同表

	经名	本经主治特点	相同
手三阴	手太阴经	肺、喉病	胸部病
	手厥阴经	心、胃病，神志病	
	手少阴经	心、神志病	
手三阳	手阳明经	前头、鼻、口、齿病	咽喉病，热病
	手少阳经	侧头、目、耳、胁肋病	
	手太阳经	后头、目、耳、肩胛、神志病	
足三阳	足阳明经	前头、口齿、咽喉病，胃肠病	眼病，神志病，热病
	足少阳经	侧头、耳病，胁肋病，胆病	
	足太阳经	后头、背腰病，肛肠病	
足三阴	足太阴经	脾胃病	前阴病，妇科病
	足厥阴经	肝病	
	足少阴经	肾病，肺病，咽喉病	
任督	任脉	回阳，固脱，有强壮作用	神志病，脏腑病，妇科病
	督脉	中风，昏迷，热病，头面病	

（三）腧穴的定位方法

腧穴定位正确与否，直接影响着治疗效果。临床上，常用的腧穴定位法可分为体表标志定位法、骨度分寸法、手指同身寸法三种，在应用时要互相结合。

1. 体表标志定位法 根据人体体表标志（骨性标志和肌性标志）而定位取穴的方法。体表标志可分为固定标志和活动标志（表4-3）。

（1）固定标志法 是利用五官、爪甲、乳头、脐窝和骨节凸起、凹陷及肌肉隆起等不受人体活动影响的相对固定的标志来取穴的方法。

（2）活动标志法 是利用关节、肌肉、皮肤随活动而出现的凹陷、空隙、皱纹等活动标志来取穴的方法。

表4-3 全身各部主要体表解剖标志

部位	体表解剖标志
头部	①前发际正中②后发际正中③额角④完骨（颞骨乳突）
面部	①眉间（印堂）②瞳孔或目中
颈、项部	①喉结②第七颈椎棘突
胸部	①胸骨上窝②胸剑联合中点③乳头
腹部	①脐中（神阙）②耻骨联合上缘③髂前上棘
侧胸、侧腹部	①腋窝定点②第十一肋端
背、腰、骶部	①第七颈椎棘突②胸椎棘突1~12、腰椎棘突1~5、骶正中嵴、尾骨③肩胛冈根部点④肩峰角⑤髂后上棘
上肢	①腋前纹头②腋后纹头③肘横纹④尺尖⑤腕掌、背侧横纹
下肢	①股骨大转子（髀枢）②股骨内侧髁③胫骨内侧髁④臀下横纹⑤外膝眼（犊鼻）⑥腘横纹⑦内踝尖⑧外踝尖

2. 骨度分寸法 是指以体表骨节为主要标志测量周身各部的长短，并依其尺寸按比例折算作为定穴标准的方法（表4-4）。

表4-4 全身常用骨度折量尺寸列表

部位	起止点	折量寸	度量寸	说明
头	前发际至后发际	12寸	直寸	用于确定头部经穴的纵向距离（眉间至前发际正中3寸，后发际正中至大椎3寸）
	前额两发角之间	9寸	横寸	用于确定头前部经穴的横向距离
	耳后两完骨之间	9寸	横寸	用于确定头后部经穴的横向距离
胸腹胁	天突至岐骨	9寸	直寸	用于确定胸部任脉经穴的纵向距离
	岐骨至脐中	8寸	直寸	用于确定上腹部经穴的纵向距离
	脐中至横骨上廉	5寸	直寸	用于确定腹部任脉经穴的纵向距离
	两乳头之间	8寸	横寸	用于确定胸部经穴的横向距离
	腋以下至季胁	12寸	直寸	用于确定胸胁部经穴的纵向距离
腰背	大椎至尾骶	21寸	直寸	腰背部腧穴以脊椎棘突为定位标志
	两肩胛骨脊柱缘之间	6寸	横寸	两肩胛骨下角连线平第7胸椎棘突
上肢	腋前纹头至肘横纹	9寸	直寸	用于确定手经的骨度分寸
	肘横纹至腕横纹	12寸	直寸	用于确定足经的骨度分寸
下肢	横骨上廉至内辅骨上廉	18寸	直寸	
	内辅骨下廉至内踝尖	13寸	直寸	用于确定下肢足三阴经穴的纵向距离
	髀枢至膝中	19寸	直寸	用于确定下肢足三阳经穴的纵向距离
	膝中至外踝尖	16寸	直寸	

3. 手指同身寸法　是指以患者手指为尺寸折量标准来量取腧穴的定位方法。有三种：

（1）中指同身寸　以患者中指屈曲时，中节内侧两端纹头之间作为1寸。

（2）拇指同身寸　以患者拇指指间关节的宽度作为1寸。

（3）横指同身寸　又名"一夫法"，当患者将第2～5指并拢，并以中指近侧指间关节横纹处的四指宽度作为3寸。

二、特定穴的意义

特定穴是十四经中若干类具有特殊治疗作用，并有特定名称的腧穴。简要介绍如下：

1. 五输穴　五输穴即十二经中的"井、荥、输、经、合"五个特定腧穴，简称"五输"。它们均分布在肘、膝关节以下（个别例外），从四肢末端向上排列。五腧穴是用水流大小的不同名称来命名的，比喻经气的出入和经过部位的深浅就像水流一样，有小到大、由浅入深。五腧穴各有所主病症。《难经·六十八难》说："井主心下满，荥主身热，输主体节重痛，经主喘咳寒热，合主逆气而泄。"

> ⇄ **知识链接**

> ### 井荥输经合歌
>
> 少商鱼际与太渊，经渠尺泽肺相连，商阳二三间合谷，阳溪曲池大肠牵。
> 隐白大都太白脾，商丘阴陵泉要知，厉兑内庭陷谷胃，冲阳解溪三里随。
> 少冲少府属于心，神门灵道少海寻，少泽前谷后溪腕，阳谷小海小肠经。
> 涌泉然谷与太溪，复溜阴谷肾所宜，至阴通谷束京骨，昆仑委中膀胱知。
> 中冲劳宫心包络，大陵间使传曲泽，关冲液门中渚焦，阳池支沟天井索。
> 大敦行间太冲看，中封曲泉属于肝，窍阴侠溪临泣胆，丘墟阳辅阳陵泉。
>
> ### 十二原穴歌
>
> 太冲原肝丘墟胆，心包大陵胃冲阳，太渊肺而太溪肾，京骨之原本膀胱，
> 神门心兮太白脾，合谷腕骨大小肠，三焦要从阳池取，十二原穴仔细详，
>
> ### 十五络穴歌
>
> 列缺偏历肺大肠，通里支正心小肠，心包内关三焦外，公孙丰隆脾胃详，
> 胆络光明肝蠡沟，大钟肾络胱飞扬，脾络大包胃虚里，任络鸠尾督长强。
>
> ### 八会穴歌
>
> 脏会章门腑中脘，髓会绝骨筋阳陵，骨会大杼血膈俞，气在膻中脉太渊。
>
> ### 八脉交会穴歌
>
> 公孙冲脉胃心胸，内关阴维下总同，临泣胆经连带脉，阳维锐眦外关逢，
> 后溪督脉内眦颈，申脉阳跷络亦通，列缺任脉行肺系，阴跷照海膈喉咙。
>
> ### 下合穴歌
>
> 胃经下合足三里，上下巨虚大小肠，膀胱当合委中穴，三焦下合属委阳，
> 胆经之合阳陵取，腑病用之效必彰。

2. 原穴、络穴 原穴是脏腑原气所经过和留止的部位。十二经脉在腕踝关节附近各有一个原穴，统称"十二原"。六阴经中的原穴即是五输穴中的"腧穴"；在六阳经中，原穴单独存在，排列在"输"穴之后。络穴是指络脉从经脉分出部位的腧穴，共十五穴，故又称"十五络穴"。络穴具有联络表里两经的作用。络穴多位于前臂和小腿，少数位于足部。此外，任脉之络穴鸠尾位于腹，督脉之络穴长强位于尾骶部，脾之大络大包位于胸胁。

3. 俞穴、募穴 俞穴是脏腑之气输注于背腰部的腧穴。俞穴是以脏腑的名称命名的，如心俞、肝俞等。募穴是脏腑之气汇聚于胸腹部的腧穴。

4. 八会穴 八会穴即脏、腑、气、血、筋、脉、骨、髓的精气聚会的八个腧穴。分布于躯干和四肢。

5. 郄穴 "郄"有空隙之意。郄穴是各经经气深集的部位。十二经脉加上阴、阳跷脉和阴、阳维脉各有一个郄穴，共十六个郄穴。多分布于肘、膝关节以下。

6. 下合穴 下合穴是指手足三阳六腑之气，下合于足三阳经的六个腧穴。主要分布于下肢膝关节附近。

7. 八脉交会穴、交会穴 八脉交会穴指奇经八脉与十二经脉之气相通的八个腧穴，均分布于腕踝关节上下。交会穴指两经以上的经脉相交或会合处的腧穴，多分布于头面躯干部位。

目标检测

单选题

1. 络脉的组成不包括（　　）
   A. 十五络脉　　　　　　B. 经别　　　　　　　　C. 浮络
   D. 孙络　　　　　　　　E. 以上都不是

2. 十二经脉中，阴经与阴经的交接部位在（　　）
   A. 胸部　　　　　　　　B. 腹部　　　　　　　　C. 胸腹部
   D. 四肢内侧　　　　　　E. 指（趾）内侧端

3. 手太阴肺经循行于（　　）
   A. 上肢内侧前缘　　　　B. 上肢内侧后缘　　　　C. 上肢外侧前缘
   D. 下肢内侧前缘　　　　E. 上肢外侧后缘

4. 手太阳小肠经与足太阳膀胱经的交接部位是（　　）
   A. 目外眦　　　　　　　B. 目内眦　　　　　　　C. 目中
   D. 目内眦下　　　　　　E. 目外眦上

5. "阳脉之海"指的是（　　）
   A. 阳跷脉　　　　　　　B. 阳维脉　　　　　　　C. 带脉
   D. 督脉　　　　　　　　E. 冲脉

6. 在五输穴中，荥穴主要治疗（　　）
    A. 心下满　　　　　　　B. 身热　　　　　　　　C. 体重节痛
    D. 喘咳寒热　　　　　　E. 逆气而泄

7. 经络的生理功能是（　　）
    A. 沟通联系　　　　　　B. 通行气血　　　　　　C. 感应传导
    D. 调节平衡　　　　　　E. 以上都是

8. 骨度分寸规定，髀枢至膝中的距离是（　　）
    A. 13 寸　　　　　　　　B. 14 寸　　　　　　　　C. 16 寸
    D. 18 寸　　　　　　　　E. 19 寸

9. 腕横纹尺侧端，尺侧腕屈肌腱桡侧凹陷中的腧穴是（　　）
    A. 神门　　　　　　　　B. 大陵　　　　　　　　C. 列缺
    D. 太渊　　　　　　　　E. 内关

10. "联系舌根，分散于舌下"的经脉是（　　）
    A. 足厥阴肝经　　　　　B. 足少阴肾经　　　　　C. 足太阴脾经
    D. 足阳明胃经　　　　　E. 足少阳胆经

11. 治疗胎位不正最常用的腧穴是（　　）
    A. 合谷　　　　　　　　B. 至阴　　　　　　　　C. 三阴交
    D. 太冲　　　　　　　　E. 足三里

12. 八会穴中的脉会穴是（　　）
    A. 阳陵泉　　　　　　　B. 悬钟　　　　　　　　C. 太渊
    D. 膻中　　　　　　　　E. 中脘

第五章 病因病机

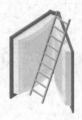

【学习目标】

知识要求

掌握 病因、病机的概念。掌握病因的分类、致病特点。

熟悉 基本病机。

能力要求

了解 发病的一般规律。

第一节 病 因

病因，是导致疾病发生的原因，也就是破坏人体阴阳相对平衡而引起疾病的原因，包括六淫、疠气、七情、饮食、劳逸、痰饮、瘀血、外伤等，又称致病因素。

历代以来，中医病因有不同的分类方法。如《黄帝内经》的阴阳分类法；汉代张仲景、宋代陈无择的三因分类法。本书将病因分为外感病因、内伤病因和其他病因三大类。

一、外感病因

外感病因是源于自然界，通过肌表、口鼻侵入人体而发病的致病因素，包括六淫、疠气等。由外感病因而引起的一类疾病称之为外感疾病，外感疾病的发病与季节有关，起病较急，病初多见寒热、咽痛、骨节酸楚等，病邪从表传里，多具有季节性、传变性，若兼夹疠气、疫毒等，则具有传染性、流行性。

在中医学文献中，"外感"这一术语有多种含义，应注意加以区别。在病因学中，外感是六淫、疫疠等病邪的总称；在发病学中，外感是指六淫、疫疠等病邪自外侵袭人体发病的方式和途径；在疾病（病证）学中，外感泛指外感疾病（病证）。

（一）六淫

1. 六淫的基本概念

（1）六气与六淫　六气是指风、寒、暑（热）、湿、燥、火六种正常的自然界气候。这种正常的气候变化，是万物生长的条件，一般对于人体是无害的。如果气候变化异常，六气发生太过或不及，或非其时而有其气（如春天当温而反寒，秋季当凉而反热），以及气候变化过于急骤（如暴寒暴热），超过了一定的限度，使机体不能与之相适应，就会导致疾病的发生，这种情况下的六气，便称为"六淫"。淫，浸淫之意，泛指反常，因此也可以说六淫是反常的六气。

就气候变化而言，六气属于正常变化，六淫属于异常变化，六气和六淫能否成为病因，取决于人体正气的盛衰，"正气存内，邪不可干"。当人体正气旺盛，身体健壮，抗病力强，能适应异常的气候变化而不发病时，异常的气候变化虽然称之为六淫，但对于没有发病的机体来说，就是六气。反之，当人体正气不足，身体虚弱，适应能力低下时，不仅不能适应六淫的变化而发病，纵然是六气也不能适应而发病，在这种情况下，六气对于机体来说便称之为六淫。

（2）外感六淫与内生五邪　外感六淫属外感病的致病因素，称之为外邪。内生五邪，则是指脏腑阴阳气血失调所产生的内风、内寒、内湿、内燥、内热（火）等五种病理变化，属病机范畴。内生五邪的临床表现虽与风、寒、湿、燥、火等六淫致病特点及其病理反应相似，但为区别于六淫之外风、外寒、外湿、外燥、外火（热），故冠以"内"字，称为"内生五邪"。内生五邪的临床表现，一般都没有表证，多表现为虚证或虚实夹杂证。外感六淫作用于机体后，引起脏腑阴阳气血功能失调而产生的病理变化，其临床表现，多有表证，而且多属实证。外感六淫与内生五邪，一为致病因素，一为病理结果，虽有区别，又关系密切。六淫伤人，由表入里，损及脏腑，则易产生内生五邪。内生五邪，脏腑功能失调，则又易感受六淫之邪。

2. 六淫致病的共同特点

（1）外感性　六淫之邪多从肌表、口鼻侵犯人体而发病，故六淫致病又称为外感六淫。六淫致病的初起阶段，多以恶寒发热、舌苔薄白、脉浮为主要临床特征，称为表证。表证不除多由表及里，由浅入深传变。即便是六淫之邪直中入里，虽然没有表证，但病由外入，同样称为外感病。

（2）季节性　六淫致病常有明显的季节性，如春季多风病，夏季多暑病，长夏多湿病，秋季多燥病，冬季多寒病等。当然，气候变化是非常复杂的，因而夏季也可有寒病，冬季也可有热病。

（3）地域性　六淫致病常与生活、工作的区域和环境密切相关，如西北高原地区多寒病、燥病；东南沿海地区多湿病。久居潮湿环境多湿病，高温环境作业者多易患火热燥病。

（4）相兼性　六淫邪气既可单独侵袭人体发病，又可两种以上相兼同时侵犯人体而致病。如风热感冒、风寒湿痹、寒湿困脾等。

（5）转化性　六淫致病在一定的条件下，其证候的病理性质可发生转化。如感受风寒邪气一般表现为风寒表证，但也有的表现为风热表证，在疾病的发展过程中可以从初起的风寒表证转变为里热证。这些寒证和热证的产生、变化与机体的体质密切相关，一般来说阴虚阳盛体质，易于化热、化燥，阳虚阴盛体质易于化寒、化湿。此外，六淫侵入机体过久以及治疗不当，均会引起六淫致病的病理性质发生变化。六淫致病从现代科学角度来看，除气候因素外，还包括生物（细菌、病毒等）、物理、化学等多种致病因素作用于机体所引起的病理反映。

3. 六淫的性质及其致病特点

（1）风邪　风为春季的主气，但四时皆有，故风邪引起的疾病虽以春季为多，但不限于春季，其他季节均可发生。

风邪的性质及致病特点：

①风性开泄：风邪具有疏通、透泄之性，使腠理疏松，汗孔开张而现汗出、恶风等症状。

②风易伤阳位：风邪轻浮，具有向上向外之性，易伤及人体头面、肌表和阳经。如风邪上扰头面，则现头晕头痛、头项强痛、面肌麻痹、口眼歪斜等。风邪客于肌表，可见怕风、发热等表证。

③风性善行数变："善行"是指风邪具有易行而无定处的性质，故其致病有病位游移，行无定处的特点。如风疹、荨麻疹发无定处，此起彼伏；行痹（风痹）之四肢关节游走性疼痛等。"数变"，是指风邪致病具有变化无常和发病急骤的特点。风疹、荨麻疹之时隐时现，癫痫、中风之猝然昏倒、不省人事，因兼夹风邪，所以才表现为发病急、变化快。《六因条辨》曰："风疾尤速，贻害无穷。"

④风性主动：风邪具有动摇不定之性，易使肢体振掉摇动，表现为眩晕、震颤、四肢抽搐、角弓反张、直视上吊等症状。如外感热病中的"热极生风"；金刃外伤再感风邪，出现四肢抽搐，角弓反张等症状，也属于风性主动的临床表现。内伤杂病中的"肝阳化风"或"血虚生风"等证，虽属内风，但均有风邪动摇的表现，故《素问·阴阳应象大论》曰："风胜则动"。

⑤风为百病之长：风邪为六淫之首，是外感病的先导，易与其他邪气相合为病，如与寒合为风寒，与热合为风热，与湿合为风湿，与暑合为暑风，与燥合为风燥，与火合则为风火等。

（2）寒邪　寒为冬季的主气，故冬季多寒病，但也可见于其他季节。由于气温骤降，防寒保温不够，人体亦易感受寒邪而为病。

寒邪的性质和致病特征：

①寒易伤阳：寒邪易损伤人体阳气，为阴邪。"阴盛则寒""阴盛则阳病"，可使全身或局部可出现明显的寒象。如寒邪束表，卫阳郁遏，则出现恶寒、发热、无汗等，称之为"伤寒"。若寒邪直中于里，损伤脏腑阳气者，谓之为"中寒"：如伤及脾胃，则纳运升降失常，表现为吐泻清稀，脘腹冷痛；肺脾受寒，则宣肃运化失职，表现为咳嗽喘促，痰液清稀或水肿；寒伤脾肾，则温运气化失职，表现为畏寒肢冷、腰脊冷痛、尿清便溏、水肿腹水等；若心肾阳虚，寒邪直中少阴，则可见恶寒蜷卧、手足厥冷、下利清谷、精神委靡、脉微细等。

②寒性凝滞：寒邪易使气血凝滞，经脉不通，"不通则痛"，疼痛是寒邪致病的重要特征。因寒而痛，其痛得温则减，逢寒增剧，得温则疼痛缓解或减轻。寒胜必痛，

但痛非必寒。由于寒邪侵犯的部位不同，所以病状各异。若寒客肌表，凝滞经脉，则头身肢节剧痛；若寒邪直中于里，气机阻滞，则胸、脘、腹冷痛或绞痛。

③寒性收引：收引，即收缩牵引之意。寒邪具有收引拘急之特性，"寒则气收"，寒邪侵袭使人体气机收敛，腠理闭塞，筋脉拘急。寒邪侵袭人体，可使气机收敛，腠理闭塞，经络筋脉收缩而挛急：若寒客经络关节，则筋脉收缩拘急，以致拘挛作痛、屈伸不利或冷厥不仁；若寒邪侵袭肌表，则毛窍收缩，卫阳闭郁，故发热恶寒而无汗。

（3）暑邪　暑为夏季主气。暑邪有明显的季节性，主要发生在夏至以后，立秋以前，有"暑属外邪，并无内暑"之说。炎夏之日，气温过高，或烈日曝晒过久，或工作场所闷热而引起的热病，为中于热，属阳暑；而暑热时节，过食生冷，或贪凉露宿，或冷浴过久所引起的热病，为中于寒，属阴暑。总之，暑月受寒为阴暑，暑月受热为阳暑。

暑邪的性质和致病特征：

①暑性炎热：盛夏火气具有酷热之性，故暑属阳邪。暑邪伤人多表现出一系列阳热症状，如高热、心烦、面赤、烦躁、脉象洪大等，称为伤暑（或暑热）。

②暑性升散：暑邪具有上升发散之性，使腠理开泄而汗多伤津，可出现口渴喜饮，唇干舌燥，尿赤短少等。在大量汗出同时，往往气随津泄，而导致气虚，故伤于暑者，常可见到气短乏力，甚则突然昏倒，不省人事之中暑。中暑兼见四肢厥逆，称为暑厥。暑热引起肝风而兼见四肢抽搐，颈项强直，甚则角弓反张，称为暑风（暑痫）。

③暑易扰心：暑邪致病易使心神失守，引起心烦闷乱而不宁，甚则清窍闭塞而猝然昏倒，不省人事。

④暑多夹湿：暑季气候炎热，多雨潮湿，又常贪凉饮冷。其临床特征，除发热、烦渴等暑热症状外，常兼见四肢困倦、胸闷呕恶、大便溏泄不爽等湿阻症状。

（4）湿邪　湿为长夏主气。湿与脾土相应。夏秋之交，湿热熏蒸，水气上腾，湿气最盛，故一年之中长夏多湿病。湿亦可因涉水淋雨、居处伤湿，或以水为事。湿邪为患，四季均可发病，且其伤人缓慢难察。

湿的性质和致病特征：

①湿阻气机：湿邪能阻滞气机运行，使脏腑经络气机升降失常。湿性类水，水属于阴，故湿为阴邪。湿邪侵及人体，留滞于脏腑经络，最易阻滞气机。湿阻胸膈，气机不畅则胸闷；湿困脾胃，使脾胃纳运失职，升降失常，故现纳谷不香、不思饮食、脘痞腹胀、便溏不爽、小便短涩之候。

②湿易伤阳：湿邪易于损伤人体阳气，以损伤脾阳为甚。湿邪侵袭人体，使脾阳不振，运化无权，水湿停聚，发为泄泻、水肿、小便短少等症。"湿胜则阳微"，因湿为阴邪，易于损伤人体阳气，由湿邪郁遏使阳气不伸者，当用化气利湿通利小便的方法，使气机通畅，水道通调，则湿邪可从小便而去，湿去则阳气自通。

③湿性重浊："重"，即沉重、重着。湿邪致病，其临床症状有沉重的特性，如头重身困、四肢酸楚沉重等。若湿邪外袭肌表，湿浊困遏，清阳不能伸展，则头昏沉重，

状如裹束；如湿滞经络关节，阳气布达受阻，则可见肌肤不仁、关节疼痛重着等。"浊"，即秽浊垢腻。表现为排泄物和分泌物如泪、涕、痰、带下、二便等秽浊不清。如湿浊在上则面垢、眵多；湿滞大肠，则大便溏泄、下痢脓血黏液；湿气下注，则小便浑浊、妇女黄白带下过多；湿邪侵淫肌肤，则疮疡、湿疹、脓水秽浊等。

④湿性黏滞："黏"，即黏腻，"滞"，即停滞。湿邪有黏腻停滞的特性，主要表现在两个方面：一是症状的黏滞性，即湿病症状多黏滞而不爽，如大便黏腻不爽，小便涩滞不畅，以及分泌物黏浊和舌苔黏腻等。二是病程的缠绵性。表现为起病缓慢隐袭，病程较长，往往反复发作或缠绵难愈。如湿温，表现出起病缓、传变慢、病程长、难速愈的明显特征。其他如湿疹、湿痹（着痹）等，亦因其湿而不易速愈。

⑤湿性趋下：水性就下，湿类于水，其质重浊，故湿邪有下趋之势，易于伤及人体下部，其病多见下部的症状。如水肿多以下肢较为明显，又如带下、小便浑浊、泄泻、下痢等，亦多由湿邪下注所致。

（5）燥邪　燥为秋季主气，与肺气相通。秋气清肃，气候干燥，水分匮乏，故多燥病。燥气乃秋令燥热之气所化，属阴中之阳邪。秋季感受燥邪，病在肺卫并具有津气干燥特征的急性外感病，称之为秋燥。秋燥有温燥、凉燥之分。温燥为感受秋燥之邪而兼热邪者，凉燥为感受秋燥之邪而兼寒邪者。初秋多温燥。深秋多凉燥。

燥邪的性质和致病特征：

①干涩伤津：燥邪致病易伤人体津液而致阴津亏损，表现为各种干涩的症状和体征，如皮肤干涩皲裂，鼻干咽燥，口唇燥裂，毛发干枯不荣，小便短少，大便干燥等。

②燥易伤肺：燥邪从口鼻、肌表而入，损伤肺气，使肺津受损，宣肃失职，从而出现干咳少痰，或痰黏难咯，或痰中带血，以及喘息胸痛等。

（6）火邪　火具有炎热特性，旺于夏季，与心气相应，但是火并不像暑那样具有明显的季节性，也不受季节气候的限制。

温、热、火的关系：温为热之渐，热为温之甚，火为热之极。三者程度不同，常常混称。火与热，热纯属邪气，没有属正气之说，而火，一是指人体的正气，称之为"少火"；二是指病邪，称之为"壮火"，这是火与热的主要区别。一般地说，热多属于外感，如风热、暑热、温热之类病邪。而火则常自内生，多由脏腑阴阳气血失调所致，如心火上炎、肝火炽盛、胆火横逆之类病变。

火邪的性质和致病特征：

①火性炎上：火热邪气具有焚烧而熏灼的特性，其致病热象显著，临床表现为高热、恶热、脉洪数等。火为阳邪，其性升腾向上，其病多表现于上部。如心火上炎，则见舌尖红赤疼痛，口舌糜烂、生疮，肝火上炎，则见头痛如裂、目赤肿痛，胃火炽盛，可见齿龈肿痛、齿衄等。

②耗气伤津：火热之邪，蒸腾于内，最易迫津外泄，消烁津液，使人体阴津耗伤。故其临床表现除热象显著外，往往伴有口渴喜饮、咽干舌燥、小便短赤、大便秘结等。阳热亢盛之壮火，最能损伤人体正气，导致全身性的生理功能减退。此外，火迫津泄，

津液虚少无以化气，亦可导致气虚，如火热炽盛，在壮热、汗出、口渴喜饮的同时，又可见少气懒言、肢体乏力等气虚之证。

③火易生风：火热之邪侵袭人体，往往燔灼肝经，劫耗津血，使筋脉失于濡养，而致肝风内动，称为热极生风。风火相煽，症状急迫，临床上表现为高热、神昏谵语、四肢抽搐、颈项强直、角弓反张、目睛上视等。

④火易动血：火热之邪，灼伤脉络，并使血行加速，迫血妄行，易于引起各种出血，如吐血、衄血、便血、尿血，以及皮肤发斑，妇女月经过多、崩漏等。

⑤易扰心神：火与心气相应，心主血脉而藏神，故火邪伤于人体，最易扰乱神明，出现心烦失眠，狂躁妄动，甚至神昏谵语等症。

⑥易致肿疡：火热之邪入于血，聚于局部，腐肉败血，则发为痈肿疮疡。"火毒""热毒"是引起疮疡的比较常见的原因，其临床表现以疮疡局部红肿热痛为特征。

（二）疠气

1. 疠气的含义　疠气，又称疫气，是各种具有强烈传染性病邪的统称，见于《温疫论·原病》，在中医文献上疠气有多种称谓，如戾气、异气、杂气、疫气等。疠气也属于外感性致病因素，但又与六淫邪气不同，吴又可《温疫论·序》："温疫之为病，非风、非寒、非暑、非温，乃天地间别有一种异气所感。"

2. 疠气的性质和致病特点

（1）传染性强，易于流行　在疫疠之气流行的地域中，无论男女老少、体质强弱，只要触及其气多致发病，《诸病源候论·卷十》："人感乖疠之气而生病，则病气转相染易，乃至灭门。"

（2）发病急骤，病情重笃，死亡率高　疫疠之气，其性急速、燔灼，以热性为多；且热毒炽盛，易伤津、扰神、动血、生风；又常夹有湿毒、毒雾、瘴气等秽浊之气。故其致病具有发病急、变化多、传变快、来势凶、病情险的特点。

（3）一气一病，病状相似　疠气对身体的作用部位具有一定的特异性，从而在不同脏腑或部位上产生相应的病症。每一种疠气所致的疫病，均有各自的临床特征和传变规律，即所谓"一气致一病"。《素问·遗篇·刺法论》："五疫之至，皆相染易，不问大小，病状相似。"

3. 疫病发生及流行的条件　疫病的发生及流行，与气候、环境、饮食以及社会等因素有关。气候因素，主要是指异常的气候，如久旱、酷热、涝渍、湿雾、瘴气等。环境与饮食因素，包括空气、水源、食物等受到疠气的污染。社会因素包括社会动荡、战争、卫生防疫制度不健全等。

二、内伤病因

内伤病因与外感病因相对，是指情志或行为不循常度，直接伤及脏腑而发病的致病因素，包括七情过极、过劳、过逸、饮食失宜等。由内伤病因所引起的疾病称之为内伤疾病。内伤疾病具有脏腑相关，病因、病性、病证复杂的特点，其基本病机为脏腑阴阳气血失调，在病情演变过程中，多出现寒热虚实错杂，多种疾病重叠之象。

（一）七情内伤

1. 七情的含义 七情是喜、怒、忧、思、悲、恐、惊七种情志的总称，它是人体对客观事物和现象所做出的七种不同的情志反映。

2. 七情内伤的含义 七情内伤是指喜、怒、忧、思、悲、恐、惊七种情志变化过于强烈，持久或突然，导致脏腑气血阴阳失调而发生疾病。因七情内伤而病称为因郁致病；而由于某些慢性疾病，体内脏腑功能长期失调，引起人的精神情志异常，称为因病致郁。七情内伤还与机体本身的耐受、调节能力有关，不仅可以引起多种疾病的发生，而且对疾病的发展有重要影响。由于七情内伤是造成内伤病的主要致病因素之一，故又称"内伤七情"。

3. 七情与脏腑气血的关系

（1）七情与脏腑的关系 人体的情志活动与脏腑有密切关系。其基本规律是：心主喜，过喜则伤心；肝主怒，过怒则伤肝；脾主思，过思则伤脾；肺主悲、忧，过悲过忧则伤肺；肾主惊、恐，过惊过恐则伤肾。

（2）七情与气血的关系 气血是人体精神情志活动的物质基础，情志活动与气血有密切关系，脏腑气血的变化，也会影响情志的变化。故曰："血有余则怒，不足则恐。"

4. 七情的致病特点

（1）直接伤及脏腑 七情过激可直接影响脏腑之功能活动而产生病理变化，不同的情志刺激可伤及相应的脏腑，如"怒伤肝""喜伤心""思伤脾""忧伤肺""恐伤肾"。

心主血而藏神；肝藏血而主疏泄；脾主运化而居中焦，为气机升降的枢纽、气血生化之源。故情志所伤为害，以心、肝、脾三脏和气血失调为多见。

（2）影响脏腑气机 七情损伤，初期主要是影响脏腑气机。不同的情志变化，其气机逆乱的表现也不相同。

①怒则气上：气上，气机上逆之意。气逆，一是气本应向下运行反而向上；二是气本向上但上升太过。暴怒，则肝气疏泄太过。肝气上逆，血随气升，可见头晕头痛、面赤耳鸣，甚者呕血或昏厥。肝气横逆犯脾可致呕吐、吞酸、嘈杂、腹胀、大便不畅等。

②喜则气缓：气缓，心气弛缓之意。喜为心之志，喜能缓和紧张情绪。但喜乐过度，可使心气涣散，神不守舍，出现乏力、懈怠、注意力不集中，乃至心悸、失神，甚至狂乱等。

③悲则气消：气消，肺气消耗之意。悲哀太过，往往耗伤肺气。进而涉及到心、肝、脾等多脏的病变。如耗伤肺气，气弱消减，意志消沉，可见气短胸闷、精神委靡不振和懒惰等。悲哀过度，使心气内伤，可致心悸、精神恍惚等。

④思则气结：气结，脾气郁结之意。思虑太过，可导致脾气郁结，中焦气滞，水谷不化，而见胃纳呆滞、脘腹痞塞、腹胀便溏，甚至肌肉消瘦等。也可伤心血，使心血虚弱，神失所养，而致心悸、怔忡、失眠、健忘、多梦等。

⑤恐则气下：气下，气机下陷之意。长期恐惧或突然意外惊恐，皆能导致肾气受损。过于恐怖，则肾气不固，气陷于下，可见二便失禁、精遗骨痿等。恐惧伤肾，精气不能上奉，则心肺失其濡养，水火升降不交，可见胸满腹胀、心神不安、夜不能寐等症。

⑥惊则气乱：气乱是指气机运行紊乱。大惊可使心气紊乱，气血失调，出现心悸、失眠、心烦、气短，甚则精神错乱等症状。

此外，情志失调，引起脏腑气机紊乱，郁而化火，可出现烦躁、易怒、失眠、面赤、口苦，以及吐血、衄血等属于火的症，称之为"五志化火"。情志失调又可导致"六郁"为病，即气郁可致血郁、痰郁、湿郁、食郁等。

（3）情志影响病情　异常情志波动，可致病情加重或迅速恶化，如阴虚阳亢之眩晕患者，若遇恼怒，可使肝阳暴张，气血并走于上，出现眩晕欲仆，甚则突然昏仆不语，半身不遂，口眼歪斜，发为中风。达观快乐，泰然处之，良性的情志变化，有利于疾病的恢复。

（二）饮食失宜

1. 饮食失宜的概念　饮食失宜是指饮食不节、饮食不洁、饮食偏嗜等饮食失于常度的致病因素。饮食失宜能导致疾病的发生，为内伤病的主要致病因素之一。

2. 饮食失宜的类型

（1）饮食不节　饮食贵在有节，进食定量、定时谓之饮食有节。饮食不节是指饮食不能节制，包括饥饱失常和食无定时。

①饥饱失常：饮食应以适量为宜，过饥过饱均可发生疾病。过饥，则摄食不足，化源缺乏，终致气血衰少。气血不足，则形体消瘦，正气虚弱，抵抗力降低，易于继发其他病证。反之，暴饮暴食，过饱，超过脾胃的消化、吸收功能，可导致饮食阻滞，出现脘腹胀满、嗳腐泛酸、厌食、吐泻等食伤脾胃之病，故有"饮食自倍，肠胃乃伤"之说。婴幼儿食滞日久还可以出现手足心热、心烦易哭、脘腹胀满、面黄肌瘦等症，称之为"疳积"。

②饮食无时：按固定时间，有规律地进食，可以保证消化、吸收功能有节奏地进行，脾胃则可协调配合，有张有弛，水谷精微化生有序，并有条不紊地输布全身。自古以来，就有一日三餐"早饭宜好，午饭宜饱，晚饭宜少"之说。若饮食无时，亦可损伤脾胃，而变生他病。

（2）饮食偏嗜　饮食结构合理，五味调和，寒热适中，无所偏嗜，才能使人体获得各种需要的营养。若饮食偏嗜或膳食结构失宜，或饮食过寒过热，或饮食五味有所偏嗜，可导致阴阳失调，或某些营养缺乏而发生疾病。

①种类偏嗜：人的膳食结构应该谷、肉、果、菜齐全，且以谷类为主，肉类为辅，蔬菜为充，水果为助，调配合理，根据需要，兼而取之，才有益于健康。若结构不适，调配不宜，有所偏嗜，则味有所偏，脏有偏胜，从而导致脏腑功能紊乱。如过嗜酵酿之品，则导致水饮积聚；过嗜瓜果乳酥，则水湿内生，发为肿满泄利。

②寒热偏嗜：饮食宜寒温适中，否则多食生冷寒凉，可损伤脾胃阳气，寒湿内生，

发生腹痛泄泻等证。偏食辛温燥热，可使胃肠积热，出现口渴、腹满胀痛、便秘，或酿成痔疮。

③五味偏嗜：五味与五脏，各有其亲和性，如酸入肝，苦入心，甘入脾，辛入肺，咸入肾。如果长期嗜好某种食物，就会使该脏腑功能偏盛偏衰，久之可以按五脏相克关系传变，损伤他脏而发生疾病。如多食咸味的东西，会使血脉凝滞，面色失去光泽；多食苦味的东西，会使皮肤干燥而毫毛脱落；多食辛味的东西，会使筋脉拘急而爪甲枯槁；多食酸味的东西，会使皮肉坚厚皱缩，口唇干落而掀起；多食甘味的东西，则骨骼疼痛而头发脱落。嗜好太过，可致营养不全，缺乏某些必要的营养，而殃及脏腑为病。

例如，脚气病、夜盲症、瘿瘤等都是五味偏嗜的结果。所以，饮食五味应当适宜，平时饮食不要偏嗜，病时应注意饮食宜忌，食与病变相宜，能辅助治疗，促进疾病好转，反之，疾病就会加重，只有"谨和五味"才能"长有天命"。

（3）饮食不洁　饮食不洁是指食用不清洁、不卫生或陈腐变质或有毒之物。饮食不洁会引起多种胃肠道疾病，出现腹痛、吐泻、痢疾等；或引起寄生虫病，如蛔虫、蛲虫、寸白虫等，临床表现为腹痛、嗜食异物、面黄肌瘦等症。若蛔虫窜进胆道，还可出现上腹部剧痛，时发时止，吐蛔，四肢厥冷的蛔厥证。若进食腐败变质有毒食物，可致食物中毒，常出现腹痛、吐泻，重者可出现昏迷或死亡。

（三）劳逸失度

1. 劳逸失度的概念　劳逸失度，包括过度劳累和过度安逸两个方面。正常的劳动和体育锻炼，有助于气血流通，增强体质。必要的休息，可以消除疲劳，恢复体力和脑力，不会使人致病。只有比较长时间的过度劳累，或过度安逸，完全不劳动不运动，才能成为致病因素而使人发病。

2. 劳逸失度的类型

（1）过劳　指过度劳伤，包括劳力过度、劳神过度和房劳过度。

①劳力过度：劳力过度是指长期的超过力所能及的体力活动。劳力过度可以损伤内脏功能，导致使脏气虚少，可出现少气无力、四肢困倦、懒于语言、精神疲惫、形体消瘦等，即所谓"劳则气耗"，劳力过度是身体疲劳的重要原因。

②劳神过度：是指持续的剧烈的超过机体适应能力的心神活动，能损伤心脾，甚则殃及诸脏，是精神或神经疲劳的主要原因。劳神过度可耗伤心血，损伤脾气，出现心悸、健忘、失眠、多梦及纳呆、腹胀、便溏等症，甚则耗气伤血，使脏腑功能减弱，正气亏虚，乃至积劳成疾。

③房劳过度：又称房劳，是指房事过度耗伤肾精。可致腰膝酸软、眩晕耳鸣、精神萎靡，或男子遗精滑泄、性功能减退，甚则阳痿。

（2）过逸　过逸是指过度安逸。不劳动，又不运动，使人体气血运行不畅，筋骨柔脆，脾胃呆滞，体弱神倦，或发胖臃肿，动则心悸、气喘、汗出等，还可继发其他疾病。

（四）继发性病因

痰饮、瘀血、结石都是在疾病过程中所形成的病理产物，它们滞留体内而不去，又可成为新的致病因素，引起各种新的病理变化，故称继发性病因。

1. 痰饮

（1）痰饮的基本概念　痰饮是气化失司，水液代谢障碍所形成的病理产物，属于继发性致病因素。一般说来，痰得阳气煎熬而成，炼液为痰，浓度较大，其质稠黏；饮得阴气凝聚而成，聚水为饮，浓度较小，其质清稀。故有"积水为饮，饮凝为痰""饮为痰之渐，痰为饮之化""痰热而饮寒"之说。

痰饮有有形和无形之分：有形的痰饮是指视之可见、触之可及、闻之有声的实质性的痰浊和水饮而言，如咳咯而出的痰液，呕泄而出之水饮痰浊等。无形的痰饮是指由痰饮引起的特殊症状和体征，只见其症，不见其形，看不到实质性的痰饮，因无形可征，故称无形之痰饮。其作用于人体，可表现出头晕目眩、心悸气短、恶心呕吐、神昏谵语等，多以苔腻、脉滑为重要临床特征。

（2）痰饮水湿的关系　痰、饮、水、湿同源而异流，都是由于人体津液的运行、输布、传化失调，而形成的病理产物，又是致病动因，四者皆为阴邪。湿聚为水，积水成饮，饮凝成痰，它们的区别是：稠浊者为痰，清稀者为饮，更清者为水，弥漫黏滞者为湿。

（3）痰饮的形成　痰饮多由外感六淫，或饮食失宜或七情劳欲等，使肺、脾、肾及三焦等脏腑气化功能失常，水液代谢障碍，以致水津停滞而成。因肺、脾、肾及三焦与水液代谢关系密切，肺主宣降，敷布津液，通调水道；脾主运化水湿；肾阳主水液蒸化；三焦为水液运行之道路。故肺、脾、肾及三焦功能失常，均可聚湿而生痰饮。

（4）痰饮的致病特点　痰饮形成后，饮多留积于肠胃、胸胁及肌肤；痰则随气升降流行，内而脏腑，外而筋骨皮肉，泛滥横溢，无处不到。既可因病生痰，又可因痰生病，互为因果，为害甚广，从而形成各种复杂的病理变化。

①阻碍气血运行：痰饮为水湿所聚，易于阻遏气机，使脏腑气机升降失常。例如，痰饮停肺，使肺失宣肃，可出现胸闷、咳嗽、喘促等。痰饮停留于胃，使胃失和降，则出现恶心呕吐等。

若痰饮流注经络，使经络阻滞，气血运行不畅，出现肢体麻木、屈伸不利，甚至半身不遂等。若结聚于局部，则形成瘰疬、痰核，或形成阴疽、流注等。"瘰疬"是指发生于颈部、下颌部的淋巴结结核。小者为瘰，大者为疬，以其形状累累如珠故名。"痰核"是指发生在颈项、下颌及四肢等部位的结块，不红不肿，不硬不痛，常以单个出现皮下，以其肿硬如核大，故名痰核。"疽"为发于肌肉筋骨间之疮肿。其漫肿平塌，皮色不变，不热少痛者为"阴疽"。"流注"指毒邪流走不定而发生于较深部组织的一种化脓性疾病。

②影响水液代谢：痰饮是水液代谢失常的病理产物，形成之后，又作为一种致病因素反过来作于机体，进一步影响肺、脾、肾的水液代谢功能。如寒饮阻肺，可致宣降失常，水道不通；痰湿困脾，可致水湿不运；饮停于下，影响肾阳的功能，可致蒸化无力。从而影响人体水液的输布和排泄，使水液进一步停聚于体内，导致水液代谢

障碍更为严重。

③易于蒙蔽神明：痰浊上扰，蒙蔽清阳，则会出现头昏目眩、精神不振、痰迷心窍，或痰火扰心、心神被蒙，则可导致胸闷心悸、神昏谵妄，或引起癫狂痫等疾病。

④症状复杂，变幻多端：一般说来，痰之为病，多表现为胸部痞闷、咳嗽、痰多、恶心、呕吐腹泻、心悸、眩晕、癫狂、皮肤麻木、关节疼痛或肿胀、皮下肿块，或溃破流脓，久而不愈。饮之为害，多表现为咳喘、水肿、疼痛、泄泻等。总之，痰饮在不同的部位表现出不同的症状，变化多端，其临床表现，可归纳为咳、喘、眩、呕、满、肿、痛八大症。

（5）常见的痰饮病证

①痰证：指痰饮内阻，以咳喘胸闷、咯痰量多、眩晕呕恶或局部有圆滑肿块，或神志错乱，苔腻，脉弦滑等为主要临床表现的证候。因兼夹邪气不同，临床表现各异，常见有风痰、寒痰、热痰、燥痰、湿痰等。

风痰：指痰盛而有动风症状者。多为素有痰浊内停，又为外邪所感；或肝肾阴虚，肝火旺盛；或内有郁热痰盛等。诸如中风之眩晕昏仆、喉中痰鸣、舌强语謇、半身不遂、口眼歪斜，以及猝倒抽搐、口吐涎沫等，均属风痰之证。

寒痰：为感寒饮冷，或阳气亏虚，阴寒内生，津凝而成。常见形寒肢冷、胸闷咳嗽、咳痰色白清稀、舌淡、苔白滑、脉沉弦等症。

热痰：为痰热互结而成，证见身热烦躁、咳喘、咳痰黄稠、舌红苔黄、脉滑数等。

燥痰：多因燥热之邪伤肺，或肺阴亏虚而致。表现为干咳、少痰、胶黏难咳、口鼻干燥、舌红少津。

湿痰：指因湿邪阻滞，津液停滞，聚湿而成者。可见胸闷、咳嗽、痰多色白易咳、食少身重、舌苔厚腻、脉滑等。

②饮证：又称水饮内停证，是指水饮停聚体内，以眩晕、胸脘痞闷、呕吐清水或痰涎，舌质嫩，苔滑，脉弦等为主要临床表现的（病）证候。《金匮要略》分之为四饮，即"其人素盛今瘦，水走肠间，沥沥有声，谓之痰饮。饮后水流胁下，咳唾引痛，谓之悬饮。饮水流行，归于四肢，当汗出不汗出，身体疼重，谓之溢饮。咳逆倚息，短气不得外卧，其形如肿，谓之支饮。"（《金匮要略·痰饮咳嗽病脉证并治》）

痰饮：指饮停肠胃者，是狭义之痰饮。表现为肠中漉漉有声，形体消瘦，以及头目眩晕、心悸气短、乏力、呕吐清水等。

悬饮：指饮停胁下者。表现为两胁或单侧疼痛、咳唾转侧加重、气短息促、胸胁胀痛等。

溢饮：指饮溢四肢者。表现为身体困重疼痛、肢体浮肿、小便不利，或见畏寒无汗等。

支饮：指饮停胸膈者。表现为咳嗽气逆、胸闷短气、喘息不得卧、面部及肢体浮肿等。

2. 瘀血

（1）瘀血的含义　瘀血是血行滞缓或凝结体内的病理产物，属继发性致病因素。既包括体内的离经之血，又包括阻滞于经脉及脏腑内的运行不畅之血。瘀血是在疾病过程中形成的病理产物，其形成之后，又成为引起疾病的致病因素。

（2）瘀血的形成　血是人体生命活动的物质基础，其统摄、生化于脾，总统于心，藏受于肝，宣布于肺，施泄于肾，与五脏皆相关联，故脏腑功能失调，都能导致血行障碍，形成瘀血。血行脉中，周流全身，赖气的推动固摄。所以，凡能影响气之运行致其升降出入失常者，亦可有碍于血。因于推动无力，则血行迟滞；因于固摄失权，则血溢脉外，皆可形成瘀血。

①气虚：脏腑衰弱，气虚推动无力而迟缓，或固摄无权而外溢，皆可形成瘀血。如心气不足，可见心血瘀阻；脾失统摄，则见皮下出血及内脏瘀血等。

②气滞：外邪闭阻，或情志郁结，造成气机阻滞，影响血液正常运行，迟滞不畅，则停蓄成瘀。谓之"气行则血行，气滞则血瘀"。

③寒凝：血液得温则行，遇寒则凝。外感寒邪或阴寒内盛，一方面，阳气受损，失去温煦推动之功能，致血运不畅而成瘀血；另一方面，又因感寒之后，血脉蜷缩拘急，促进或加重瘀血。

④热结：外感温热或脏腑郁发，热结在里，煎熬津血，血液黏滞不畅而成瘀。或因血热互结，灼伤脉络，血溢脉外，停蓄脏腑组织之间而成瘀。

⑤津亏：津血同源，津液化源不足或耗损过多，不能载血，可致瘀血。如脾肺气虚，水不化津；或痰湿阻滞；或热邪伤津、大量汗出、剧烈吐泻等使津液亏耗，血行不畅而淤塞成瘀。

⑥外伤：各种外伤，如跌仆、金刃、虫兽所伤、负重过度等，或外伤肌肤，或内伤脏腑，使血离经脉，停留体内，不能及时消散或排出体外，或血液运行不畅，从而形成瘀血。

⑦七情内伤：情志内伤导致瘀血，多因情志过激，血之与气，并走于上，损伤脉络；或因气机郁滞，气滞血瘀；或因五志化火，煎灼津液，津亏而致瘀血。

⑧痰浊：水不利则病血，血不利则病水。瘀血、痰浊都是疾病过程中形成的病理产物，二者成因不同，但形成之后，往往相互影响，既可因瘀致痰，亦可因痰致瘀。因痰致瘀者，其基本病机仍为阻滞，或阻滞气机影响血运，或直接阻滞脉络，形成瘀血。

（3）瘀血的致病特点　瘀血形成之后，因瘀阻部位不同，症状极为复杂，但常常具有特征性的表现，其共同特征为：

①疼痛：特点为刺痛，痛处固定、拒按、夜间加重，或久痛不愈、反复发作。

②肿块：局部可见青紫肿胀，瘀积脏腑可形成瘤积，按之有块，固定不移。

③出血：血色多呈紫黯，或夹有血块。

④紫绀：面部、爪甲、肌肤、口唇青紫。

⑤舌象：舌质紫黯，或有瘀点瘀斑，或舌下静脉曲张等，是瘀血最常见最敏感的特征。

⑥脉象：脉细涩、沉弦或结代。

此外，面色黧黑，肌肤甲错，皮肤紫癜，精神神经症状等也较为多见。临床上判断是否有瘀血存在，除掌握上述瘀血特征外，可从以下几点进行分析：①凡有瘀血特征者；②发病有外伤、出血、月经史、胎产史者；③瘀血征象虽不太明显，但屡治无效，或无瘀血之前久治不愈者；④根据"初病在经，久病入络""初病在气，久病入血""气滞必血瘀"等理论，疾病久治不愈（除活血化瘀疗法外），虽无明显的瘀血也可考虑有瘀血的存在。

3. 结石

（1）结石的概念　结石是指停滞于脏腑的砂石样物质，属继发性致病因素。结石可发生于身体的多个部位，除常见的胆结石和肾结石外，如在鼻腔或鼻窦的结石称为鼻石；在眼部，位于角膜的称为眼角膜结石，位于前房的称为前房结石，生长在泪腺管的称为泪腺管结石；在耳部的称为耳石；在肺部的称为肺泡微结石。此外，还有因机体代谢异常形成的痛风石；可沉积于除中枢神经系统以外的身体任何部位。结石，是在多种因素作用下形成的病理产物，形成之后皆有致病性，即在结石的作用下导致新的病证，如砂淋、黄疸等。因此，把结石作为内伤性致病因素，加强对其致病性的认识，对于结石的预防和治疗具有十分重要的意义。

（2）结石的形成　形成结石的原因很多，可以是单一的，但更多的为综合性因素引起。

①饮食不当：嗜食辛辣，过食肥甘炙煿，湿热内生，影响肝胆，使其疏泄失常，胆汁排泄不利，郁积日久，则沉结成石，为胆结石。若湿热下注，影响肾与膀胱之气化功能，也可因膀胱湿热与尿浊积结而成肾结石或膀胱结石。另有因多食柿子，影响胃的受纳通降，形成的柿石症。

②情志内伤：情志不畅，气机郁滞，或大惊卒恐，均能伤及肝肾。肝失调达，胆汁郁滞化热，煎熬日久可形成结石。肾气受伤，为热邪所乘，蕴积日久，煎熬水液，尿液凝结，也可形成结石。

③肾精亏虚：禀赋不足，或久病耗损，或年老体弱者，致肾精亏虚，虚热内生，煎结日久，成为砂石。

④寄生虫感染：虫体或虫卵往往成为结石的核心，尤其是蛔虫，在我国已被公认为引起胆结石的原因。同时，又由于蛔虫侵入胆道，不可避免地引起感染及不同程度的梗阻，也能促进结石的形成。

⑤服药不当：长期过量服用某些药物，致使脏腑功能失调，或药潴留残存体内，诱发结石形成。

⑥异物积存：异物长期留置于身体某一空腔可形成结石。如留滞于鼻腔，未被发现，矿物质盐类（如磷酸钙、碳酸钙、氯化钙、镁盐等）沉积其上，日久可形成一个以异物为中心的结石，称为鼻石。在肾、胆、膀胱等也常常因此而形成各种结石。

⑦外伤：各种外伤（包括手术），如损伤胆道，引起胆道狭窄或胆道阻塞，胆汁排泄不畅，瘀滞日久，则能发生结石。

另外，结石的发生还与年龄、性别、体质、生活习惯有关，也可受其他疾病的影响而致。

（3）结石的致病特点 结石致病，由于结石形成的部位不同，症状表现差别很大。结石停聚，阻滞气机，影响气血，损伤脏腑，气机壅塞不通为基本病机，疼痛是各种结石的共同症状。

①多发于肝、胆、胃、肾、膀胱等脏腑：肝之疏泄，与胆汁的生成、排泄密切相关，尿液的生成与排泄，又直接受肾的气化功能影响，因此，肝肾功能失调易生成结石。肝、胆、肾、膀胱、胃等，为结石易形成之部位。结石为病，多为肝、胆结石，肾、膀胱结石，胃结石。

②病程较长，轻重不一：结石多为湿热内蕴，日久煎熬而成，故大多数结石的形成过程缓慢。结石的大小不等，停留部位不一，其临床表现各异。一般来说，结石小，病情较轻，有的甚至无任何症状；结石过大，则病情较重，症状明显，发作频繁。

③阻滞气机，损伤脉络：结石为有形实邪，停留体内，势必阻滞气机，影响气血津液运行。可见局部胀闷酸痛等，程度不一，时轻时重。甚则结石损伤脉络而出血。

④疼痛：结石引起的疼痛，以阵发性为多，亦呈持续性，或为隐痛、胀痛、钝痛，甚则绞痛。疼痛部位常固定不移，亦可随结石的移动而有所变化。结石性疼痛具有间歇性特点，发作时剧痛难忍，而缓解时一如常人。

三、其他病因

跌打损伤、虫兽所伤、冻伤、烧灼以及寄生虫、胎传与遗传等，这些因素皆能损伤肌肤筋骨和脏腑气血，形成各种病证。因不属外感内伤和病理性致病因素，故称为其他病因。

（一）外伤

1. 外伤的概念 外伤是指扑击、跌仆、利器等外力击撞以及虫兽咬伤、烫伤、烧伤、冻伤等而导致皮肤、肌表筋骨脏腑损伤的因素。

2. 外伤的致病特点

（1）枪弹、金刃、跌打损伤、持重努伤 轻者可引起局部皮肤肌肉的损伤，如瘀血、肿胀、出血，甚则筋伤、骨折、关节脱位等。重者往往累及内脏，或因出血过多，进而导致气随血脱、昏迷、抽搐等严重病变。亦可因创伤后感染，毒邪内攻，造成阴阳失调的严重局面，甚至死亡。

（2）烧烫伤 又称"火烧伤""火疮"等，总称为水火烫伤。主要指高温所引起的灼伤，其中包括高温液体，如沸水（油）、高温蒸气、烈火、电热及其他高温物品作用于人体所造成的损害。

烧烫伤总以火毒为患，机体一旦遭受到烧烫伤害，轻者仅在受伤局部出现外证，如皮肤损伤、创面红肿热痛，伴见烙痕或起水泡；重者，则损伤肌肉筋骨，痛觉消失，创面呈皮革样，或苍白干燥，或蜡黄、焦黄，甚或炭化；最重者，除烧烫伤面积较大较重外，还可因热毒炽盛，火毒内攻，内侵脏腑，伤及心神，而出现躁动不安、发热口渴、尿少尿闭、腹胀便秘以及狂乱谵语等精神症状，更有因亡阴亡阳而致死亡者。

（3）冻伤　是指人体因遭受低温侵袭，而引起的局部或全身性损害。冻伤在我国北方地区冬季较为常见，过度寒冷是造成冻伤的重要条件，一般来说，温度越低，受冻时间越长，冻伤程度越重。全身性冻伤，称为"冻僵"，局部冻伤，多依据受冻环境而定名，如足部冻伤，称为"战壕足""水浸足"等。冻伤发生于暴露部位，如指、耳、鼻等，则易于出现紫斑、水肿，甚或皮肉紫黑、溃破等，此时称之为"冻疮"。

（4）化学伤　是指某些化学物质对人体造成的直接损害，其中包括化学药品（如强酸、强碱）、农药、有毒气体（如工业气体）、军用化学毒剂（如神经性毒性剂、糜烂性毒剂、失能性毒剂、刺激性毒剂、窒息性毒剂等）、生活煤气以及其他化学物品等。有的通过口鼻进入人体，有的通过皮肤而吸收。人体一旦受化学毒物的伤害，即可在相关部位，乃至全身出现相应病证，如局部皮肤黏膜的烧灼伤，或红肿、水泡，甚或糜烂。全身性症状如头痛头晕、恶心呕吐、嗜睡、神昏谵语、抽搐痉挛等。

（5）电击伤　指意外的触电事故所造成的人体损害。患者有触电或遭受雷击史，在触电部位往往有程度不等的烧伤、血肿、暂时或长时间不省人事、甚或呼吸停止、面色青紫或苍白、脉细微，亦有的表现为时有惊厥、痉挛甚则僵直者。电击伤患者身旁常有致害电源。

（6）虫兽伤　主要指毒蛇、猛兽、狂犬及其他家畜、动物咬伤，此外还包括某些昆虫咬（蜇）伤等。轻者可引起局部损伤，如疼痛、肿胀、出血；重者其毒迅速通过血液波及全身，导致重要脏器中毒，出现全身中毒症状，如高热、神昏、神志恍惚、肢体抽搐等；更有甚者，有迅速致死的危险。

（二）寄生虫

1. 寄生虫的基本概念　寄生虫是动物性寄生物的统称，如原生动物的疟原虫、痢疾的阿米巴，扁形动物的血吸虫、绦虫，线形动物的蛔虫、丝虫，以及某些节肢动物如虱、蜱等。寄生虫感染，是通过进食或接触寄生虫，及其虫卵所污染的水、土、食物等而引起寄生虫病的发生，中医学称之为"虫积"。对于寄生虫病，早在汉代张仲景的《伤寒杂病论》中，就有关于蛔虫发病以及治疗的记载。而对于钩虫、蛲虫、绦虫、姜片虫，乃至血吸虫、丝虫等的感染的记载，亦散见于大量中医学古典医籍中。

2. 寄生虫的致病特点　寄生虫寄居人体内，不仅消耗人体的气血津液等营养物质，而且能损伤脏腑的生理功能，导致疾病的发生。以下是几种肠道寄生虫病的致病特点。

（1）蛔虫病　蛔虫寄生在人体小肠内。蛔虫致病后表现为：厌食或多食易饥，恶心呕吐，腹泻；腹痛，其特点为疼痛多不剧烈，多位于脐周，痛无定时，喜按；蛔虫病以5～15岁儿童多见，常表现为机体消瘦、生长发育迟缓、智力发育较差等；精神不安、易怒、睡眠不安、磨牙和易惊。

（2）蛲虫病　蛲虫寄生于人体的大肠，有时也可寄生于其他部位，如胃、鼻孔内。

蛲虫致病后表现为：肛门、会阴部瘙痒，影响睡眠；烦躁、夜啼、磨牙；食欲不振、腹痛、腹泻；偶有表现为尿频、尿急、遗尿者。

（3）血吸虫病　由血吸虫寄生在体内（门静脉系统）所引起的寄生虫病。引起人体血吸虫病的有日本血吸虫、埃及血吸虫和曼氏血吸虫三种，在我国只有日本血吸虫。血吸虫致病后表现为：急性期有发热、咳嗽、肝肿大和肝区疼痛；慢性期有腹泻、肝脾肿大；脑型血吸虫病有症状性癫痫等；晚期有肝硬化。儿童得病，可严重影响生长发育，形成"侏儒症"。

中医学虽然早已认识到寄生虫病的发生与饮食不洁等有关，但在中医文献中又有"湿热生虫"之说。所谓"湿热生虫"，是指脾胃湿热为引起肠寄生病的内在因素之一，而某些肠寄生虫往往以"脾胃湿热"的症状为主要临床表现，不可误认为湿热能直接生虫。

（三）胎传与遗传

1. 胎传与遗传的基本概念

（1）胎传　是指禀赋与疾病由亲代经母体而传及子代，属继发性致病因素。禀赋和疾病经胎传使胎儿出生之后易于发生某些疾病，成为一种由胎传而来的致病因素。

（2）遗传　人类子代与亲代之间，无论在形态结构、生理活动和生化代谢等"性状"，都十分相似的现象，称之为遗传。即亲代的性状，又在子代表现的现象，即为遗传。

2. 胎传性疾病与遗传性疾病

（1）胎传性疾病　通过母体影响胎儿生长发育而形成胎传性疾病的因素很多，主要有以下几种：

①精神刺激：怀孕之后，应性情和悦，心情舒畅，如郁怒忧伤，则影响胎气，致生胎疾。

②起居不慎：大惊卒恐，跌扑损伤，感受外邪等，都可致血脉相乱，胎气受伤。

③恋情纵欲：多由妊娠期间，嗜欲无度，肾精亏损，胎气被扰。

④饮食所伤：受孕之后，一切宜忌不可食之物都能触及胎气。因此，应饮食清淡，饥饱适中，忌食辛辣及煎炒炙煿，禁饮醇酒等。

⑤治疗不当：妊娠有疾，治当谨慎，不可妄投药物，大寒大热，峻猛攻逐，都属忌用之例。

（2）遗传性疾病　遗传性疾病临床较为多见，很多病证的发生也多与遗传因素有关。如某些出血性疾病（血友病）、癫狂痫（精神分裂症、癫痫）、消渴（糖尿病）、多指（趾）症、眩晕和中风（高血压病）、色盲、近视以及过敏性疾病等。此外，由于遗传的影响，可以使机体的抵抗力降低，或代谢的调节发生某种缺陷，或体质反应性发生改变，从而使后代易于罹患某些其他疾病。如糖尿病的后代，可能发生痛风或肥胖症，这与物质代谢调节障碍的遗传有关。

第二节 病 机

一、疾病与病机

疾病，是指机体在一定条件下，由病因与机体相互作用而产生的一种邪正斗争的有规律的过程，表现为机体脏腑经络功能异常，气血紊乱，阴阳失调，对外界环境适应能力降低，劳动能力明显下降或丧失，并出现一系列的临床症状与体征。

病机是疾病发生、发展、变化的机理，包括病因、病性、病势、脏腑气血虚实变化的机理。病性为疾病的性质，一般指病变的寒热虚实、外感、内伤、情志变动，有无传染等属性。病势为疾病的发展趋势，与邪正交争及其盛衰变化、病人的体质、生活状况和治疗护理等因素有关。

二、发病的基本原理

在疾病的发生、发展过程中，致病因素所引起的各种病理性损害与人体正气抗损害的矛盾斗争，贯穿于疾病发展过程的始终。正邪双方的力量对比，决定着疾病发展的方向和结局。因此，疾病的发生主要关系到邪气和正气两个方面，邪正相争是疾病发生发展的基本原理。

（一）正气与邪气

1. 正气 是人体生理功能的总称，包括机体对环境的适应能力、抗邪能力和康复能力。正气以人的形体结构和气血精津液为物质基础，它包括的范围十分广泛，如脾胃滋养全身的作用，卫气护卫肌表的作用，肾中精气调节全身阴阳的作用，以及所受于天与谷气并而充养全身的真气等，均属于正气的范畴。

2. 邪气 是各种致病因素的总称，包括存在于外界环境之中和人体内部产生的各种具有致病或损伤正气作用的因素，如六淫、疠气、七情、外伤、痰饮、瘀血等外感病因、内伤病因和其他病因等。

（二）正气与邪气的作用方式

1. 正气的作用方式

（1）自我调节，以适应内外环境的变化，维持阴阳的协调平衡，保持和促进健康。

（2）抗邪防病，或疾病发生后驱邪外出。

（3）自我康复，病后或虚弱时自我修复，恢复健康。

2. 邪气的作用方式

（1）侵入途径 或侵袭肌表，由表入里，或直中于里，累及脏腑。

（2）致病方式 单独为害，或相兼为病，或综合致病。大多数疾病是多种邪气综合作用的结果。

（三）邪正相争

又称邪正相搏，是指邪气伤正与正气抗邪之间的相互斗争。邪胜正则病，正胜邪则不病。疾病的发生、发展和变化，是在一定条件下邪正相争的结果。

1. 正气不足是疾病发生的内在基础 正气存内，邪不可干，人体的正气，可以决定疾病的发生、发展与转归。在人体正气相对虚弱，卫外不固，抗邪无力的情况下，邪气方能乘虚侵人，使人体阴阳失调，脏腑经络功能紊乱，而发生疾病。所以说："邪之所凑，其气必虚。"邪气侵入人体以后，究竟停留于何处而为病，这取决于人体各部分正气之强弱。

一般说来，人体哪一部分正气不足，邪气即易于损伤哪一部分而发病。如脏气不足，病在脏；腑气不足，病在腑；经气不足，病在经脉。疾病一旦发生，疾病的表现又和正气强弱有着密切关系。正气强盛，邪正斗争剧烈，多表现为实证；正气虚弱，抗邪无力，多表现为虚证或虚实错杂证。如同为感受风寒之邪而引起的感冒，正气强盛者，则多表现为恶寒发热、头身疼痛、无汗、咳嗽、苔薄白、脉浮紧等风寒束表，卫阳被郁，邪气盛实之象，其证属实。而体质素虚，阳气不足之人，感受风寒，除见发热恶寒、无汗、头身疼痛等一般表证外，并有形寒肢冷、面白声微、舌淡苔白、脉沉无力等阳虚现象，此为虚实错杂之候。

2. 邪气是发病的重要条件 邪气包括存在于外界环境之中和人体内部产生的各种具有致病或损伤正气作用的因素，如六淫、疫疠、七情、外伤及痰饮和瘀血等。邪气是发病的重要条件，在一定的条件下，甚至起主导作用。如高温、高压电流、化学毒剂、枪弹杀伤、毒蛇咬伤等，即使正气强盛，机体也难免被伤害而发病。又如，疠气在特殊情况下，常常成为疾病发的决定性因素，因而导致了疾病的大流行。所以，中医学提出了"避其毒气"的主动预防措施，以防止传染病的发生和传播。

3. 邪正胜负决定疾病的发生与发展 正能胜邪则不发病，邪胜正负则发病。中医学"邪正相搏"的发病观点，认为人体受邪之后，邪留体内，当时可不出现任何症状，由于某种因素，如饮食起居失调，或情志变动等，造成人体气血运行失常，抗病力衰退，病邪乘机而起与正气相搏而发病。故临床上常见某些疾患，随着正气的时衰时盛，而出现时发时愈，或愈而复发的情况。所以，病邪虽可致病，但多是在正气虚衰的条件下，才能为害成病。

三、影响发病的因素

（一）外环境与发病

人是生存在一定的环境之中的，不同的地区、不同的时间、不同的工作条件，环境各不相同，不同的环境能对人体造成不同的影响，因而其发病情况也有差异。一般地说，人长期生活于某一较为稳定的环境中，便会获得对此种环境的适应性，因此不易生病；若环境突然发生了变化，人在短时间内不能适应这种变化，就会感受外邪而发病。

1. 自然环境与发病 自然环境包括季节气候及地理特点。

（1）季节气候与发病 自然界气候的变化，不仅是六淫、疫气产生的条件，而且能影响机体的调节和适应能力，影响正气的盛衰。反常的气候，一方面使正气的调和能力不及而处于易病状态，另一方面又促成了某些疫疠病邪的孳生与传播，从而易于发生"时行疫气"。

（2）地理特点与发病 地域不同，其气候特点、水土性质、物产及人们生活习俗的差异，对疾病的发生有着重要影响，甚则形成地域性的常见病和多发病。此外，易地而居，或异域旅行，也可因地域环境骤然变化一时难以适应，而促使疾病发生或加重，此即一般称作的"水土不服"。

2. 工作生活环境与发病 生活居处与劳作环境的不同，亦可成为影响疾病发生或诱发的因素。此外，不良的生活习惯，生活无规律，作息无常，以及个人和环境卫生不佳等，都会影响人体的正气而使人体易患疾病。

3. 社会环境与发病 疾病的发生与社会环境密切相关，一般而言先进的社会组织、社会福利，公共卫生条件较好，能有效地减少疾病的发生。落后的社会组织、福利及卫生条件较差，增加了发病机会。随着工业化社会的发展，环境污染包括噪声污染、空气污染、水源污染及土壤污染等成了严重威胁人类健康的新的致病因素，从而出现了许多前所未有的疾病，如噪音病、水俣病、放射病等。社会生活方式或行为不良，如酗酒、吸毒、赌博、熬夜、沉迷网络等也会影响健康而发病。

（二）内环境与发病

人体的内环境是生命存在的依据，它由脏腑经络、形体官窍等组织结构和精气血津液等生命物质及其功能活动共同构成。在正常情况下，人体通过内环境的自我调节来适应变化着的外环境，使机体内外环境的阴阳平衡，从而维持内环境相对的动态平衡或稳态。但是，由于种种原因，人体内环境有时会失去正常的调节控制能力，不能很好地适应外环境，从而导致内环境阴阳气血失衡。影响内环境的因素有体质、精神状态和遗传因素等。

1. 体质因素 个体的体质特征，往往决定其对某些外邪的易感性及某些疾病的易罹倾向。体质是影响发病的重要因素，感受外邪后，发病与否及发病的证候类型也往往取决于体质。不同体质的人所易感受的致病因素或好发疾病各不相同，而某一特殊体质的人，往往表现为对某种致病因素的易感性或好发某种疾病。如，肥人多痰湿，善病中风；瘦人多火，易得痨嗽；老年人肾气虚衰，故多病痰饮咳喘等。

体质的特殊性，不仅决定对某些病邪或疾病的易感性，而且也影响疾病的发展过程。"人感受邪气虽一，因其形脏不同，或从寒化，或从热化，或从虚化，或从实化，故多端不齐也。"（《医宗金鉴·伤寒心法要诀》）

2. 精神因素 人的精神状态对正气的盛衰有很大的影响。情志舒畅，精神愉快，气机畅通，气血调和，脏腑功能协调，则正气旺盛，邪气难以入侵；若情志不畅，精神异常，气机逆乱，阴阳气血失调，脏腑功能异常，则正气减弱而易于发病。精神情志因素不仅关系到疾病的发生与否，而且与疾病发展过程有密切关系。

3. 遗传因素　即先天禀赋。一方面遗传因素影响体质类型，不同体质类型在后天对外邪的易感性和耐受性不同，因此疾病的发生情况也有差异。一方面在人类遗传过程中，亲代所发生的某些疾病也相应地遗传给子代。由遗传因素导致的疾病，称之为"遗传病"。

中医学认为，遗传病是由先天禀赋不足所致，其病机为肾的精气阴阳亏虚。肾为先天之本，肾阴肾阳为人体阴阳的根本，肾虚必然导致人体气血阴阳不充，影响脏腑的正常生理活动，从而出现相应的病理变化。

四、发病类型

邪气的种类、性质和致病途径及其作用不同，个体的体质和正气强弱不一，所以其发病类型也有区别。发病类型大致有卒发、伏发、徐发、继发、合病与并病、复发等。

（一）卒发

卒（cù），同猝，急、暴、突然，如"卒心痛"（《素问·刺热论》）。卒发，是急暴而病的发病类型，又称顿发，即感而即发，急暴突然，一般多见以下几种情况：

1. 感邪较甚　邪气较盛，则感邪之后随即发病。如新感伤寒或温病，是外感热病中最常见的发病类型。外感风寒、风热、燥热、温热、温毒等病邪为病，多感而即发，随感随发。

2. 情志遽变　急剧的激情波动，如暴怒、悲伤欲绝等情志变化，导致人的气血逆乱，病变顷刻而发，出现猝然昏仆、半身不遂、胸痹心痛、脉绝不至等危急重证。

3. 疫气致病　发病暴急，来势凶猛，病情危笃，常相"染易"，以致迅速扩散，广为流行。某些疫气，其性毒烈，致病力强，善"染易"流行而暴发，危害尤大，故又称暴发。

4. 毒物所伤　误服毒物，被毒虫毒蛇咬伤，吸入毒秽之气等，均可使人中毒而发病。

5. 急性外伤　如金刃伤、坠落伤、跌打伤、烧烫伤、冻伤、触电伤、枪弹伤等，均可直接而迅速致病。

（二）伏发

伏发，伏而后发，指某些病邪传入人体后，不即时发病而潜伏于内，经一段时间后，或在一定诱因作用下才发病。如破伤风、狂犬病等，均经一段潜伏期后才发病。有些外感性疾病，也常需经过一定的潜伏期，如"伏气温病""伏暑"等均属此类。

这种发病形式的形成，主要有两个方面的原因。一是感受的邪气不太强，或对疾病治疗不彻底，使余邪留而未尽，或邪所伏部位特殊不易祛除而伏藏体内。二是由于人体正气虽然未能将病邪及时祛除，但是也不很虚弱，邪气不能立即导致人体发病而伏藏于体内。一旦气血失调，正气削弱或遇新感诱因即可发病，称之为伏发。

（三）徐发

徐缓发病谓之徐发，又称缓发，系与卒发相对而言。徐发亦与致病因素的种类、性质及其致病作用，以及体质因素等密切相关。以外感病因而言，寒湿邪气，其性属阴，凝滞、黏滞、重着，病多缓起。如风寒湿痹阻滞肌肉筋脉关节而疼痛、重着、麻木等。某些高年患者，正气已虚，虽感外邪，常可徐缓起病，即与机体反应性低下有关。内伤因素致病，如思虑过度、忧患不释、房事不节、嗜酒成癖、嗜食膏粱厚味等，常可引起机体的渐进性病理改变，积以时日，形成疾病，就呈现出各种明显的临床症状与体征。

（四）继发

继发，系指在原发疾病的基础上继续发生新的病证。继发病必然以原发病为前提，二者之间有着密切的病理联系。如病毒性肝炎所致的胁痛、黄疸等，若失治或治疗失当，日久可继发致生"癥积""臌胀"。

（五）合病与并病

凡两经或三经的病证同时出现者，称之为合病；若一经病证未罢又出现另一经病证者，则称为并病。合病与并病的区别，主要在于发病时间上的差异，即合病为同时并见，并病则依次出现。

（六）复发

复发，是指疾病已愈，在病因或诱因的作用下，再次发病，又称为"复病"。复病具有如下特点：其临床表现类似初病，但又不仅是原有病理过程的再现，而是因诱发因素作用于旧疾之宿根，机体遭受到再一次的病理性损害而旧病复发。复发的次数越多，静止期的恢复就越不完全，预后也就越差，并常可遗留下后遗症。所谓后遗症，是主病在好转或痊愈过程中未能恢复的机体损害，是与主病有着因果联系的疾病过程。

1. 复发的基本条件　①邪未尽除；②正虚未复；③诱因。

2. 复发的主要类型　①疾病少愈即复发；②休止与复发交替；③急性发作与慢性缓解期交替。

3. 复发的诱因　①复感新邪；②食复；③劳复；④药复；⑤情复；⑥环境变化。

五、基本病机

基本病机，是指在疾病过程中病理变化的一般规律及其根本机制，包括邪正盛衰、阴阳失调、气血失调、津液失常。

（一）邪正盛衰

在疾病的发展变化过程中，正气和邪气的力量对比不是固定不变的，而是在正邪的斗争过程中，不断地发生着消长盛衰的变化。正盛则邪退，邪盛则正衰，随着邪正的消长，疾病反映出两种不同的本质，即虚与实的变化。

"邪气盛则实，精气夺则虚。"（《素问·通评虚实论》）虚实概括了邪正盛衰的基本病机。但虚与实是相对的，而不是绝对的。

1. 实 "邪气盛则实"。邪气亢盛，正气未虚为实的基本机制。临床表现为亢盛有余的实证。实证必有外感六淫或痰、食、血、水等病邪滞留不解的特殊表现，一般多见于疾病的初期或中期，病程相对较短。

2. 虚 "精气夺则虚"。正气过度耗损，邪正相搏，导致以正气虚为主的虚性病证。临床表现为一系列虚损不足的证候。虚证必有正气不足、脏腑功能衰退的特殊表现，一般多见于疾病的后期和慢性疾病过程中，病程相对较长。

3. 虚实错杂 又称虚实夹杂，是正虚与邪实交错并存的病理变化。包括虚中夹实和实中夹虚。

（1）虚中夹实 指正虚为主，兼有实邪结滞的病理变化。如脾阳不振之水肿即属于此。脾阳不振，运化无权，皆为虚候；水湿停聚，发为浮肿为实。

（2）实中夹虚 指以实为主，兼见虚候的一种病理变化。如外感热病在发展过程中，邪热炽盛可见高热、汗出、便秘、舌红、脉数之实热证，又因实热伤津，可出现口干舌燥、口渴引饮、尿短赤及喘促气短、乏力等伤津耗气的虚症。

由于病邪所处部位不同，又有表实里虚、表虚里实、下虚上实、上虚下实之分，当详辨。

4. 虚实转化 指实邪久留而损伤正气或正气不足而实邪积聚，导致虚与实之间的相互转换变化，包括由实转虚和因虚致实。

（1）由实转虚 是指病变从以邪气盛为主的实证，向以正气虚损为主的虚证的转化。如外感性疾患，表寒证或表热证等，疾病初期多属于实，由于治疗不及时或治疗不当，护理失宜，或年高体弱，抗病能力较差，从而病情迁延不愈，正气日损，可逐渐形成肌肉消瘦、纳呆食少、面色无华、气短乏力等肺脾功能衰弱之病象，即为由实转虚。

（2）因虚致实 是指病变从以正气虚为主的虚证，向以邪气亢盛为主的实证的转化。由于正气本虚，脏腑生理功能低下，无力驱邪外出，或导致气、血、津液等不能正常运行，从而产生气滞、血瘀、痰饮、水湿等实邪停留体内的病理变化。此时，虽邪实明显，但正气亦衰，故谓之因虚致实。如肾阳虚衰，不能主水，而形成的阳虚水停之候，既有肾脏温化功能减退的虚象，又有水液停留于体内的一派邪实之象。

5. 虚实真假 一般情况下，临床上的现象与疾病的本质是相一致的，可以反映病机的虚或实。但在特殊情况下，即现象与本质不完全一致时，临床上往往会出现与疾病本质不符的许多假象。虚实真假是指邪气盛极之实而夹假虚之象或正气虚极之虚而夹假实之征的病理变化，包括真虚假实和真实假虚。

（1）真虚假实（至虚有盛候） 真虚假实是指正气虚极而反见假实之象的病理变化。真虚，为病理变化的本质，而实则是表面现象，是病变的假象。如脾虚病人，一方面可以见到纳呆食少，疲乏无力，舌胖嫩苔润，脉虚无力等正气虚弱的表现，同时又可见腹满、腹胀、腹痛等一些类似"实"的症状。但其腹虽满，却有时减轻，不似实证之腹满不减，或减不足言；腹虽胀，但有时和缓，不若实证之常急不缓；腹虽痛，但喜按，与实证之腹痛拒按不同。

（2）真实假虚（大实有羸状）　真实假虚是指邪气盛极而反见假虚之象的病理变化。真实假虚之病机本质为实，而虚则是表现现象，为假象。多因热结肠胃、痰食壅滞、湿热内蕴、大积大聚等，使经络阻滞，气血不能畅达，反而出现一些类似虚的假象。如热结肠胃，里热炽盛之病人，一方面见到大便秘结、腹满硬痛拒按、潮热谵语、舌苔黄燥等实证，有时又可出现精神萎靡、不欲多言但语声高亢气粗；肢体倦怠，稍动则舒适；大便下利，但得泄而反快之真实假虚证。

（二）阴阳失调

阴阳失调是指阴阳盛衰所导致的各种病理变化的总称，包括阴阳偏盛、阴阳偏衰、阴阳互损、阴阳亡失以及阴阳离决等。阴阳失调是疾病发生、发展、变化的内在根据。

1. 阴阳偏盛　是阴偏盛或阳偏盛的病理变化。阳盛则热，阴盛则寒。阳长则阴消，阴长则阳消，所以"阳胜则阴病，阴胜则阳病"为阳盛或阴盛等病理变化的必然发展趋势。

（1）阳盛　是感受温热阳邪，或感受阴邪而从阳化热，或七情内伤，五志过极而化火，或因气滞、血瘀、痰浊、食积等郁而化热化火所致。临床多以热、动、燥为其特点，出现发热、烦躁、舌红苔黄、脉数等。同时"阳胜则阴病"，还会出现口渴、小便短少、大便干燥等阳盛伤阴，阴液不足的症状。

（2）阴盛　多由感受寒湿阴邪，或过食生冷，寒湿中阻，阳不制阴而致阴寒内盛之故。临床多以寒、静、湿为其特点，表现为形寒、肢冷、喜暖、口淡不渴、苔白、脉紧或迟等。"阴胜则阳病"，所以还会出现恶寒、腹痛溲清、便溏等。

2. 阴阳偏衰　是阴偏衰或阳偏衰的病理变化。阳气亏虚，阳不制阴，使阴相对偏盛，形成阳虚则寒的虚寒证。反之，阴精亏损，阴不制阳，使阳相对偏亢，形成阴虚则热的虚热证。

（1）阳衰　又称阳虚。由于先天禀赋不足，或后天饮食失养，或劳倦内伤，或久病损伤阳气所致。多表现为机体阳气不足，温煦功能减退；以及阳不制阴，阴相对偏盛的虚寒证。可见到面色苍白、畏寒肢冷、舌淡、脉迟等寒象，又有喜静蜷卧、小便清长、下利清谷等虚象。

（2）阴衰　又称阴虚。多由于阳邪伤阴，或因五志过极，化火伤阴，或因久病耗伤阴液所致。多表现为阴液不足和滋养、宁静功能减退，以及阳气相对偏盛的虚热证。如五心烦热、骨蒸潮热、颧红、消瘦、盗汗、咽干口燥、舌红少苔、脉细数无力等。

3. 阴阳互损　是阴或阳任何一方虚损到一定程度，累及另一方使之也虚损，最终导致阴阳两虚的病理变化，包括阳损及阴和阴损及阳。这是阴阳互根理论在病理情况下的表现。

（1）阴损及阳　指阴液亏损继而累及于阳，使阳气虚弱，从而导致以阴虚为主的阴阳两虚的病理变化。如临床常见的遗精、盗汗、失血等慢性消耗性病证，严重地耗伤了人体阴精，因而化生阳气的物质基础不足，发展到一定阶段，就会出现自汗、畏寒、下利清谷等阳虚之候。阴损及阳的主要特点是：虚寒与虚热并存，但以虚热为主，虚寒居次。

（2）阳损及阴 指阳气虚损，继而累及于阴，使阴液亏损，从而导致以阳虚为主的阴阳两虚的病理变化。如水肿病，病机主要为阳气不足，气化失司，水液代谢障碍，津液停聚而水湿内生，溢于肌肤所致。但其病变发展，则又可因阴无阳生使阴阳日益亏耗，而见形体消瘦、烦躁升火，甚则瘰疬等阴虚症状，转化为阳损及阴的阴阳两虚证。阳损及阴的主要特点是：虚寒与虚热并存，但以虚寒为主，虚热居次。

4. 阴阳格拒 是阴或阳的一方偏盛至极而壅踞于内，将另一方阻遏于外，所形成的寒热真假的病理变化，包括阴盛格阳和阳盛格阴。

（1）阴盛格阳 指阴寒盛极于内，逼阳浮越于外，所形成的真寒假热的病理变化。多由素体阳虚，或因久病而致阳气虚损，发展至严重阶段，阴盛太过，格阳于外（或格阳于上）而致。如虚寒性疾病发展到严重阶段，除有阴寒过盛之四肢厥逆、下利清谷、脉微细欲绝等症状外，又见阴极似阳的身反不恶寒（但欲盖衣被）、面颊泛红等。其病变的本质属寒，局部有某些假热之象，又称真寒假热。

（2）阳盛格阴 指阳热盛极于内，阳气闭郁，逼阴浮越于外，所形成的真热假寒的病理变化。是由于阳热至极，邪气深伏于里，阳气被遏，闭郁于内，不能透达于外所致。如热性病发展到极期，既有阳热极盛之心胸烦热，胸腹扪之灼热，口干舌燥，舌红等症状，又有阳极似阴的四肢厥冷或微畏寒等。其病变的本质属热，局部有某些假寒之象，又称真热假寒。有热深厥亦深，热微厥亦微之说。

5. 阴阳转化 指在疾病的发展过程中，阴证和阳证，在一定的条件下，会出现相互转化的病理变化。包括由阳转阴和由阴转阳，这种转化在证候上表现为表证与里证，寒与热证，虚证与实证，阴证与阳证的互相转化。

（1）阳转化阴 疾病的本质为阳气偏盛，但当阳气亢盛到一定程度时，就会向阴的方向转化。如某些急性外感性疾病，初期可以见到高热、口渴、胸痛、咳嗽、舌红、苔黄等一些热邪亢盛的表现，属于阳证。由于治疗不当或邪毒太盛等原因，可突然出现体温下降、四肢厥逆、冷汗淋漓、脉微欲绝等阴寒危象。

（2）阴转化阳 疾病的本质为阴气偏盛，但当阴气亢盛到一定程度时，就会向阳的方向转化。如感冒初期，可以出现恶寒重发热轻、头身疼痛、骨节疼痛、鼻塞流涕、无汗、咳嗽、苔薄白、脉浮紧等风寒束表之象，属于阴证。如治疗失误，或因体质等因素，可以发展为高热汗出、心烦、口渴、舌红、苔黄、脉数等阳热亢盛之候。

6. 阴阳亡失 指机体的阴液或阳气大量脱失，而出现生命垂危的病理变化，包括亡阴与亡阳。

（1）亡阴 又称阴脱。在疾病过程中，机体阴液发生突然性的大量消耗或丢失，而致全身功能严重衰竭，便出现亡阴之变。多由于热邪炽盛，或邪热久留，大量煎灼阴液所致，也可由于其他因素大量耗损阴液而致亡阴，其临床表现多见汗出不止、汗热而黏、四肢温和、渴喜冷饮、身体干瘪、皮肤皱折、眼眶深陷、精神烦躁或昏迷谵妄、脉细数疾无力，或洪大按之无力。阴液亡失，阳气无所依附，浮越于外，阴竭阳脱，危及生命。

（2）亡阳　又称阳脱。在疾病过程中，机体的阳气发生突然脱失，而致全身功能突然严重衰竭，会出现亡阳之变病理变化。多由于邪盛，正不敌邪，阳气突然脱失所致，也可由于素体阳虚，正气不足，疲劳过度等多种原因，或过用汗法，汗出过多，阳随阴泄，阳气外脱所致。慢性消耗性疾病的亡阳，多由于阳气的严重耗散，虚阳外越所致，其临床表现多见大汗淋漓、手足逆冷、精神疲惫、神情淡漠，甚则昏迷、脉微欲绝等一派阳气欲脱之象。亡阳之后，继之往往出现阴竭之变，阳亡阴竭，危及生命。

除此之外，基本病机还包括气血失调、津液失常（参见气血津液）。其他病机还有内生五气病机、脏腑病机等。

⇄ **知识链接**

"病机"二字，首见于《素问·至真要大论》，该篇数次提到病机，并强调其重要性，如"谨候气宜，无失病机""审察病机，无失气宜""谨守病机，各司其属"；又从临床常见的病证中，总结归纳为十九条，即后世所称的"病机十九条"。对于"病机"二字的原意，前人释为"病之要机""病之机括"，含有疾病之关键的意思。金元四大家中的刘完素，根据《黄帝内经》的病机十九条，参考王冰的注释，补充了燥邪一条，著《素问玄机原病式》一书，予以系统地分类说明。兹根据《素问·至真要大论》和《素问玄机原病式》归纳如下。

六气	诸热瞀瘛 诸禁鼓栗，如丧神守 诸逆冲上 诸躁狂越 诸病胕肿，疼酸惊骇	皆属于火
	诸病有声，鼓之如鼓 诸胀腹大 诸转反戾，水液浑浊 诸呕吐酸，暴注下迫	皆属于热
	诸暴强直	皆属于风
	诸病水液，澄澈清冷	皆属于寒
	诸痉项强	皆属于湿
	诸涩枯涸，干劲皴揭	皆属于燥
五脏	诸痛痒疮	皆属于心
	诸风掉眩	皆属于肝
	诸湿肿满	皆属于脾
	诸气膹郁	皆属于肺
	诸寒收引	皆属于肾
	诸痿喘呕	皆属于上

目标检测

一、多选题

1. 六淫致病的一般特点包括（　　）
   A. 外感性　　　　　　B. 地域性　　　　　　C. 相兼性
   D. 相对性　　　　　　E. 转化性

2. 风邪的性质及致病特点包括（　　）
   A. 风性开泄　　　　　B. 易伤阳位　　　　　C. 善行
   D. 数变　　　　　　　E. 为百病之长

3. 寒性凝滞的临床表现有（　　）
   A. 头身肢节疼痛　　　B. 得温则减　　　　　C. 脘腹冷痛
   D. 逢寒增剧　　　　　E. 胸胁胀闷

4. 暑邪的性质和致病特征包括（　　）
   A. 暑性炎热　　　　　B. 暑性升散　　　　　C. 暑易扰心
   D. 暑多夹湿　　　　　E. 有明显的季节性

5. 湿困脾胃，使脾胃纳运失职，升降失常，表现为（　　）
   A. 不思饮食　　　　　B. 脘痞　　　　　　　C. 腹胀
   D. 便溏　　　　　　　E. 小便短涩

6. 燥邪的性质和致病特征包括（　　）
   A. 炎热　　　　　　　B. 伤肺　　　　　　　C. 伤津
   D. 收引　　　　　　　E. 趋下

7. 火性炎上，可表现为（　　）
   A. 面红目赤　　　　　B. 齿龈红肿　　　　　C. 头痛眩晕
   D. 大汗淋漓　　　　　E. 口唇紫绀

8. 关于七情致病特点正确的是（　　）
   A. 怒则气上　　　　　B. 喜则气缓　　　　　C. 悲则气散
   D. 思则气结　　　　　E. 恐则气下

9. 痰饮的致病特点包括（　　）
   A. 阻碍气血运行　　　B. 影响水液代谢　　　C. 易蒙蔽神明
   D. 症状复杂　　　　　　　　　　　　　　　E. 变幻多端

10. 饮证在《金匮要略》中分之为四，包括（　　）
    A. 水饮　　　　　　　B. 痰饮　　　　　　　C. 悬饮
    D. 溢饮　　　　　　　E. 支饮

11. 瘀血致病的共同特征为（　　）
    A. 刺痛　　　　　　　B. 青紫肿胀　　　　　C. 血色多紫黯

D. 肌肤甲错　　　　　　E. 爪甲、口唇青紫

12. 形成结石的原因包括（　　）
    A. 饮食不当　　　　　B. 情志内伤　　　　　C. 寄生虫感染
    D. 服药不当　　　　　E. 肾精亏虚

13. 其他病因包括（　　）
    A. 跌打损伤　　　　　B. 虫兽所伤　　　　　C. 冻伤
    D. 烧伤　　　　　　　E. 胎传与遗传

14. 皆属于火的病机有（　　）
    A. 诸热瞀瘛　　　　　B. 诸禁鼓栗，如丧神守　　C. 诸逆冲上
    D. 诸躁狂越　　　　　E. 诸病胕肿，疼酸惊骇

15. 影响人体内环境的因素有（　　）
    A. 体质　　　　　　　B. 季节　　　　　　　C. 精神状态
    D. 遗传因素　　　　　E. 气候

16. 发病类型大致包括（　　）
    A. 卒发　　　　　　　B. 徐发　　　　　　　C. 伏发
    D. 间发　　　　　　　E. 合病与并病

17. 邪正盛衰的基本病机包括（　　）
    A. 邪气盛则实　　　　B. 精气夺则虚　　　　C. 虚实夹杂
    D. 虚实转化　　　　　E. 虚实真假

18. 阳盛的病理表现有（　　）
    A. 热、动、燥　　　　B. 汗多　　　　　　　C. 口渴
    D. 烦躁　　　　　　　E. 大便黏滞

19. 阴虚多表现有（　　）
    A. 五心烦热　　　　　B. 骨蒸潮热　　　　　C. 盗汗
    D. 咽干口燥　　　　　E. 舌红少苔

20. 与"阳盛格阴"意义一致的有（　　）
    A. 阳热盛极　　　　　B. 真热假寒　　　　　C. 热深厥深
    D. 阳极似阴　　　　　E. 阳热至极

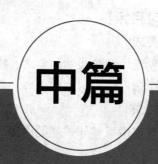

中篇

中医整体护理基础内容

第六章　生活起居护理

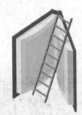

【学习目标】

知识要求

　　熟悉　预防为主的要求、扶正祛邪、三因制宜的定义。

　　了解　施护求本的内容和意义。

能力要求

　　理解中医整体护理的内涵。

　　生活起居护理是指医护人员在病人在患病期间，对其在生活起居方面给予专业的健康指导和实施健康照料的过程。其目的是固护病人的正气，增强其抵御外邪的能力，帮助调节机体阴阳平衡，促进机体康复。

第一节　预防为主

案例分析

　　魏文王问扁鹊：你们家兄弟三人，都精于医术，到底哪一位最好呢？扁鹊回答：大哥最好，二哥次之，我最差。文王很好奇，又问：为什么你最出名呢？扁鹊答：大哥治病，是在病情发作之前。一般人不知道他能在疾病发作前治愈，所以他的名气无法传出去；二哥治病，是在病情初起时。一般人以为他只能治轻微的小病，所以他的名气只及本乡里。而我是在病情严重之时。一般人都看到我在经脉上施针放血、在皮肤上敷药等大手术，所以以为我的医术高明，名气因此响遍全国。

问题

1. 扁鹊三兄弟的医术不同在哪里？

2. 从这个故事我们得到了什么启示？

预防，就是采取一定的措施，防止疾病的发生和发展。《内经》曰"圣人不治已病治未病"，可见古人早已认识到预防疾病，防患于未然的重要意义。"治未病"包括未病先防、既病防变两个方面的内容。

一、未病先防

未病先防是指在人体未发生疾病之前，采取各种措施，做好预防工作，以防疾病的发生。这是中医学预防疾病思想最突出的体现，旨在提高抗病能力，防止病邪侵袭。

（一）调养身体，提高人体抗病能力

1. 调摄精神 精神情志活动是脏腑功能活动的体现，中医认为调养精神是养生的第一要务。要求人们做到"恬淡虚无"，即具有较为高尚的情操，无私寡欲，心情舒畅，精神愉快，则人体的气机调畅，气血和平，正气旺盛，就可以减少疾病的发生。

2. 锻炼身体 "生命在于运动"。人体通过运动，如五禽戏、太极拳、武术等可使气机调畅，经络通达，关节疏利，从而增强体质，提高抗病能力，促进健康长寿，对某些慢性病也有一定的治疗作用。

3. 生活起居规律

（1）饮食有节 饮食要有节制，适时适量，饮食清淡，种类多样，荤素搭配，注意卫生，避免嗜食偏好，可使气血生化有源，正气旺盛，抗病能力增强。

（2）起居有常 是指起居要有一定的规律。中医非常重视起居作息的规律性，要求人们要适应四时时令的变化，安排适宜的作息时间，以达到预防疾病，增进健康和长寿的目的。

（3）药物预防及人工免疫 我国很早就用药物预防疾病的记载。在16世纪我国就发明了人痘接种法预防天花，是人工免疫的先驱。近年来随着中医药的发展，试用中药预防多种疾病收到了很好的效果。如板蓝根、大青叶预防流感、腮腺炎，马齿苋预防菌痢等，都是简便易行、用之有效的方法。

（二）防止病邪侵袭

病邪是导致疾病发生的重要条件，故未病先防除了增强体质，提高正气的抗邪能力外，还要注意防止病邪的侵害。如应讲究卫生，防止环境、水源和食物污染，对六淫、疫病等应避其毒气，日常生活和劳动中留心防范外伤和虫、兽伤等。

⇄ **知识链接**

中医关于"养生"的基本理论

养生，又名摄生、道生、保生等，保养身体之谓。换言之，养生是指根据生命发展的规律，采取保养身体、减少疾病、增进健康、延年目的而进行的一种健身益寿活动。中医养生流派有静神、动形、固精、调气、食养及药饵之分。养生内容广泛，方法众多，而以调饮食、慎起居、适求温、和喜怒为其基本养生观点。

中医认为人体衰老的发生机理包括阴阳失调、脏腑虚衰和精气虚竭三个方面，据此提出以下养生的基本原则。

1. 顺应自然 包括顺应四时调摄和昼夜晨昏调养。生活起居，要顺应四时昼夜的变化，动静和宜，衣着适当，饮食调配合理，体现春夏养阳、秋冬养阴等原则。

2. 形神共养 指不仅要注意形体的保养，还要注意精神的摄生，使形体强健，精神充沛，身体和精神得到协调发展，才能保持生命的健康长寿。静以养神，动以养形，动静结合，刚柔相济，才符合生命运动的客观规律，有益于强身防病。

3. 保精护肾 是指利用各种手段和方法来调养肾精，使精气充足，体健神旺，从而达到延年益寿的目的。五脏之中，肾为先天，主藏精，故保精重在保养肾精。

4. 调养脾胃 脾胃为后天之本，气血生化之源，故脾胃强弱是决定人之寿夭的重要因素，因此，中医养生学十分重视调养脾胃，通过饮食调节、药物调节、精神调节、针灸按摩、气功调节、起居劳逸等调摄，以达到健运脾胃，调养后天，延年益寿的目的。

二、既病防变

既病防变是指在疾病发生以后，应早期诊断、早期治疗，以防止疾病的发展与传变。

（一）早期诊断

疾病初期，病情轻浅，正气未衰，所以比较易治。若不及时治疗，病邪就会由表及里，由简单到复杂，正气耗损加重，以至病情危重。因此及早诊治，防止疾病由小到大，由轻到重，由局部到整体，是防治疾病的重要原则。如头目眩晕、拇指和示指麻木、口眼和肌肉不自主地跳动为中风预兆，必须尽早诊治，以免酿成大患。

（二）防止传变

传变是指脏腑组织病变的转移变化。在疾病防治工作中，只有掌握疾病发生发展规律及其传变途径，做到早期诊断，有效治疗，才能防止疾病的传变。例如，在温热病发展过程中，由于热邪伤阴，胃阴受损的患者，病情进一步发展，则易耗伤肾阴。据此清代医家叶天士在甘寒以养胃阴的方药中，加入"咸寒"以养肾阴的药物，从而防止肾阴耗伤。

第二节　施护求本

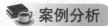
案例分析

李某，腹泻数月，自行服用多种止泻药，腹泻加重。每次泻出黄臭的黄水，有烧灼感，有时排出小粪块，腹部膨隆发硬，有压痛。医生给他开了泻药，给老李解释：这种腹泻，是肠道内有陈旧性未消化、未排泄干净的食物、淤滞、粪块，阻碍正常的水液代谢引起的，所以要通腑。老李服药后排出大量稠痰样的黏浊物质，数月的腹泻就痊愈了。

问题

为什么老李的腹泻要用泻药来治疗？这符合一般的治疗原则吗？

施护求本是指在护理病人时，要抓住疾病的本质，针对性进行护理。这也是中医护理学的主导思想。一般情况下，疾病的本质和外在表现是一致的，但有些时候也会出现不完全一致的情况。所以认清疾病的本质与现象之间的关系是施护求本的基本原则。

一、正治与正护法

是指逆其证候性质而进行治护的一种法则，又称逆治与逆护法，是临床最常用的一种治护法则。适用于疾病本质与现象相一致时的病证。疾病的性质有寒热虚实之别，所以正治与正护法有寒者热之、热者寒之、虚者补之和实者泻之之分。

（一）寒者热之

是指寒性病变出现寒象，用温热药或方法治护，即以热治寒。如表寒证用辛温解表法，里寒证用辛热温里法等。

（二）热者寒之

是指热证现热象，要用寒凉的药物和方法治护，即以寒治热。如表热证用辛凉解表法，里热证用苦寒清热法。

（三）虚者补之

是指虚证见虚象，用补益的药物和方法补其虚。如阳虚证用壮阳法，阴虚证用滋阴法。

（四）实者泻之

是指实证见实象，则用泻法，泻其邪。如食积之证用消导法，水饮停聚证用逐水法，血证用活血化瘀法，虫积证用驱虫法等。

二、反治与反护法

是指顺从疾病假象而治护的一种法则，即采用方药和护理措施的性质顺从疾病假象，与疾病假象相一致，故又称从治与从护法。适用于疾病的征象与本质不完全一致的病证其本质上，是在施护求本的法则指导下，针对疾病本质进行治疗和护理的方法。

（一）热因热用

是指用热性药物治疗具有假热症状的病证之法。适用于真寒假热证，治疗时针对疾病的本质，用热性药物治其真寒，真寒一去，假热也就随之消失了。这种方法对其假象来说就是以热治热的"热因热用"。

（二）寒因寒用

是指用寒性药物治疗具有假寒症状的病证之法。适用于真热假寒证。

（三）塞因塞用

是指用补益的药物治疗具有闭塞不通症状的病证之法。适用于因虚而致闭塞不通的真虚假实证。

（四）通因通用

是指用通利的药物治疗具有实性通泄症状的病证之法。适用于真实假虚之候，如食积腹泻，治以消导泻下。

正治（正护）与反治（反护），都是针对疾病的本质而治，同属于施护求本的范畴。病变本质与临床表现相符者，采用正治和正护；病变本质与临床表现的属性不完全一致者，则适于用反治和反护。

三、标本先后

从疾病的现象和本质来说，本质为本，现象为标。临床施护过程中要遵循标本先后的原则，采取"急则治标，缓则治本，标本同治"的法则，以达到治护求本的目的。

（一）缓则治本

一般适用于慢性疾病，或当病势向愈，正气已虚，邪尚未尽之际。如很多内伤病病程已很长，且脏腑之气血已衰，以待脏腑精气充足，人体正气才能逐渐恢复。因此，治宜缓图，不可速胜。

（二）急则治标

一般适用于卒病且病情严重，或疾病在发展过程中，出现危及生命的某些症候时。如大失血病变，出血为标，出血之因为本，但其势危急，故常以止血治标为首务，待血止后再治出血之因以图本。

（三）标本同治

即标本兼顾。标本同治适用于标病和本病俱急之时。如脾虚气滞患者，脾虚为本，气滞为标，既用人参等健脾益气以治本，又配伍木香等理气行滞以治标。根据病情的需要，标本同治，不但并行不悖，更可相得益彰。

综上所述，一般来说，凡病势发展缓慢的，当从本治；发病急剧的，首先治标；标本俱急的，又当标本同治。要善于抓住主要矛盾，借以确定治疗的先后缓急。

四、调整阴阳

是指针对机体阴阳偏盛偏衰的变化，采取损其有余、补其不足的原则，使阴阳恢复相对的平衡状态。

（一）损其有余

又称损其偏盛，是指阴或阳的一方偏盛有余的病证，应当用"实则泻之"的方法来治疗。如"阳盛则热"所致的实热证，应用清泻阳热，"治热以寒"的法则治疗。"阴盛则寒"所致的实寒证，应当温散阴寒，"治寒以热"，用"寒者热之"的法则治疗。

（二）补其不足

是指对于阴阳偏衰的病证，采用"虚则补之"的方法予以治疗的原则。病有阴虚、阳虚、阴阳两虚之分，其治则有滋阴、补阳、阴阳双补之别。

第三节　扶正祛邪

扶正祛邪为中医基本施护原则。扶正就是使用扶助正气的药物，或其他辅助疗法，以增强体质，提高机体的抗病力，从而驱逐邪气，以达到战胜疾病，恢复健康的目的。祛邪就是利用驱除邪气的药物，或其他疗法，以祛除病邪，达到邪去正复，恢复健康的目的。扶正的具体方法主要有益气、养血、滋阴、补阳等，而发汗、吐下等方法则是祛邪的具体方法。

一、扶正

适用于以正虚为主，而邪不盛实的虚证。如气虚、阳虚证，宜采取补气、壮阳法治疗；阴虚、血虚证，宜采取滋阴、养血法治护。

二、祛邪

适用于以邪实为主，而正未虚衰的实证。临床上常用的汗法、吐法、下法、清热、

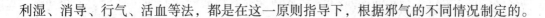

利湿、消导、行气、活血等法，都是在这一原则指导下，根据邪气的不同情况制定的。

三、攻补兼施

即扶正与祛邪并用。适用于正虚邪实，但二者均不甚重的病证。具体运用时必须区别正虚邪实的主次关系，灵活运用。如气虚感冒，则应以补气为主兼解表。

第四节 三因制宜

疾病的发生、发展与转归，受多方面因素的影响。如气候变化、地理环境、个体的体质差异等，均对疾病有一定的影响，因此治疗疾病时，要注重考虑这些因素，根据具体情况具体分析，区别对待，以采取适宜的治疗方法。

根据不同季节的气候特点来考虑治疗用药的原则，称为因时制宜。根据不同地理环境特点，来考虑治疗用药的原则，称为因地制宜。根据患者年龄、性别、体质、生活习惯等不同特点，来考虑治疗用药的原则，称为因人制宜。三者合称为三因制宜。

一、因时制宜

一年四季，有寒热温凉的变迁，所以治病时，要考虑当时的气候条件，例如：春夏季节，气候由温渐热，阳气升发，人体腠理疏松开泄，即使外感风寒，也应注意慎用麻黄、桂枝等发汗力强的辛温发散之品，以免开泄太过，耗伤气阴。

二、因地制宜

不同的地理环境，由于气候条件及生活习惯不同，人的生理活动和病变特点也有区别，所以治疗用药亦应有所差异。如我国西北地区，地势高而寒冷，东南地区，地势低而温热，用麻黄、桂枝治疗外感风寒证，在西北严寒地区，药量可以稍重，而在东南温热地区，药量就应稍轻。此外，某些地区还有地方病，治疗时也应加以注意。

三、因人制宜

在治疗时不能孤立地看待疾病，而要看到患者的整体情况。综合考虑患者的年龄、性别、体质等因素。如老年人气血衰少，邪实须攻者亦应注意配伍用药，以免损伤正气。小儿生机旺盛，但脏腑娇嫩，故治疗小儿，当慎用峻剂和补剂。一般用药剂量，亦必须根据年龄加以区别。又如：男女性别不同，各有其生理特点，特别是对妇女有经期、怀孕、产后等情况，治疗用药尤须加以考虑。在体质方面，由于每个人的先天禀赋和后天调养不同，个体素质不仅有强弱之分，而且还有偏寒偏热以及素有某种慢性疾病等不同情况，所以虽患同一疾病，治疗用药亦当有所区别。

三因制宜的治疗原则，充分体现了中医治护的整体观念和辨证施护在实际应用上的原则性和灵活性。必须全面地看问题，具体情况具体分析。

目标检测

一、单选题

1. 不属于"未病先防"的范畴的是（　　）
   A. 体育锻炼　　　　　B. 营养均衡　　　　　C. 打预防针
   D. 康复训练　　　　　E. 饮食有节

2. "见肝之病，知肝传脾，当先实脾"，这属于（　　）
   A. 未病先防　　　　　B. 早期诊断　　　　　C. 防止传变
   D. 病后防复　　　　　E. 三因制宜

3. 生活起居当有规律，下列不属于这个范畴的是（　　）
   A. 饮食有节　　　　　B. 起居有常　　　　　C. 保持乐观情绪
   D. 适应自然规律　　　E. 顺应天气变化增减衣物

4. 在流感暴发季节，服用板蓝根预防流感，这符合（　　）
   A. 未病先防　　　　　B. 早期诊断　　　　　C. 防止传变
   D. 调养身体　　　　　E. 中医养生

5. 不属于"既病防变"的范畴的是（　　）
   A. 注射天花疫苗
   B. 出现中风预兆，积极诊治
   C. 治疗温热病方中，添加养阴生津的药物
   D. 肝病患者，积极调养脾胃
   E. 中风之后，及时抢救

6. "邪气盛"的患者适宜（　　）
   A. 扶正　　　　　　　B. 祛邪　　　　　　　C. 扶正与祛邪并用
   D. 先祛邪后扶正　　　E. 先扶正后祛邪

7. 根据不同季节、气候的特点来考虑治护的原则是（　　）
   A. 三因制宜　　　　　B. 因时制宜　　　　　C. 因地制宜
   D. 因人制宜　　　　　E. 调整阴阳

8. 用寒凉药物治疗热性病是（　　）
   A. 寒者热之　　　　　B. 热者寒之　　　　　C. 实者泻之
   D. 虚者补之　　　　　E. 扶正祛邪

9. 阳热之体慎用温热药是（　　）
   A. 热者寒之　　　　　B. 缓则治其本　　　　C. 先祛邪后扶下
   D. 热者寒之　　　　　E. 因人制宜

10. 不属于正治与正护法的是（　　）
   A. 虚则补之　　　　　B. 寒因寒用　　　　　C. 热者寒之

D. 实则泻之   E. 虚则补之

11. 不是反治与反护方法的是（　　）

A. 热因热用   B. 寒因寒用   C. 塞因塞用

D. 通因通用   E. 标本同治

12. 用于发汗时，南方用麻黄的量比北方要小，这是遵循（　　）

A. 急则治标   B. 缓则治本   C. 寒者热之

D. 因地制宜   E. 因人制宜

二、简答题

1. 何谓"三因制宜"？

2. 施护求本的方法有哪些？

第七章 病情观察

【学习目标】

知识要求

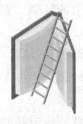

掌握 中医四诊的主要内容；望色、望舌、问诊、脉诊的技巧。

熟悉 望闻问切的诊察方法。

能力要求

理解八纲辨证的内容。

病情观察是指医护人员运用一定的方法收集、分析、归纳病人的病情资料，以诊断和治疗疾病的过程。中医病情观察方法主要包括四诊和辨证。

第一节 四 诊

四诊即望、闻、问、切四种诊察方法，是中医搜集病情资料最基本的方法，也是辨证的前提。通过四诊诊察疾病的外在表现，探究疾病内在本质，为辨证施护提供客观的依据。

一、望诊

⇄ **知识链接**

春秋战国时期，名医扁鹊在总结前人经验的基础上，提出了"四诊法"，即望、闻、问、切诊法。扁鹊非常重视也很善于望诊，并把它列为四诊之首。我们都学过《扁鹊见蔡桓公》的故事：扁鹊在蔡桓公面前站了一会就判断出"君有疾在腠理，不治将恐深。"

望诊，是运用视觉观察患者的神色、形态、局部表现、舌象、分泌物和排泄物的色与质等来诊察病情的方法。

望诊应在充足的自然光线下进行，如无自然光线，也应在日光灯下进行，必要时白天再行复诊，保持诊室内温度适宜。诊察时应充分暴露受检部位，以便清楚地进行观察。

（一）望神

望神是通过观察患者表现于外的精神状态及意识思维活动，判断其精气的盛衰、病情的轻重和疾病预后的好坏。望神的重点是望神情、眼神、气色等，其中眼神最为重要（表7-1）。

1. 得神 又称为有神，是精充、气足、神旺的表现；在疾病发展过程中，患者虽病而正气未伤，是病轻的表现，预后良好。

2. 少神 又称神气不足，是轻度失神的表现，与失神只是程度上的区别。它介于有神和无神之间，常见于虚证患者，所以更为多见。

3. 失神 又称无神，是精损、气亏、神衰的表现。病至此，已属重笃，预后不良。

4. 假神 假神是危重患者出现的精神暂时好转的假象，是临终的预兆，古人比做"残灯复明""回光返照"。

5. 神乱 又称神志异常，与精气衰竭的失神不同，主要表现为精神意识思维等方面的障碍，如焦虑抑郁、癫狂烦躁等。

表7-1　得神、少神、失神、假神的临床表现

观察内容	得神	少神	失神	假神
两目	精彩有神	晦涩乏神	晦暗	突然目光转亮浮光外露
呼吸	平稳	少气	气微或喘促	
面色形体	面色荣润 肌肉不削	面色少华 倦怠乏力 肌肉松软	面色无华 形体羸瘦	面色无华 两颧泛红如妆
动作反应	动作自如 反应灵敏	动作迟缓	动作艰难，反应迟钝，或烦躁不安，四肢抽搐或循衣摸床，摄空理线，或两手握固，牙关紧咬	
神志语言	神志清楚 语言清晰	精神不振 懒言	精神萎靡，语言错乱或神昏谵语，或卒然错仆	突然神识清醒，言语不休，想见亲人
饮食				突然饮食增进

（二）望色

1. 常色 常色是人在正常生理状态时的面部色泽。其特征是明亮润泽、隐然含蓄。人终生不改变的基本肤色、面色，称为主色。中国人肤色微黄为正色。人与自然环境相应，由于生活条件的变动，人的面色、肤色也相应变化，称为客色。

2. 病色 指人体在疾病状态时的面部颜色与光泽，一般认为，除上述常色之外，其他一切反常的颜色都属病色。病色有青、赤、黄、白、黑五种（表7-2）。

表7-2　病色主病归纳表

五色	五脏	主病	特征
青	肝	寒证	面色青黑或苍白淡青
		痛证	面色青，伴痛苦面容
		瘀血证	面色青灰，口唇青紫
		惊风	小儿面色青紫，以鼻柱、两眉间及口唇明显
赤	心	热证	满面通红或脸颊潮红
		戴阳证	病情危重时，时而面红如妆
黄	脾	脾虚	面色淡黄憔悴
		湿证	面黄虚浮
白	肺	虚证	面色㿠白
		寒证	面色苍白
		失血	面色淡白无华，唇舌色淡
黑	肾	肾虚	面黑暗淡或焦干
		寒证	面黑暗淡
		水饮	目眶周围色黑
		血瘀	面色黧黑，肌肤甲错

（三）望形体姿态

1. 望形体　形体强壮者，多表现为骨骼粗大、肌肉强健、皮肤润泽，反映脏腑精气充实，虽然有病，但正气尚充，预后多佳。形体衰弱者，多表现为骨骼细小、胸廓狭窄、肌肉消瘦，皮肤干涩，反映脏腑精气不足，体弱易病，若病则预后较差。

2. 望姿态　若患者睑、面、唇、指（趾）不时颤动，在外感病中，多是发痉的预兆；在内伤杂病中，多是血虚阴亏、经脉失养的表现。四肢抽搐或拘挛、项背强直、角弓反张，属于痉病。手足软弱无力，行动不灵而无痛，是为痿证。关节肿大或痛，以致肢体行动困难，是为痹证。

（四）望头面

1. 望头　主要观察头之外形、动态及头发的色质变化及脱落情况。如小儿头形过大或过小，伴有智力低下者，多因先天不足，肾精亏虚。头形过大，可因脑积水引起。小儿囟门凹陷，是津液损伤，脑髓不足之虚证；囟门高突，多为热邪亢盛，见于脑髓有病；若小儿囟门迟闭，是肾气不足、发育不良的表现。

2. 望面　面肿多见于水肿病。腮肿兼咽喉肿痛或伴耳聋，多属温毒，见于痄腮。面部口眼㖞斜，多属中风。面呈惊恐貌，多见于小儿惊风，或狂犬病患者，面呈苦笑貌，亦可见于破伤风患者。

（五）望五官

1. 望目　主要望目的神、色、形、态。如目眦赤，为心火；白睛赤，为肺火；全目赤肿多眵，迎风流泪，为肝经风热；目眵淡白是血亏；白睛变黄，是黄疸之征；目眶周围见黑色，为肾虚水泛之水饮证，或寒湿下注之带下。目窝凹陷，是阴液耗损之征。

2. 望鼻 若鼻头色赤，是肺热之征，色白是气虚血少之征。久病鼻煽，是肺肾精气虚衰之危象；新病鼻煽，多为肺热。鼻流清涕，为外感风寒；鼻流浊涕，为外感风热；鼻流浊涕而腥臭，是鼻渊，多因外感风热或胆经蕴热所致。

3. 望耳 全耳色白多属寒证；色青而黑多主痛证；耳轮耳瘦削为正气虚。耳薄而红或黑，属肾精亏损。耳轮焦干多见于下消。耳轮甲错多见于久病血瘀。耳轮萎缩是肾气竭绝之危候。

4. 望口唇 唇色深红，属实、属热；唇色淡红多虚、多寒；唇色青紫，常为阳气虚衰、血行郁滞的表现。口唇糜烂，多为脾胃积热，热邪灼伤。口闭不语，兼四肢抽搐，多为痉病或惊风；口闭不语兼半身不遂，为中风入脏之重证。

5. 望齿龈 牙齿干燥，是胃津受伤；齿燥如石，是胃肠热极，津液大伤；齿燥如枯骨，为肾精枯竭。龈色淡白，为血虚不荣；龈红肿或兼出血多属胃火上炎。

6. 望咽喉 咽喉红肿而痛，多属肺胃积热；红肿而溃烂，有黄白腐点是热毒深极；如咽部有灰白色假膜，擦之不去，重擦出血，随即复生者，为白喉，因其有传染性，故又称疫喉。

（六）望皮肤

1. 色泽改变 如皮肤忽然变红，如染脂涂丹，名曰丹毒，初起鲜红如云片，往往游走不定，甚者遍布全身，为心火偏旺，又遇风热恶毒所致。皮肤、面目、爪甲皆黄，是黄疸。

2. 形态改变 皮肤虚浮肿胀，按之有压痕，多属水湿泛滥。皮肤干瘪枯燥，多为津液耗伤或精血亏损。皮肤起疱，形似豆粒为痘疮，常伴有外感证候，包括天花、水痘等病。斑和疹都是皮肤上的病变，斑色红，成片出现不高于皮肤，摸不应手；疹形如粟粒，色红而高起，抚之碍手，由于病因不同可分为麻疹、风疹、瘾疹等。

> **⇄ 知识链接**
>
> 痈、疽、疔、疖，都为发于皮肤体表部位有形可见的外科疮疡疾病。发病局部范围较大，红肿热痛，根盘紧束者为痈；漫肿无头，根脚平塌，肤色不变，不热少痛者为疽；范围较小，初起如粟，根脚坚硬较深，麻木或发痒，继则顶白而痛者为疔；起于浅表，形小而圆，红肿热痛不甚，容易化脓，脓溃即愈者为疖。

（七）望舌

舌为心之苗窍、脾之外候，五脏六腑之外候。脏腑的精气可通过经脉联系上达于舌，可营养舌体并维持舌的正常功能活动，脏腑的病变，也可影响精气的变化而反映于舌。

正常舌象，为淡红舌、薄白苔。即舌体柔软，运动自如，颜色淡红，大小适中，舌苔薄白润泽，颗粒均匀，薄薄地铺于舌面，干湿适中，不黏不腻等。

1. 望舌质 舌荣润而有光彩，虽病亦属善候。枯晦而无光彩，属凶险恶候。淡白舌主虚寒或气血双亏。红舌主热证。绛舌在外感病为热入营血，在内伤杂病为阴虚火旺。紫舌，若热盛伤津，气血壅滞，多表现为绛紫而干枯少津；寒凝血瘀或阳虚生寒，可见舌淡紫或青紫湿润。青舌主寒证或内有瘀血。舌质苍老，纹理粗糙，形色坚敛，属实证。舌质娇嫩纹理细腻，其色娇嫩，其形多浮胖，多主虚证。舌体较正常舌大，甚至伸舌满口，或有齿痕，称为胖大舌，多因水饮、痰湿阻滞所致。舌体肿大，胀塞满口，不能缩回闭口，称为肿胀舌，多主热证或中毒病证。瘦薄舌主气血两虚或阴虚火旺。若舌面软刺增大，高起如刺，摸之刺手，称为芒刺舌，多因邪热亢盛所致。舌面上有裂沟，而裂沟中无舌苔覆盖者，称为裂纹舌，多主精血亏损。舌体边缘有牙齿压印的痕迹为齿痕舌，多主脾虚或湿盛。舌体板硬强直，运动不灵，以致语言艰涩不清，为强硬舌，多见于热入心包、高热伤阴、痰浊内阻、中风或中风先兆等证。舌体软弱、无力屈伸，痿废不灵，为痿软舌，可见于气血俱虚、热灼津伤、阴亏已极等证。舌体紧缩无论因虚因实，皆属危重证候。歪斜舌多见于中风或中风先兆。

2. 望舌苔

（1）苔质 ①厚薄：以见底和不见底为标准分为薄苔与厚苔。若有病见薄苔，多为疾病初起或病邪在表，病情较轻。厚苔多为病邪入里，或胃肠积滞，病情较重。②润燥：舌面润泽，干湿适中，是润苔，表示津液未伤；若水液过多，扪之湿而滑利，为滑苔，多见于阳虚而痰饮、水湿内停之证；若望之干枯，扪之无津，为燥苔，多见于热盛伤津、阴液不足、燥气伤肺等证。③腐腻：苔厚而颗

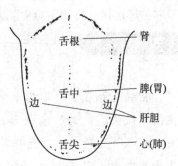

图7-1 舌诊脏腑部位分属图

粒粗大疏松，形如豆腐渣堆积舌面，揩之可去，称为腐苔。常见于痰浊、食积且有胃肠郁热之证。苔质颗粒细腻致密，揩之不去，刮之不脱，上面罩一层油腻状黏液，称为腻苔，多见于痰饮、湿浊内停等证。④剥落：患者舌本有苔，忽然全部或部分剥脱，剥处见底，称为剥落苔。为胃阴枯竭、胃气大伤、毫无生发之气所致。无论何色，皆属胃气将绝之危候。⑤有根与无根：无论苔之厚薄，若紧贴舌面，似从舌里生出者为有根苔；若苔不着实，似浮涂舌上，刮之即去，为无根苔。有根苔表示病邪虽盛，但胃气未衰；无根苔表示胃气已衰。

（2）苔色 白苔常见于表证、寒证。黄苔主里证、热证。灰苔主里证，常见于里热证，也见于寒湿证。黑苔所主病证无论寒热，多属危重。

3. 望舌方法与注意事项 望舌应以充足而柔和的自然光线为宜，面向光亮处。望舌时要求患者把舌伸出口外，充分暴露舌体，伸舌要自然放松。应循先看舌苔，后看舌质，按舌尖、舌边、舌中、舌根的顺序进行。

饮食常使舌苔形、色发生变化。可导致一时性虚假舌质或舌苔，不能反映病变的本质。因此，临床上遇到舌的苔质与病情不符，或舌苔突然发生变化时，应注意询问患者近期尤其是就诊前一段时间内的饮食、服药等情况。

（八）望排出物

1. 望痰涎 痰黄黏稠属热痰，痰白清稀，或有灰黑点者，属寒痰。痰白滑而量多，

易咯出者，属湿痰。痰少而黏，难于咳出者，属燥痰。痰中带血，或咳吐鲜血者，为热伤肺络。口常流稀涎，多为脾胃阳虚。口常流黏涎者，多属脾蕴湿热。

2. 望呕吐物　若呕吐物清稀无臭，多由脾胃虚寒或寒邪犯胃所致。呕吐物酸臭秽浊，多因邪热犯胃、胃有实热所致。呕吐未消化的食物，腐酸味臭，多属食积。

3. 望大便　大便色白，多属脾虚或黄疸。大便燥结者，多属实热证。大便如黏冻而夹有脓血且兼腹痛，伴里急后重，是痢疾。便黑如柏油，是胃络出血。大便下血，若先血后便，血色鲜红，是近血，多见于痔疮出血；若先便后血，血色褐暗的，是远血，多见于胃肠病。

4. 望小便　若小便清长量多，伴有形寒肢冷，多属寒证。小便短赤量少，尿时灼热疼痛，多属热证。尿浑如膏脂或有滑腻之物，多是膏淋；尿有砂石，小便困难而痛，为石淋；尿血伴有排尿困难而灼热刺痛，是血淋。

⇄ 知识链接

望小儿指纹

指纹是浮露于小儿两手食指掌侧前缘的脉络，仅适用于三岁以下的幼儿。指纹分风关、气关、命关三关，即食指近掌部的第一节为风关，第二节为气关，第三节为命关。将患儿抱到向光处，医护人员用左手的食指和拇指握住患儿食指末端，以右手大拇指在其食指掌侧，从命关向风关直推几次，便于观察。正常指纹，络脉色泽浅红兼紫，隐隐于风关之内，大多不浮露。

1. 纹位变化——三关测轻重　根据指纹在手指三关中出现的部位，以测邪气的浅深、病情的轻重。指纹显于风关附近者，表示邪浅、病轻；指纹过风关至气关者，为邪已深入，病情较重；指纹过气关达命关者，是邪陷病深之兆；若指纹透过风关、气关、命关三关，一直延伸到指甲端者，称为透关射甲，提示病情危重。

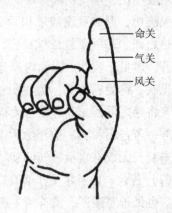

图7-2　小儿指纹三关图

2. 纹色变化——红紫辨寒热　纹色鲜红多属外感风寒；纹色紫红，多主热证；纹色青，主风证或痛证；纹色青紫或紫黑，是血络郁闭；纹色淡白，多属脾虚。

3. 纹形变化——浮沉分表里　指纹浮而明显的，主病在表；指纹沉隐不显的，主病在里。纹细而色浅淡的，多属虚证；纹粗而色浓滞的，多属实证。

总之，望小儿指纹的要点如下：浮沉分表里，红紫辨寒热，淡滞定虚实，三关测轻重，纹形色相参，留神仔细看。

二、闻诊

（一）听声音

1. 发声异常 若语声高亢洪亮，多言而躁动，多属实证、热证。若感受风、寒、湿诸邪，声音常兼重浊。若语声低微无力，少言而沉静，多属虚证、寒证或邪去正伤之证。

2. 语言异常 沉默寡言者多属虚证、寒证；烦躁多言者，多属实证、热证。语声低微，时断时续者，多属虚证；语声高亢有力者，多属实证。

3. 呼吸异常与咳嗽 当外邪侵袭或其他脏腑病变影响于肺时，就会使肺气不利而出现呼吸异常和咳嗽。呼吸异常如喘可见于多种急、慢性肺病；哮往往在季节转换、气候变动突然时复发。短气以呼吸短促、不相接续为特点，多因肺气不足所致。咳嗽是肺失肃降、肺气上逆的表现。外感咳嗽，起病较急，病程较短，必兼表证，多属实证；内伤咳嗽，起病缓慢，病程较长或反复发作，以虚证居多。

4. 呕吐、嗳气与呃逆 三者均为胃气上逆所致。呕吐若吐势徐缓，声音微弱者，多属虚寒呕吐；吐势较急，声音响亮者，多为实热呕吐。虚证呕吐多因脾胃阳虚和胃阴不足所致。实证呕吐多见于食滞胃脘、外邪犯胃、痰饮内阻、肝气犯胃等证。

（二）嗅气味

口臭多见于口腔本身的疾病如牙疳、龋齿或胃肠有热之人。久病阴虚火旺之人，汗出量多而有酸腐之气。痹证若风湿之邪久羁肌表化热，也可汗出色黄而带有特殊的臭气。鼻腔呼气时有臭秽气味，可见鼻渊、鼻部溃烂如梅毒、疠风或癌肿，或内脏病变。小便臊臭，其色黄、混浊，属实证、热证。若小便清长，微有腥臊或无特殊气味，属虚证、寒证。大便恶臭，为黄色稀便或赤白脓血，多因大肠湿热内盛所致。小儿大便酸臭，伴有不消化食物，为食积内停。便溏，其气腥者为脾胃虚寒。

三、问诊

问诊，是医生通过询问患者或陪诊者，了解疾病的发生、发展、治疗过程、现在症状和其他与疾病有关的情况，以诊察疾病的方法。

问诊包括问一般项目如姓名、性别、年龄等；问主诉和病史包括患者就诊时最痛苦的主要症状及其持续的时间、病情演变与诊察治疗的全部过程以及既往史、生活史、家族史等。

> **⇄ 知识链接**
>
> 为求问诊时能全面准确，无遗漏，临床上一般遵循张景岳的"十问歌"。
>
> "一问寒热二问汗，三问头身四问便，五问饮食六问胸，七聋八渴俱当辨，九问旧病十问因，再兼服药参机变；妇女尤必问经期，迟速闭崩皆可见；再添片语告儿科，天花麻疹全占验。"

（一）问寒热

问寒热是询问患者有无怕冷与发热的感觉。

1. 恶寒发热 是外感表证的主要症状之一。如恶寒重、发热轻，多属外感风寒的表寒证。发热重、恶寒轻，多属外感风热的表热证。

2. 但寒不热 可见于外感病初起尚未发热之时，或者寒邪直中脏腑、经络，以及内伤虚证等。

3. 但热不寒 可见于里热证。

4. 寒热往来 可见于少阳病、温病及疟疾。

（二）问汗

1. 无汗 属于卫气的调节功能失常。当邪气入里，耗伤营阴，亦无汗，属于津枯，或汗液生成障碍。内伤久病而无汗，此病机复杂，可为肺气失于宣达，或为汗的调节功能障碍，亦可为血少津亏、汗失生化之源，故无汗。

2. 有汗 如患者有汗，病程短，伴有发热恶风等症状，属太阳中风表虚证，是外感风邪所致。若患者大汗不已，伴有蒸蒸发热、面赤、口渴饮冷，属实热证，是因里热炽盛、蒸津外泄，故汗出量多。白天经常汗出不止，活动后尤甚，称为自汗，多因阳虚或气虚所致。

（三）问周身

1. 问疼痛

（1）**疼痛性质** 胀痛以胸胁、胃脘、腹部较为多见，多因气机郁滞所致。刺痛多因瘀血所致。绞痛多为有形实邪突然阻塞经络、闭阻气机，或寒邪内侵、气机郁闭，导致血流不畅所致。走窜痛可见于风湿痹证或气滞证。灼痛可见于肝火犯络致两胁灼痛、胃阴不足致脘部灼痛及外科疮疡等证。隐痛多因气血不足，或阳气虚弱，导致经脉气血运行滞涩所致。

（2）**疼痛部位** 如头痛在外感病多属实；内伤多属虚。胸痛憋闷、痛引肩臂者，为胸痹，可见于胸阳不足、痰浊内阻或气虚血瘀等证。胸背彻痛剧烈、面色青灰、手足青至节者，是因心脉急骤闭塞不通所致。胸闷咳喘、痰白量多者，属痰湿犯肺。胁胀痛、太息易怒者，多为肝气郁结所致。胃脘冷痛、得热痛减，属寒邪犯胃。胃脘灼痛、多食善饥、口臭便秘，属胃火炽盛。腹痛暴急剧烈、拒按、得食痛甚，多属实证。腹痛徐缓、隐痛、喜按、得食痛减，多属虚证。腰部冷痛，活动受限，多为寒湿痹证。腰部冷痛、小便清长，属肾虚。四肢关节窜痛，多为风痹；伴周身困重多为湿痹。

2. 问周身其他不适 针对周身各部，如头、胸胁、腹等，询问除疼痛以外的其他症状。

常见的周身其他不适症状有头晕、目痛、目眩、目涩、雀目、耳鸣、耳聋、重听、胸闷、心悸、腹胀、麻木等。临床上问诊时，要询问有无其他不适症状及症状产生有无明显诱因、持续时间长短、表现特点、主要兼症等。

（四）问饮食与口味

表7-3 饮食口味的问诊归纳表

项目	症状	病证
问饮	口不渴饮	寒证、湿证或无明显热邪之证
	口渴引饮	热证、燥邪伤津、消渴病
问食	纳呆少食	脾胃不和、脾湿、食滞
	消谷善饥	消渴病、胃火亢盛、胃强脾弱等证
	偏嗜	虫积、妊娠
问口味	口淡	寒证、脾胃气虚
	口甜	脾胃湿热证
	口黏腻	湿困脾胃证
	口酸	肝胆蕴热证、伤食
	口苦	肝胆郁热证

（五）问二便

询问患者大小便的性状、颜色、气味、便量，排便的时间等。便秘可见于胃肠积热、气机郁滞、气血津亏、阴寒凝结等证。泄泻可见于脾肾阳虚、湿热蕴结大肠、感受外邪等证。里急后重多因湿热之邪内阻、肠道气滞所致。尿量增多可见于虚寒证及消渴；减少可见于实热证、汗吐下证、水肿病及癃闭、淋证等；次数增多，多见于下焦湿热、下焦虚寒、肾气不固等证；次数减少可见于癃闭。

（六）问睡眠

气血不足、阴虚阳亢等导致失眠，属虚证。邪火上扰，心神不宁导致失眠，属实证。嗜睡可见于心肾阳衰证、湿邪困脾、脾气虚弱等证。大病之后，精神疲惫而嗜睡，是正气未复的表现。

（七）问经带

女性应注意询问经、带、胎、产情况。月经先期，多因血热妄行，或气虚不摄血而致。月经后期，多为血寒、血虚、血瘀。月经过多，多因血热妄行、瘀血内阻、气虚不摄血而致。月经过少，多因寒凝、血虚或血瘀。崩漏以血热、气虚最为多见。带下色白而清稀，多属虚证、寒证。带下色黄或赤、黏稠臭秽，多属实证、热证。

（八）问小儿

小儿问诊时，若小儿不能述说，可以询问其亲属。问小儿，除了一般的问诊内容外，还要注意询问出生前后情况、喂养情况、生长发育情况及预防接种情况、传染病史及传染病接触史。

四、切诊

切诊包括脉诊和按诊两部分内容。

（一）脉诊

1. 脉诊的部位和方法 脉诊的部位常用寸口诊法，即在腕后桡动脉搏动处，分寸、关、尺三部，以高骨（桡骨茎突）为标志，其稍内方的部位为关，关前（腕端）为寸，关后（肘端）为尺（图7-3）。两手各分寸、关、尺三部，共六部脉。寸、关、尺三部可分浮、中、沉三候，是寸口诊法的三部九候（表7-4）。

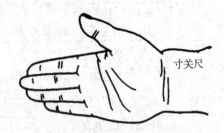

寸关尺

图7-3 脉诊部位示意图

表7-4 寸、关、尺三部的分候脏腑

	左	右
寸	心与膻中	肺与胸中
关	肝胆与膈	脾与胃
尺	肾与小腹	肾与小腹

诊脉时要求有一个安静的内、外环境。患者取坐位或正卧位，手臂平放和心脏近于同一水平，直腕仰掌，并在腕关节背侧垫上布枕，医生和患者侧向坐，用左手切按患者的右手，用右手切按患者的左手。先用中指按在关位，食指按寸位无名指按尺位。轻按皮肤为举，重按筋骨间为按，指力不轻不重，还可亦轻亦重，以委曲求之叫寻。

正常脉象的形态是三部有脉、一息四至（相当于72~80次/分）、不浮不沉、不大不小、从容和缓、柔和有力、节律一致。尺脉沉取有一定力量，并随生理活动和气候环境的不同而有相应的正常变化（表7-5）。

表7-5 脉象与主病表

浮脉类	浮	【脉象】轻取即得，重按稍减而不空，举之泛泛而有余，如水上漂木 【主病】表证、虚证
	洪	【脉象】洪脉极大，状若波涛汹涌，来盛去衰 【主病】里热证
	濡	【脉象】浮而细软，如帛在水中 【主病】虚证、湿证
	散	【脉象】浮散无根，至数不齐。如杨花散漫之象 【主病】元气离散
	芤	【脉象】浮大中空，如按葱管 【主病】失血、伤阴
	革	【脉象】浮而搏指，中空外坚，如按鼓皮 【主病】亡血、失精、半产、漏下

沉脉类	沉	【脉象】轻取不应，重按乃得，如石沉水底 【主病】里证。亦可见于无病之正常人
	伏	【脉象】重手推筋按骨始得，甚则伏而不见 【主病】邪闭，厥证，痛极
	弱	【脉象】极软而沉细 【主病】气血阴阳俱虚证
	牢	【脉象】沉按实大弦长，坚牢不移 【主病】阴寒凝结，内实坚积
迟脉类	迟	【脉象】脉来迟慢，一息不足四至 【主病】寒证。有力为寒痛冷积，无力为虚寒。久经锻炼的运动员脉迟而有力，不属病脉
	缓	【脉象】一息四至，来去怠缓 【主病】湿证，脾胃虚弱
	涩	【脉象】迟细而短，往来艰涩，极不流利，如轻刀刮竹 【主病】精血亏少，气滞血瘀，挟痰，挟食
	结	【脉象】脉来缓，时而一止，止无定数 【主病】阴盛气结，寒痰血瘀，症瘕积聚
数脉类	数	【脉象】一息脉来五至以上 【主病】热证。有力为实热，无力为虚热
	疾	【脉象】脉来急疾，一息七、八至 【主病】阳极阴竭，元阳将脱
	促	【脉象】脉来数，时而一止，止无定数 【主病】阳热亢盛，气血痰食郁滞
	动	【脉象】脉形如豆，厥厥动摇，滑数有力 【主病】痛证、惊证。妇女妊娠反应期可出现动脉
虚脉类	虚	【脉象】三部脉会之无力，按之空虚 【主病】虚证
	细	【脉象】脉细如线，但应指明显 【主病】气血两虚，诸虚劳损，湿证
	微	【脉象】极细极软，按之欲绝，似有若无 【主病】阴阳气血诸虚，阳气衰微
	代	【脉象】脉来时见一止，止有定数，良久方来 【主病】脏气衰微，风证，痛证
	短	【脉象】首尾俱短，不能满部 【主病】气病。有力为气滞，无力为气虚
实脉类	实	【脉象】三部脉举按均有力 【主病】实证
	滑	【脉象】往来流利，如珠走盘，应指圆滑 【主病】痰饮、食积、实热
	弦	【脉象】端直以长，如按琴弦 【主病】肝胆病，痰饮，痛证，疟疾
	紧	【脉象】脉来绷急，状若牵绳转索 【主病】寒证、痛证
	长	【脉象】首尾端长，超过本位 【主病】肝胆有余，火热邪毒等有余之症

（二）按诊

按诊，就是医生用手直接触摸、按压患者体表某些部位，以了解局部的异常变化，从而推断疾病的部位、性质和病情的轻重等情况的一种诊病方法。

按诊的手法大致可分触、摸、推、按四类。按诊时，医生要体贴患者，手法要轻巧，一般先触摸，后按压，指力由轻到重，由浅入深。同时要嘱咐患者主动配合，随时反映自己的感觉，还要边检查边观察患者的表情变化。

1. 按肌肤　凡身热久按热反转轻的，是热在表；若久按其热反甚，热自内向外蒸发者，为热在里。肌肤濡软而喜按，为虚证；患处硬痛拒按，为实证。轻按即痛，病在表浅；重按方痛，病在深部。皮肤干瘪，为津液不足；皮肤湿润，为身已汗出或津液未伤。肌肤甲错，为伤阴或内有干血。肌肤按之凹陷，放手不能即起的，为水肿；按之凹陷，放手即起的，为气肿。疮疡肿起，硬且不热，属寒证；肿处烙手、压痛，为热证。患处坚硬，多属无脓；边硬顶软，内必成脓。

2. 按手足　凡疾病初起，手足俱冷，是阳虚寒盛，属寒证。手足俱热的，多为阳盛热炽，属热证。手足背部较热，为外感发热；手足心较热，为内伤发热。额上热甚于手心热的，为表热；手心热甚于额上热的，为里热。

3. 按胸腹　按胸胁：前胸高起，按之气喘，为肺病。胸胁按之胀痛，多为痰热气结或水饮内停。按腹部：腹壁冷，喜暖喜按，属虚寒证；腹壁灼热，喜冷拒按，属实热证。腹痛喜按者属虚，拒按者属实；腹胀按之如囊裹水，且腹壁有凹痕者，为水臌；以手叩之如鼓，无波动感，按之亦无凹痕者，为气臌。腹有肿块，痛有定处，按之有形而不移的为积，病属血分；痛无定处，按之无形而聚散不定的为聚，病属气分。

4. 按腧穴　是指按压身体上某些特定腧穴，通过这些腧穴的变化与反应，来推断内脏的某些疾病。如肺病患者，有些可在肺俞和中府摸到结节或有压痛；肝病患者可出现肝俞或期门压痛；胃病患者在胃俞和足三里有压痛。

第二节　辨　证

辨证是指在中医理论的指导下，通过四诊等手段搜集并辨证分析病人的疾病资料进行诊断的方法。临床常用的辨证方法有八纲辨证、气血津液辨证、脏腑辨证、六经辨证、卫气营血辨证和三焦辨证。其中八纲辨证是辨证的纲领。

一、八纲辨证

八纲，即阴、阳、表、里、寒、热、虚、实。通过四诊收集资料之后，根据病位、病性等多方面分析归纳证候，称为八纲辨证。

（一）表里

表里是辨别病位内外深浅和病势进退的辨证方法。表与里相对，如肌肤与脏腑，肌肤在表脏腑为里；脏与腑，腑为表，脏为里等。表证病浅而轻，里证病深而重。表邪入里为病进，里邪出表为病退（表7-6）。

1. 表证 表证是指六淫、疬气经皮毛、口鼻侵入时所产生的证候，多见于外感病的初期，一般起病急，病程短。

2. 里证 指病位深入脏腑、气血、骨髓所产生的证候，病因及证候复杂。

表7-6 表里辨证的归纳表

病位		证候表现	证候分析
表证	皮毛肌腠	恶寒发热，头身疼痛，鼻塞流涕，咳嗽，喷嚏，咽喉痒痛，舌苔薄白，脉浮	邪客肌表，遏卫宣发；邪郁经络，气血不畅；邪气范肺，肺气失宣
里证	脏腑、气血、骨髓	证候复杂多样，非表即里	表邪内传入里；外邪直入脏腑；情志内伤入里

3. 表里鉴别 辨别表证和里证，主要是审察其寒热、舌象、脉象等变化。一般来说：外感病中，发热与恶寒同时并见的属表证，但热不寒、但寒不热的属里证；表证舌苔不变化，里证舌苔多有变化；脉浮主表证，脉沉主里证。

（二）寒热

寒热是辨别疾病性质的辨证方法。寒证与热证反映机体阴阳的偏盛与偏衰（表7-7）。

1. 寒证 是疾病的本质属于寒性的证候。多由感受寒邪或机体阳衰阴盛而致。

2. 热证 是疾病的本质属于热性的证候。多为感受热邪或机体阴虚阳盛所致。

表7-7 寒热辨证的归纳表

	证候表现	证候分析
寒证	恶寒喜暖，面色白，肢冷蜷卧，口淡不渴，痰、涕清稀，小便清长，大便溏，舌淡苔白润滑，脉迟或紧等	感受寒邪；阳气虚弱；阴寒内盛
热证	恶热喜冷，口渴喜冷饮，面红目赤，烦躁不宁，痰、涕黄稠，吐血衄血，小便短赤，大便秘结，舌红苔黄而干燥，脉数等	外感热邪；阳气过盛；阴虚阳亢

3. 寒热鉴别 寒证和热证虽有本质的不同，但又相互联系，它们既可以在同一患者身上同时出现，表现为寒热错杂的证候，又可以在一定的条件下互相转化，出现寒证化热、热证化寒。在疾病发展过程中，特别是危重阶段，有时还会出现假寒或假热的现象。

辨别寒证与热证，应对疾病的全部表现进行综合观察、分析，尤其是寒热的喜恶、口渴与不渴、面色的赤白、四肢的凉温，以及二便、舌象、脉象等情况加以区分。

（三）虚实

虚实是辨别邪正盛衰的辨证方法。虚指正气不足，实指邪气盛实。通过虚实辨证，可以掌握患者邪正盛衰的情况，为治疗提供依据（表7-8）。

1. 虚证 是指人体正气虚弱，脏腑功能减退的证候表现。多见于先天不足、后天失养和疾病耗损等，原因不同，临床表现也不同。

2. 实证 是指人体感受外邪，或体内病理产物堆积的证候表现。多见于外邪入侵或脏腑功能失调以致痰饮、水湿、瘀血等病理产物停积于体内。

表7-8 虚实辨证的归纳表

	证候表现	证候分析
虚证	面色淡白或萎黄、神疲乏力、心悸气短、形寒肢冷、自汗、大便滑脱、小便失禁、舌淡胖嫩、脉虚沉迟；或为五心烦热、消瘦颧红、口咽干燥、盗汗潮热、舌红少苔、脉细数。	阳气亏虚；阴精亏损。
实证	发热、腹胀痛拒按、胸闷、烦躁，甚至神昏谵语、喘息气粗、痰涎壅盛、大便秘结，或下利、里急后重、小便不利、淋沥涩痛、舌质苍老、舌苔厚腻、脉实有力。	邪气过盛正气不虚；气机阻滞运化失职。

3. 虚实鉴别 虚证与实证的一些证候表现可出现于实证，也可见于虚证。例如，腹痛，虚证、实证均可发生，虚证与实证常发生虚实错杂、虚实转化等证候表现。因此，鉴别虚实，必须四诊合参综合分析。

（四）阴阳

阴阳是辨别证候属性的一种辨证方法，是八纲辨证的总纲。它可概括其他六个方面的内容，即表、热、实属阳，里、寒、虚属阴。故有人称八纲为"二纲六要"（表7-9）。

1. 阴证 凡符合阴的一般属性的证候，称为阴证，如里证、寒证、虚证属于阴证范围。

2. 阳证 凡符合阳的一般属性的证候，称为阳证，如表证、热证、实证属于阳证范围。

3. 亡阴与亡阳 亡阴是机体大量脱失津液的一种危重证候。亡阳是机体阳气亡脱的一种危重证候。

4. 阴阳鉴别 由于表里、寒热、虚实之间有时相互联系交织，不能完全割裂。因此，临床上往往出现阴中有阳、阳中有阴的复杂证候。

表7-9 阴阳辨证的归纳表

	证候表现	证候分析
阴证	面色暗淡，精神萎靡，身重蜷卧，形寒肢冷，声低无力，纳差，口淡不渴，便溏，小便清长，舌淡胖嫩，脉沉迟或弱，或细涩	里证、寒证、虚证
阳证	面色红赤，恶寒发热，肌肤灼热，心烦躁动，语亢气粗，喘促痰鸣，口渴欲饮，大便秘结，小便赤涩，舌质红绛，苔黄黑生芒刺，脉数、洪大、滑实	表证、热证、实证
亡阴证	身热烦躁，汗出而黏，呼吸短促，咽干唇燥，渴喜冷饮，肌肤皱瘪，小便极少，舌红而干，脉细数无力	阴亏进一步发展；阴液暴失
亡阳证	面色苍白，气微大汗，汗质稀冷，恶寒肢冷，蜷卧神疲，口淡不渴或喜热饮，舌淡白，脉微欲绝	阳衰进一步发展；大汗、吐泻、失血等导致阳随阴脱

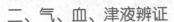

二、气、血、津液辨证

气、血、津液辨证，是根据病人所出现的症状体征，运用脏腑学说中气、血、津液的理论，分析其反映的各科病证的一种辨证方法。

气、血、津液都是脏腑功能活动的物质基础，又是脏腑功能活动的产物，脏腑的病变可以和气、血、津液的变化相互影响。所以，气、血、津液辨证应与脏腑辨证互相参照（表7 - 10）。

表 7 - 10　气血辨证归纳表

		类型	临床表现	证候分析
气病辨证	气虚类证	气虚证	神疲乏力，少气懒言，气短声低，头晕自汗，脉虚，舌淡苔白	元气耗伤太过；元气生成不足
		气陷证	头晕目眩，神疲气短，脘腹坠胀，脏器脱垂，大便溏泄，舌淡苔白，脉弱	气虚升举无力，清阳之气下陷
		气脱证	气息微弱而不规则，汗出不止，神识朦胧，手撒身软，二便失禁，面白唇青，脉微，舌淡，苔白润	元气虚脱已极
	气滞类证	气滞证	胸胁脘腹等部位胀闷或疼痛，痛无定处，按之无形，脉多弦	情志郁结；病邪内阻；脏器虚弱
		气逆证	咳嗽喘促、呃逆嗳气、呕吐、头痛眩晕等	气机失常，气上冲逆
		气闭证	突然昏仆，四肢厥冷；或脏器绞痛，二便闭塞，脉沉有力，舌黯苔厚	情志刺激致气机闭阻；病邪阻塞脉络、管腔等
血病辨证	血虚类证	血虚证	面、睑、唇、甲淡白，头晕眼花，心悸多梦、神疲健忘，脉细无力，舌淡	血液耗损太多；血液生化不足
		血脱证	面色苍白，头晕目眩，心悸气短，四肢厥冷，舌枯白，脉细微	血液大量耗失
	血瘀证		疼痛如针刺，固定拒按，舌黯紫，脉细涩或结、代	瘀血内阻，血行不畅
	血寒证		畏寒肢凉、手足、少腹等处冷痛拘急，得温痛减；妇女痛经，月经后期，经色暗紫，夹有血块，舌青紫，脉沉弦涩	寒凝血脉，气血运行不畅
	血热证		面红身热，口渴喜冷，心烦失眠，甚至神昏志乱、斑疹吐衄，舌绛红，脉数	火热炽里，侵入血分。
津液辨证	痰证		体肥身倦、咳嗽痰多质黏，喉中痰鸣，胸痞呕恶，纳呆，头晕目眩，神昏志乱、舌苔厚腻，脉滑	六淫、七情等致水液输布失常而停聚成痰。
	饮证		胸腹痞满，水声辘辘，咳嗽痰稀，喘息不得卧，泛吐清水，舌苔白滑，脉弦或滑	外邪或体虚致水饮停聚于肺、心包、胸胁、胃肠等
	水停证		头面、四肢或全身水肿，按之凹陷不能即起，或腹胀，按之有波动感，叩之音浊，身体困重，小便不利，舌淡胖苔白滑，脉濡缓	外邪或内伤至水液停聚
	津液不足证		皮肤粘膜干燥，唇干焦，口渴欲饮，泪少或无泪，小便短少，大便干，舌红，脉细数无力	津液耗损过多或生成不足

三、脏腑辨证

脏腑辨证，是根据脏腑的生理功能、病理表现，对疾病证候进行归纳，借以推究病机，判断病变的部位、性质、正邪盛衰情况的一种辨证方法，是临床各科的诊断基础，是辨证体系中的重要组成部分。

••● 目标检测 ●••

一、单选题

1. 不属于八纲辨证纲领的是（ ）
   A. 表里辨证　　　　　B. 寒热辨证　　　　C. 虚实辨证
   D. 阴阳辨证　　　　　E. 气血津液辨证

2. 属于阴虚证的症状的是（ ）
   A. 四肢冰凉、畏寒怕冷　　　　　　B. 五心发热、盗汗和颧红
   C. 大便稀溏，小便清长　　　　　　D. 壮热烦渴，神昏谵语
   E. 四肢厥冷

3. 属于阳虚证的症状的是（ ）
   A. 形体畏寒，四肢不温　　　　　　B. 五烦发热、潮热盗汗
   C. 恶热喜凉，口渴　　　　　　　　D. 状热烦渴，神昏谵语
   E. 四肢厥冷

4. 一般不能归属于阳证的是（ ）
   A. 面红目赤　　　　　B. 心烦不宁　　　　C. 疼痛喜按
   D. 发热口苦　　　　　E. 脉数有力

5. 望色中青色所主疾病不包括（ ）
   A. 寒证　　　　　　　B. 肾虚　　　　　　C. 瘀血
   D. 惊风　　　　　　　E. 疼痛

6. 不属于中医问诊内容的是（ ）
   A. 问汗　　　　　　　B. 问寒热　　　　　C. 问痛
   D. 问心情　　　　　　E. 问饮食

7. 头痛隐隐多见于（ ）
   A. 肝阳上亢　　　　　B. 血虚　　　　　　C. 瘀血
   D. 外感　　　　　　　E. 内伤

8. 察神，突出表现于（ ）
   A. 目光　　　　　　　B. 面色　　　　　　C. 言语
   D. 脉象　　　　　　　E. 舌象

9. 少气懒言，神疲乏力，自汗，活动时诸症加剧，舌淡苔白，脉虚无力，证属（ ）

    A. 血虚证   B. 气虚证   C. 气血两虚证

    D. 阳虚证   E. 气滞证

10. 患者胸脉胀闷，窜痛、胁下痞块，性情急躁，刺痛拒按，舌紫暗，脉涩，辨证为（　　）

    A. 气虚血瘀证   B. 气滞血瘀证   C. 血寒证

    D. 血瘀证   E. 气血两虚证

11. 患者头晕目眩，少气倦怠，腹泻，脱肛，舌淡苔白，脉弱，辨证属（　　）

    A. 气虚证   B. 气血两虚证   C. 气陷证

    D. 气滞证   E. 血虚证

12. 临床表现为口燥咽干，唇燥而裂，皮肤干枯无泽，小便短少，大便干结，舌红少津，脉细数，辨证是（　　）

    A. 血虚证   B. 温燥证   C. 阴虚证

    D. 津液不足证   E. 阳虚证

（13～14题共用题干）

患者冒雨受凉，全身酸痛、怕冷、头痛、打喷嚏、流清涕，考虑风寒感冒。

13. 风寒感冒之怕冷谓（　　）

    A. 畏寒   B. 阳虚   C. 恶寒

    D. 虚寒   E. 假寒

14. 风寒感冒可见（　　）

    A. 沉紧脉   B. 浮紧脉   C. 浮数脉

    D. 濡脉   E. 细脉

（15～17题共用备选答案）

A. 淡白舌、厚白苔   B. 淡红舌、薄白苔   C. 红绛舌、深黄苔

D. 青紫舌、灰黑苔   E. 鲜红舌、厚腻苔

15. 正常舌象是（　　）

16. 热毒炽盛、阴血受灼，可见（　　）

17. 饮食不节、湿浊内蕴、入里化热，可见（　　）

二、简答题

1. 望诊的基本内容和具体方法有哪些？

2. 什么是八纲辨证？

第八章　情志护理

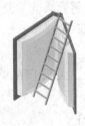

【学习目标】

知识要求

　　熟悉　情志宣泄法、转移法、相制法的应用。

　　了解　情志护理的原则；情志护理的方法。

能力要求

　　具有良好的心理素质，健康宣教的人文素养。

案例分析

　　张某，男，44岁，工作繁忙。因腰酸不适伴纳差，恶心1年，呕吐1周入院。医生诊断为关格（尿毒症），建议行透析治疗等，其不置可否。今晨护理查房时表现为目光呆滞，偶尔自言自语——"难道我还做错了什么事情吗？我对不起你们，以后不能照顾你们了"，偶尔呆望天花板，默不作声，其妻子代述其夜间难以入睡，其余无特殊表现。

问题

1. 患者入院确诊后才出现的症状的原因是什么？

2. 作为责任护士的你，如何运用学习过的知识来帮忙此名患者？

　　中医学重视人体的精神活动和情绪变化，并在《内经》中将其归纳为"五志"——喜、怒、忧、思、恐，并衍化为"七情"——即喜、怒、忧、思、悲、恐、惊。在正常情况下，情志仅仅是精神活动的外在表现，并非致病因素，但是长期存在或过度的精神刺激，则可以引起人体阴阳失调、气血失和，经络脏腑功能失常而发生疾病，同时人体的精神状态对疾病发展和治疗又有很大的影响。因此，作为护理人员应设法消除患者的否定、愤怒、妥协、沮丧、紧张、恐惧、忧虑等不良情志因素刺激，帮助患者树立战胜疾病的信心，以提高防治疾病、延年益寿的效果。

第一节　情志护理的原则

一、情志护理的定义

情志护理是指护理人员以中医理论为指导，通过自身的言行举止与外部因素来改善和消除患者不良情绪状态，从而帮助患者防治疾病、延年益寿的一种方法。

二、情志护理的原则

（一）若己有之

患者的情志状态和行为不同于常人、常常会产生各种心理反应、如依赖性增强，猜疑心加重，主观感觉异常，情绪容易波动，出现焦虑、恐惧等情绪。此时，迫切需要医护人员给予关怀和温暖，设身处地为患者着想，孙思邈在《备急千金要方》的"大医精诚"篇中指出："凡大医治病、必先定神安志，无欲无求，先发大慈恻隐之心，誓愿普救含灵之苦"；要"见彼苦恼，若己有之"。这些都表明了医护人员应当处处体谅患者的心情，以仁慈之心，以济世救人作为自己行为的准则，面前只有患者病情的轻重缓急之分，没有贫富贵贱、职位高低、长相美丑之别，在工作中都一视同仁，给予精心治疗和护理。

（二）辨证施护

将中医学的整体观念和辨证论治的原则运用到情志施护工作中，按照四诊收集的病情资料进行综合分析，得出辨证结果，根据不同的中医证候确定相应的情志护理措施。在临床护理工作中，护理人员还要考虑同病异护和异病同护。

（三）三因施护

由于患者来自社会各方，每个患者先天禀赋、后天培养，所处自然社会环境、生活方式等不同，造成个体独特的心理和行为，因而临床患者各自需要不同，对待疾病的反应也不同，即使在同一环境中患同一疾病也会产生不同的情绪变化。患者的年龄、性别、体质、籍贯、居住地、生活习性、文化程度、发病节气、工作单位、经济条件、阅历、信仰以及情感、意志、需要、兴趣、能力、性格和气质不同，加之疾病的性质和病程长短各异、他们的心理状态势必各不相同，因而考虑因时、因地、因人的三因施护（表8-1）。

表8-1 三因施护的分类简表

三因	类别	差异	成因	表现
因时	季节	春季	春升不足，肝气郁结	易思、怒致病
		秋季	秋气肃杀，肺气受损	易悲、忧致病
因地	地域	北方	其地多寒，水土刚强，喜肉饮食	易怒、思致病
		南方	其地多热，水系发达，喜鱼饮食	易忧、思致病
因人	体质	平和	先天禀赋良好，后天调养得当	不易得病
		气郁	长期情志不畅、气机郁滞而形成	易忧、思致病
	性格	乐观	心胸宽广，遇事自安，情绪稳定	不易得病
		悲观	心胸狭隘，遇事易惊，情绪易变	易酿病患
	年龄	儿童	脏腑娇嫩，气血未充	易惊、恐致病

续表

三因	类别	差异	成因	表现
		成人	气血方刚,环境复杂	易怒、思致病
		老人	有孤独感,自理较弱	易忧、思致病
	性别	男性	以气为主,感情粗犷而豪放	易喜、怒致病
		女性	以血为先,感情细腻而脆弱	易忧、悲致病

(四)动态施护

人体的情志不但在健康状态是一个不断变化的平衡过程,而且在病理状态下也在不停的变化之中,如因重症患者的悲伤五阶段中的否定、愤怒、妥协、沮丧、接受的时期不同而采用不同护理措施。

第二节　情志护理的方法

《素问·汤液醪醴论》指出:"精神不进,意志不治,故病不可愈",由此可见情志护理对受术者的养生、疾病的治疗和机体的康复有重大意义。情志护理的方法主要有两类:预防为主和辨情施护,根据被施护对象情况选择适合的方法,以取得较好的效果。

一、预防为主

预防情志致病必须做到三条:心态调节、道德修养和适量运动。

(一)心态调节

了解中医学中情志因素致病的机理,从自身做起,调理好个人的情绪,注重"恬淡虚无""精神内守",即保持平和的心态,保持情志的调畅。孔子说过:"仁者寿",意思是善良仁义的人寿命就长,这就是告诫我们为人要心态平和,不急不躁,与人为善,和睦相处,才能身心健康,延年益寿。

(二)道德修养

美德是心灵的健康剂,它让人有一颗平常心,有一颗爱心,可以让心灵摆脱痛苦,让烦恼、纷争失去生存的空间。保持对自己道德修养的一日三省,避免七情过极,先做到"虽事值可怒,当思事与身孰重,一转念间,可以焕然冰释",再做到"以修身自强"。

(三)适量运动

适量运动是维持和促进身体健康的重要因素,不仅可以强筋壮骨,滑利关节,而且使气机调畅,气血调和、增强脏腑功能、改善偏颇体质的目的。运动遵从适量为主、持之以恒、循序渐进的原则,合理地安排运动负荷,因时、因地、因人地选择运动场所、运动形式、运动时间等,并注重运动与休息合理交替。

情志与健康和疾病的关系密切,调整和提高我们的心理素质、道德修养与合理运动,以达身心健康的目的。

二、辨情施护

案例分析

一人在姻家过饮,醉甚,夜半酒渴,欲水不得。遂口吸石槽水碗许。天明视之,槽中俱是小红虫,心陡然而惊,郁郁不散,心中如有蛆物,胃脘便觉闭塞。日想月疑,渐成痿膈,遍医不愈,吴球往视之,知其病生于疑也,用结线红色者分开,剪断如蛆状,用巴豆二粒,同饭捣乱,入红线丸数十丸,令患者暗室内服之,又于宿盆内放水。须臾欲泻。令患者坐盆,泻出前物,荡漾如蛆。然后开窗令亲视之,其病从此解,调理半月而愈。——《古今医案按》

(一)情志传递

情志传递法是医护人员以高尚的情操、整洁的仪表、稳重的举止、亲切的语言、精良的技术,唤起患者的乐观情绪,改善机体调节机能,提高治疗效果的一种情志护理的方法。

(二)情志疏导

患者在每个疾病的各个阶段会产生不一样的心理反应,如焦虑、担忧、恐惧、消极、绝望、怀疑等,可导致其生理和心理上的不平衡并影响治疗。医护人员通过与患者交谈,审其忧苦、避其诱因、随其所喜、解其郁结、调其情志。

案例分析

徐书记有室女,病似劳,医僧发靖诊曰:二寸脉微伏,是忧思隔气而劳,请示病实,庶治之无误。徐曰:女子梦吞蛇,渐成此病,发靖谓蛇在腹中,用药转下小蛇,其疾遂愈。靖密言非蛇病也,因梦蛇,忧过感疾,当治意而不治病,其蛇亦非脏腑出,吾亦未尝转药也。——《名医录》

(三)情志转移

此法是诱导患者将其注意力从一个物体转移到另一物体,以打破情志上的恶性循环,建立新的良性循环的一种情志护理方法。移情的方法很多,应根据不同患者的心理、局部环境和条件等,采取不同措施,如琴棋书画移情法、运动移情法等。

案例分析

明末高邮有袁体庵者,神医也。有举子举于乡,喜极发狂,笑不止,求体庵诊之。惊曰:"疾不可为矣,不以旬数矣,子宜急归,迟恐不及也。若道过镇江,必更求何氏诊之。"遂以一书寄何。其人至镇江,而疾已愈。以书致何,何以书示其人。曰:"某公喜极而狂,喜则心窍开张而不可复合,非药石之所能治也。故动以危苦之心,惧之以死,令其忧愁抑郁,则心窍闭,至镇江当已愈矣。"其人见之,北面再拜而去。吁,亦神矣。——《广阳杂记》

(四)以情胜情

这种方法源于《内经》情志五行相胜理论,如"怒伤肝,悲胜怒,喜伤心,恐胜喜，思伤脾，怒胜思，忧伤肺，喜胜忧，恐伤肾，思胜恐"。突然、强烈或长期持久的情志刺激，超过人体本身的正常生理活动范围而使人体出现疾病。此时采用情志相互转变、相互制约的理论，采取以情胜情的护理方法是行之有效的。

案例分析

一富家妇，伤思虑过甚，二年不寐，无药可疗。其夫求戴人诊之，曰，两手脉俱缓，此脾受之也，脾主思故也，乃与其夫以怒激之，多取其财，饮酒数日，不处一方而去。其妇大怒，汗出，是夜困眠，如此八九日不痛，自是食进，脉得其平。——《古今医案按》

中医情志护理是医学与艺术的高度结合，它通过规察、分析受术者的心理活动，从而采用不同的心理护理方法，以恢复其失调的心理、生理功能，促进躯体的康复。

目标检测

单选题

1. 中医的"七情"不包括（ ）
   A. 思　　　　　　　B. 忧　　　　　　　C. 惊
   D. 喜　　　　　　　E. 怒

2. 情志护理的原则中不包括（ ）
   A. 若己有之　　　　B. 辨证施护　　　　C. 三因施护
   D. 动态施护　　　　E. 预防为主

3. 情志护理的方法以（ ）为主。
   A. 预防　　　　　　B. 辨情　　　　　　C. 转移
   D. 疏导　　　　　　E. 传递

4. 以情制情理论的哲学基础是（ ）
   A. 阴阳对立　　　　B. 五行相生　　　　C. 阴阳互根
   D. 五行相克　　　　E. 以上都不是

5. 心态调节、道德修养和适量运动，以上都属于（ ）
   A. 预防　　　　　　B. 治疗　　　　　　C. 疏导
   D. 以情胜情　　　　E. 以上都不是

第九章 饮食调护

【学习目标】

知识要求

熟悉 饮食调护的原则、方法。

了解 药膳饮食与调护。

能力要求

能合理指导药膳饮食与调护；具备健康宣教的人文素养。

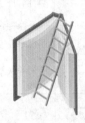

饮食调护是在中医基础理论指导下，根据患者病情需要、给予适宜的饮食、达到促进治疗疾病或防病健身目的一种护理技术。张仲景说："饮食之味，有与病相宜、有与病为害、若得宜则益体、害则成疾。"饮食是维持人体生命活动必不可缺少的物质基础，能增强体质，抵御外邪，防止疾病的发生，是人体脏腑、四肢百骸得以濡养的源泉，是气血津液生化之源。饮食调护是中医护理的一大特色，合理的饮食能调治疾病，尤其是对慢性疾病和重病的恢复期，合理运用饮食调护，能起到事半功倍之效。

案例分析

张某，男，76 岁，便秘三年，加重一个月。就诊时诉平素 4~6 日一解，大便干结，呈颗粒状，须服用通便药才能解便。近一月每次都用"开塞露"才解便。刻下疲乏，形体消瘦，腹胀，食欲差，腰膝酸软，心烦少寐，夜间口干，舌红少苔，脉细数。诊为肝肾亏虚，气阴不足型便秘，给予补肝肾、益气养阴、通便法一周后诸症显著改善，嘱平时注意饮食调理，转到护理门诊。

问题

如何通过饮食调护解决这个老年人便秘的问题？做出药膳调护指导。

第一节 食物的性味理论

食物同药物一样，具有寒、热、温、凉之四性，辛、甘、酸、苦、咸之味，在选择不同性味的食物进行调理，必须根据患者的体质，疾病的性质不同，选择不同性味的食物进行配膳，做到寒热协调、五味不偏，有益于健康。所谓"五味"，指的是酸、苦、甘、辛、咸五种食味。食物的五味不同，有益于健康。《素问·宣明五气篇》中记载："五味所入：酸入肝，辛入肺，苦入心，咸入肾，甘入脾，是谓五入。"五味分别对五脏产生特定的联系和亲和作用，它们进入哪一脏，就会对该脏发挥有益的生养作用（表9-1）。

表9-1　常见食物的性味与功效

类型	常见食物	功效	适用范围
清补	鸭、鹅、龟、蚌肉、鸡蛋、鸭蛋、豆腐、粳米、高粱米、陈仓米、小米、大麦、苡仁、绿豆、赤小豆、各种豆芽、梨、甘蔗、莲子、海带、菠菜、白菜、冰糖	清补	热性病证
温补	羊肉、狗肉、鸡、鸽、鲤鱼、鲫鱼、糯米、黄米、小麦、桂圆肉、锅巴、荔枝、花生、胡萝卜、茄子、红糖	温中、补阳、散寒	阳虚寒证
平补	牛奶、猪肉、黑鱼、蚕蛹、蚕豆、扁豆、芝麻、山药、香菇、黄花菜、黑木耳、竹笋	补益、和中	疾病的恢复期，常人
清热	苦瓜、冬瓜、西瓜、梨、萝卜、芹菜、绿茶、葫芦、荸荠、莴苣	清热、泻火、解毒	实热证
辛散	生姜、干姜、葱白、香菜、大蒜、葱、花椒、辣椒、淡豆豉、茴香、苏叶、薤白、桂枝、白酒	发散、行气	阴寒之证

第二节　饮食调护的原则

食物有气味之偏，病有阴阳之偏盛，故饮食调护必须遵循以下两个原则。

一、三因制宜，灵活选食

三因制宜，即因时、因地、因人不同而采用适宜患者需要的饮食，达到治病防病的目的。因为时有春、夏、秋、冬四季不同；地有东、南、西、北之分；人有肥、瘦、盛、弱之别，所以饮食也应因时、因地、因人制宜。

（一）因时制宜

春季宜食用辛凉疏散的食物；夏季气候炎热，阳热偏盛，应多食寒凉、滋润属性的食物，如绿豆、苦瓜；秋季宜用平补或温补的食物，以散寒扶正；冬季气候寒冷，阴寒偏盛，应多食温热属性的食物如羊肉、狗肉等。

（二）因地制宜

东南地区气温偏高，湿气重，宜食清淡、渗湿食物；西北地区气温偏低，燥气盛，宜食温热、生津、润燥食物。如成都、重庆等地由于湿气较重，人们多食辣椒，花椒以除湿。

（三）因人制宜

儿童身体娇嫩，宜用性平、易消化食物。老年人气血、阴阳虚弱，宜进补气助阳或养血滋阴之品。体质属寒者，宜食热性食物；体质属热者，宜食凉性食物，忌热性食物以及辛辣烟酒等；体质过敏的人，不宜吃海鲜腥发之物。总之，食物的寒热属性和配伍，与患者个体情况相宜则有益于健康，否则容易诱发疾病。

二、审证求因，协调配食

疾病的原因错综复杂，要做到合理调配饮食，必须审证求因。如便秘一证，因有气虚、津亏、燥实之不同，其治疗应有补气、生津、泻下之异，食疗处方也不尽相同，如气虚便秘宜用胡桃粥，津亏便秘宜用鸭梨粥，燥实便秘宜用牵牛子粥等。只有审证求因，协调配食，能达到治病求本的目的。

第三节　药膳饮食与调护

一、饮食种类

食物的种类很多，用于调补的食物主要有汤羹、饮料、膏滋、糖果、粥食、散剂、菜肴、米面等。

（一）汤羹类

以水和食物一同煎煮或蒸、炖而成。可根据食物的滋味、性能加入适当的佐料。汤羹有汤和羹之分。汤是其中稀薄者，羹是其中较稠厚者。汤羹主要有补益滋养或清润功能，如山药羊肉汤能补益脾肾，鲤鱼枣汤能补脾养血，冬葵鸡蛋汤能清热润燥，银耳羹能滋养肺胃之阴。

（二）粥食类

一般以粳米、糯米、粟米、玉米、大麦、小麦等富含淀粉的粮食和某些果实、蔬菜或肉类，一同加水煮成，为半流质食品。若加入的食物有渣不宜同煮，可先煎熬取汁液，再与粮食同煮。粥食可加糖或盐等调味。粥因加用的原料多样，所以其配方有补、泻和温热、寒凉等多种不同的功效，如薏苡仁粥、羊肉粥、地黄粥、茴香粥、芹菜粥、荷叶粥等。粥食有广泛的适用范围，许多疾病，不论虚实、寒热，大都可以找到相应的粥类配方。

（三）米饭，面食类

包括以粳米、糯米、小麦、豆类等富含淀粉的食物为主要原料，加入其他食物或药物而制成的各种米饭、糕点、小吃等。此类花样品种较多，有蒸食的米饭、粽子、包子、煮食的面条、粉丝、汤圆等。

（四）糖果类

以白糖、冰糖或红糖、饴糖等作为主要原料，加水煎炼成半固体状，再掺入其他食物的汁液浸膏或粗粉，搅拌均匀后，继续煎至挑起呈丝状而不粘手为止，将糖倒在平滑的容器上，待稍冷时用刀分割成块状，供嚼食或噙含，如梨膏糖、薄荷糖、芝麻糖、胡桃糖等。

（五）膏滋类

又称煎膏。一般选取滋养补益性食物加水煎煮，取汁液浓缩至一定稠度，然后加入炼制过的蜂蜜或白糖、冰糖，再浓缩至呈半固体状，临用时以沸水化服。主要有滋养补虚、润燥生津、润肺止咳等功效，如桑葚膏、川贝雪梨膏。

（六）散剂类

是将食物晒干或烘干、炒干，研磨而成的细粉末。所用食物多为富含淀粉、蛋白质的谷物、干果。亦可加入适宜的药物。用时以沸水调均食用，或以温开水、米汤送下。

（七）菜肴类

是具有食疗作用的荤素菜肴的总称。种类繁多，从其调制加工方法来看，有蒸、煎、烩、炒、烧、煮、炸、爆、炖、溜、渍、腌等多种。菜肴类一般都要加入调味佐料，由于所用食物和菜肴品种不同，因而作用也不尽相同。

（八）饮料类

古代常用的饮料类除汤饮外，还有酒浆、乳、茶、露、汁等。酒剂是将有药效的食物或药物加酒浸泡过滤后制成，如《食鉴本草》中的猪肾酒；乳品则常用人乳、牛、羊、马等动物乳以及酥酪等乳类制品；茶类为单独用茶叶或与某些食物、药物混合制成，如《饮膳正要》中的枸杞茶，现代所制减肥茶、降压茶等皆属此类；若将菜果草木花叶诸品含水之物，取其鲜品，蒸馏得水，则为露；汁则是新鲜多汁的植物果实，茎叶或块根捣烂取汁液或压榨取汁制成。

二、饮食调护的基本要求

孙思邈在《千金要方·食治》中所说："不知食宜者，不足以存生也。"说明注意饮食营养对保持健康有十分重要的意义，饮食调护的基本要求如下。

（一）饮食调护方法

1. 饮食宜有节　《灵枢·五味》篇说："谷不入，半日则气衰，一日则气少矣。"是说饮食应适量为宜，饥饱失常均可发生疾病。过饥则摄入不足，气血生化之源缺乏，久之则气血衰少而为病，气血不足则正气虚弱，抵抗力降低，也易发生其他疾病。反之，过饱则饮食摄入过量，超过胃的消化、吸收能力，可致脾胃损伤、消化不良等症。清代马齐《陆地仙经》中提到："早饭淡而少，午饭厚而饱，晚饭须要少，若能常如此，无病直到老。"因而饮食有节，定时定量，使脾胃运化功能处于常态，是保证身体健康的基本条件。

2. 饮食宜随和　食物有四性五味，各有归经，可影响和调节脏腑阴阳。人体营养来源于各类食物，所需的营养成分亦多样化，若对饮食有所偏嗜或偏废，体内各种营养成分比例失调，容易发生疾病。如过食肥甘厚味可助湿生痰、化热或生痈疡等症；偏食辛辣，可使胃肠积热，上则口腔破溃，牙龈出血，下则大便干燥或成痔疾。

2. 食物的"四性"中不包括（　　）

    A. 寒　　　　　　　　　B. 热　　　　　　　　C. 温

    D. 补　　　　　　　　　E. 凉

3. 食物的五味入五脏关系中不包括（　　）

    A. 酸入肝　　　　　　　B. 甘入脑　　　　　　C. 苦入心

    D. 咸入肾　　　　　　　E. 辛入肺

4. 偏温补的食物是（　　）

    A. 羊、狗肉　　　　　　B. 芝麻、山药　　　　C. 苦瓜、冬瓜

    D. 苡仁、绿豆　　　　　E. 葱白、香菜

5. 饮食调护的原则不包括（　　）

    A. 三因制宜　　　　　　B. 灵活选食　　　　　C. 审证求因

    D. 协调配食　　　　　　E. 以上都不对

6. 可以补益脾肾的汤羹是（　　）

    A. 鲤鱼枣汤　　　　　　B. 山药羊肉汤　　　　C. 冬葵鸡蛋汤

    D. 银耳羹　　　　　　　E. 以上都不对

7. 不适合秋季的饮食是（　　）

    A. 鲜生地粥　　　　　　B. 冰糖黄精汤　　　　C. 金银花茶

    D. 秋梨膏　　　　　　　E. 百合莲子粥

8. 饮食调护方法不正确的是（　　）

    A. 宜有节　　　　　　　B. 宜随和　　　　　　C. 宜卫生

    D. 宜清淡　　　　　　　E. 以上都不对

9. 以下食物与疾病的关系中不包括（　　）

    A. 阳虚者忌寒凉　　　　B. 水肿病忌醋　　　　C. 泄泻忌油

    D. 痰湿证忌肥甘　　　　E. 皮肤瘙痒忌鱼虾蟹

10. 以下药食配伍不合适的是（　　）

    A. 人参忌萝卜　　　　　B. 茯苓忌醋　　　　　C. 乌梅忌猪肉

    D. 使君子忌葱　　　　　E. 白术忌桃

第十章 方药施护

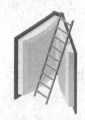

【学习目标】

知识要求

掌握 中药的性能、煎服法及护理。

熟悉 内服药、外用药的护理、方剂的配伍原则、常用剂型。

能力要求

能正确实施用药后护理，会煎煮中药，指导患者服药。

具备一定的方药知识并指导健康宣教。

案例分析

李先生，38 岁，办公室工作人员。近期因气候变化而出现恶寒、发热，头身疼痛、无汗、鼻塞流清涕，舌苔薄白，脉浮紧。医生给予解表散寒剂麻黄汤。

问题

患者自行煎药及服药时需要注意哪些问题？

第一节 中药与方剂

一、中药基本知识

（一）中药的性能

1. 四气 又称四性，即寒、热、温、凉四种药性，是从药物作用于人体所发生的反应概括出来的，用以说明药物的作用性质。温热性属阳，寒凉性属阴。温次于热，凉次于寒。凡能够减轻或消除热证的药物，一般属于寒性或凉性，如板蓝根、蒲公英；凡能够减轻或消除寒证的药物，一般属于热性或温性，如干姜、肉桂。药物寒热之性不甚明显者，称为平性，如茯苓、猪苓。

2. 五味 五味是指辛、甘、酸、苦、咸五种药味。五味与药物的实际滋味有一定关系，但以功效为主要标志，不同的味有不同作用。

辛：有发散、行气、活血的作用。解表药、行气药、活血药等多具辛味。如有发散作用的生姜，有行气作用的木香，有活血作用的红花。辛味药多辛散燥烈，易耗气伤津，气虚、阴津亏损、表虚多汗者不宜使用。

甘：有补益和中、缓急止痛、调和药性的作用。补益药多具甘味。如有补气作用的人参，有缓急止痛作用的蜂蜜，有和中作用的麦芽，有调和药性作用的甘草。甘味多滋腻，易助湿碍脾，脾虚湿滞慎用。

酸：有收敛、固涩的作用。固表止汗、涩肠止泻的药物多具有酸味。如有涩精、敛汗作用的五味子，有敛肺气止咳嗽、涩肠止泻作用的乌梅，有止血作用的五倍子，有固精、缩尿作用的金樱子等。酸能敛邪，有实邪者应慎用。

苦：有清热泻火、通泄、降气、燥湿、坚阴的作用。清热、泻下、祛风湿的药物多具苦味。如栀子、龙胆草、杏仁、大黄、黄连等。苦燥易伤阴津，阴津不足者宜慎用。

咸：有软坚散结、泻下的作用。泻下、消散结块的药物多具咸味。如海藻、芒硝等。

此外，还有淡味和涩味。淡，有渗湿、利尿的作用，常附于甘，如猪苓、茯苓等；涩，有收敛、固涩的作用，与酸相似，常附于酸，故仍用五味来概括药性。

3. 升降浮沉　是指药物作用的不同趋向。一般分为升浮和沉降两类。不同疾病在病机和证候的表现有向上、向下、向外、向内等趋向，能消除或改善这些病证的药物，常具有与之对应的升降浮沉作用。升是上升，多治疗泻痢、崩漏、脱肛等病证；降是下降，多治疗呕吐、咳喘等病证；浮是向外发散，多治疗表证、麻疹等病证；沉是向内收敛，多治疗因虚而致的自汗、盗汗等病证。

升浮药物，质地多轻清上升，具有升阳发表、催吐、开窍等作用；沉降药物，质地多重浊坚实，具有清热、泻下、利水渗湿、止咳平喘等作用。另外，适当的炮制及配伍可改变药物的升降浮沉的趋向。如酒炒则升，姜汁炒则散，醋炒则收敛，盐水炒则下行。配伍少量升浮药在大队沉降药中，药性能随之下降；在大队升浮药中配伍少量沉降药，则药性随之上升。

4. 归经　是指药物作用的部位。主要是指对某经（脏腑及经络）发生明显作用，对其他经则作用较小或没作用。归经不同，治疗作用也不相同。掌握归经便于临床辨证用药，有助于区别功效相似的药物，但应与四气五味、升降浮沉理论相结合，才能做到全面准确。

5. 毒性　是指药物对机体的损害性。毒性反应与药物的不良反应不同，它对人体的危害性较大，甚至可以危及生命。有毒药物的治疗剂量与中毒剂量往往比较接近或相当，在使用这类药物时，应严格掌握安全剂量及使用方法，不可过服，以防过量或蓄积中毒。临床上利用有毒药物来治疗疾病，可通过必要的炮制、配伍、制剂等途径来减轻或消除毒性。

（二）中药的应用

1. 中药的配伍

（1）相须　即性能功效相似的药物配合应用，可以增强原有疗效。如石膏与知母配合，能明显增强清热泻火的治疗效果；大黄与芒硝配合，能明显增强攻下泻热的治疗效果；全蝎与蜈蚣同用，能明显增强止痉作用。

（2）相使　即性能功效方面有某些共性的药物配合应用，以一种药为主，另一种药为辅，能明显提高主药疗效。如补气利水的黄芪与利水健脾的茯苓配合时，茯苓能提高黄芪补气利水的治疗效果；清热的黄芩与攻下的大黄配合时，大黄能提高黄芩清热的功效。

（3）相畏　即一种药物的毒性反应或副作用，能被另一种药物减轻或消除。如生半夏和生南星的毒性能被生姜减轻或消除，所以说生半夏和生南星畏生姜。

（4）相杀　即一种药物能减轻或消除另一种药物的毒性或副作用。如生姜能减轻或消

除生半夏和生南星的毒性或副作用，所以说生姜杀生半夏和生南星的毒。由此可知，相畏、相杀实际上是同一配伍关系的两种提法。

（5）相恶　即两药合用后，由于相互牵制而使原有功效降低甚至丧失。如人参恶莱菔子，因莱菔子能削弱人参的补气作用，人参能削弱莱菔子的降气作用。

（6）相反　即两种药物合用，能产生或增强毒性反应或副作用。如"十八反""十九畏"中的若干药物（见"用药禁忌"）。

2. 用药禁忌

（1）配伍禁忌　在复方配伍用药中，有些药物应避免配合使用，以免降低和破坏药效，产生剧烈的毒副作用，称为配伍禁忌。金元时期概括为"十八反""十九畏"。

十八反：甘草反甘遂、大戟、海藻、芫花；乌头反贝母、瓜蒌、半夏、白蔹、白及；藜芦反人参、沙参、丹参、玄参、苦参、细辛、芍药。

十九畏：硫黄畏朴硝，水银畏砒霜，狼毒畏密陀僧，巴豆畏牵牛，丁香畏郁金，川乌、草乌畏犀角，牙硝畏三棱，官桂畏石脂，人参畏五灵脂。

⇄ **知识链接**

> **1. 十八反歌诀**　本草明言十八反，半蒌贝蔹及攻乌。藻戟遂芫俱战草，诸参辛芍叛藜芦。
>
> **2. 十九畏歌诀**
>
> 硫黄原是火中精，朴硝一见便相争。水银莫与砒霜见，狼毒最怕密陀僧。
>
> 巴豆性烈最为上，偏与牵牛不顺情。丁香莫与郁金见，牙硝难合京三棱。
>
> 川乌草乌不顺犀，人参最怕五灵脂。官桂善能调冷气，若逢石脂便相欺。
>
> 大凡修合看顺逆，炮爁炙煿莫相依。

（2）妊娠用药禁忌　妇女妊娠期间，有些药物应用不当，可导致流产或早产，应禁用或慎用。

禁用药：禁用药大多数是毒性较强或药性猛烈的药物，如水银、砒霜、雄黄、牵牛、芦荟、芫花、大戟、甘遂、乌头、三棱、莪术等药，妊娠期妇女绝对禁用。

慎用药：慎用药包括活血祛瘀、行气破滞以及辛温、苦寒的药物，如桃仁、红花、益母草、川芎、大黄、枳实、木通、附子、肉桂、赭石等药，妊娠期妇女应慎用。

（3）用药饮食禁忌　是指服药期间对某些食物的禁忌，简称食忌，也就是通常所说的忌口。一般而言应忌食生冷、辛热、油腻、腥膻、有刺激性的食物。此外，根据病情的不同，饮食禁忌也有区别，如热性病应忌食辛辣、油腻、煎炸类食物；寒性病应忌食生冷；胸痹病人应忌食肥肉、脂肪、动物内脏及烟、酒；肝阳上亢、头晕目眩、烦躁易怒等应忌食胡椒、辣椒、大蒜、酒等辛热助阳之品；脾胃虚弱者应忌食油炸黏腻、寒冷坚硬、不易消化的食物；疮疡、皮肤病患者，应忌食鱼、虾、蟹等腥膻发物及辛辣刺激性食品。

二、中药煎服法与护理

（一）中药煎法

1. 煎药用具　煎煮中药要用带盖的砂锅、白色不掉瓷的搪瓷锅、玻璃器皿等煎药容器。禁用易与中药发生化学反应的铁、铜、铝、不锈钢、锡等容器。

2. 煎药用水　一般以水质纯净、矿物质少的自来水为佳，应用凉水或凉开水，不可用开水。用水量视情况而定，对于内服药，将药材倒入药锅中，第一煎加水超出药面的3~5cm，第二煎加水超出药面的2~3cm，水量应一次加足。对于外用药，应根据用量来决定加水量，如外洗面积较大，水量应多些。

3. 浸泡　一般来说，复方汤剂浸泡30~60分钟；以根、茎、果实、种子类为主的汤剂，浸泡60分钟；以中药煎法与花、叶、草类为主的汤剂，浸泡20~30分钟。

4. 煎药火候与时间　以"先武后文"为原则，即没有煮沸之前用武（大）火，煮沸后改用文（小）火，以能维持"鱼眼沸"为宜。煎煮时间应根据药物性能及功用而定（表10-1）。

表10-1　各类药物煎煮时间与火候

药剂种类	煎煮时间与火候
一般药物	先以武火煮沸后改用文火煎20~30分钟
解表药、清热药、芳香药	武火煮沸后改用文火煎10~15分钟
滋补调理药	武火煮沸后改用文火缓煎40~60分钟
有毒性的药	文火久煎60~90分钟

5. 特殊煎煮法　某些药物由于质地不同，煎法比较特殊（表10-2）。

表10-2　特殊煎煮法

煎煮法	要求
先煎	①矿物类、贝壳类药物（如龙骨、牡蛎、石膏等）质地坚硬、药味难出，应打碎后先煎20分钟再下其他药。②毒性较强的药物（如生南星、生附子等），为降低或消除毒性，应先煎30~60分钟，再下其他药同煎。③泥沙多的药物（如灶心土）、质轻量大的药物（如白茅根）应先煎取汁澄清，以其药汁代水煎其他药物

煎煮法	要求
后下	气味芳香类药物（如藿香、砂仁、薄荷等），为防止其有效成分挥发，在药物即将煎好前4~5分钟放入锅内与其他药物同煎
包煎	①旋覆花、辛夷等药，为防其煎后药液浑浊并为了减少对咽喉、消化道的不良刺激，可用薄布或纱布将药包好再放入锅内与其他药物同煎。②蒲黄、海金沙等质轻，易飘浮或易成糊状，宜包煎。③车前子、葶苈子等药材细，含淀粉、黏液多，煎煮时易粘锅、焦烟，宜包煎
另煎（另炖）	为了保存贵重药（如人参、鹿茸等）的有效成分，尽量减少被同煎的药物吸收，可将贵重药切成小片，单味煎煮2~3小时（或放入加盖盅内隔水炖），煎好后，单独服用或兑入汤药中同服
烊化（溶化）	胶质类或黏性大而且易溶的药物（如阿胶、饴糖等），为防止同煎易粘锅，或黏附于其他药而影响药效，需单独加温溶化。将胶质类药物置于刚煎好的去渣药液中，趁热倒入搅拌，或置火上微煮，使之完全溶解，趁热服下
冲服	将某些药物，如芒硝、三七末等置于去渣药液中，微煮或趁热搅拌，使之溶解后服用
泡服	含有挥发油、容易生味、用量少的药物，用开水或煮好的一部分药液趁热浸泡后服用药液，如藏红花、肉桂、番泻叶等

⮂ **知识链接** ▶

不宜煎煮的中药

三七、鹿茸、紫河车、蛤蚧、冬虫夏草等贵重药不宜煎煮，此类药物主要成分多为皂苷、蛋白质、脂肪、激素等、由于苷式本身的化学结构比较复杂，而蛋白质又具有不稳定因素，一旦煎煮就会发生复杂的化学变化，进而影响其疗效。因此，要保存其有效成分，正确的做法应该是研末冲服。

（二）中药服法

汤剂通常每日1剂，分2~3次服，临床用药时可根据病情增减。一般峻下药、攻积导滞药宜空腹服；补益药宜饭前服；健胃药和对胃肠刺激性大的药宜饭后服；安神药宜睡前1小时服；其他药物一般宜在饭后服。总之，无论饭前或饭后服药，均应略有间隔，在饭前、饭后1小时左右服用，以免影响疗效。

⮂ **知识链接** ▶

中药去苦妙招

1. 留心服药温度。有关专家研究证实，舌头对37℃以上的温度尤为敏感，因此，苦味汤药的温度应把持在15~37℃。

2. 留心含、咽中药的部位。人的苦味感受器主要集中在舌头的前半部，尤其是舌尖。因此，药液进口后，最好将药马上含在舌根部，自然咽下，也可用汤匙直接将药液送至舌根顺势咽下。

3. 留心服药速度，药汁在口中停留的时间越长，感到味道越苦，因此，苦味中药服用时宜快不宜慢。

4. 服药后可立即用凉水漱口，然后喝适量温开水。

（三）中药中毒与不良反应护理

1. 常见有毒中草药

（1）生物碱类　雷公藤、曼陀罗、藜芦、乌头、天南星、马兜铃、阿片等。

（2）苷类　万年青、夹竹桃、半夏、商陆、芫花、鸦胆子、乌桑、木薯等。

（3）毒蛋白类　相思子、苍耳子、巴豆、蓖麻子、火麻仁、望江南等。

（4）毒蕈类　红茴香、白果、藤黄、狼毒、细辛等。

（5）动物类　蟾酥、斑蝥、鱼胆、蜈蚣等。

（6）矿物类　砒霜、朱砂、雄黄、轻粉、白降丹、红升丹、密陀僧、硫黄等。

2. 中草药中毒的解救方法与护理　中草药中毒来势急，症状重，变化迅速，如不积极组织解救与护理，可危及患者生命。

（1）立即终止接触及服用有毒药物　将患者移离有毒现场，安置在空气流通的空间，松解衣扣，注意保暖。

（2）迅速清除毒物　如毒物经胃肠道进入人体，可采用催吐、洗胃和导泻的方法；如从皮肤黏膜进入，应立即脱去被污染的衣物，彻底清洗头发、皮肤。

（3）促进已吸收的毒物排出　如通过利尿、透析、解毒剂等方法使毒物排出体外。

（4）严密观察并详细记录病情变化　根据各种中毒的临床表现不同进行观察。应严密观察生命体征，特别是神志、瞳孔、面色等变化，注意观察各种排泄物的性质、气味、颜色和量的变化，及时留取标本送检。认真做好监测，详细记录各项指标和情况，防止脱水及电解质紊乱。

（5）对症护理　患者若出现呼吸困难，可取半卧位，给予氧气吸入；呼吸衰竭的患者，应遵医嘱给予呼吸兴奋剂等；出现烦躁不安、惊厥的，可遵医嘱给予镇静剂，并注意安全。

（6）一般护理　病室应安静、整洁、温湿度适宜、空气流通、光线柔和。加强情志护理，稳定患者情绪，避免不良刺激。

（7）加强卫生宣教，预防中草药中毒　应在医生的指导之下用药，不要轻信偏方、验方或自采自制中草药。注意将药物标明名称、药性，放于安全处，以免不知情者拿错误服。

三、方剂基本知识

方剂是在辨证立法的基础上，选择合适的药物，酌定用量，按照组成原则，妥善配伍而成。

（一）方剂的组成原则

方剂一般由君药、臣药、佐药、使药组成。

1. 君药　针对主病或主证起主要治疗作用的药物。在一个方剂中，是不可缺少的药物，又称主药，其药力居方之首。

2. 臣药 是辅助君药加强治疗主病和主证的药物，或针对兼病或兼证起治疗作用的药物，其药力小于君药。

3. 佐药 有三种意义：一是佐助君、臣药起治疗作用，或直接治疗次要症状或兼证的药物；二是减缓或消除君、臣药的毒性或峻烈之性的药物；三是与君药性味相反，在治疗中起反佐作用的药物，如在温热剂中加入少量寒凉药。一般用量较轻，药力小于臣药。

4. 使药 有两种意义：一是引经药，即引方中诸药直达病所的药物；二是调和药，即调和方中诸药作用的药物，一般用量较轻，药力较小。

（二）方剂的组成变化

1. 药味加减的变化

（1）末证加减 在主证、主药不变的情况下，因次要症状或兼证的不同，增减次要药物，以适应新病情。

（2）配伍变化 在主药不变的情况下，改变臣、使药的配伍，从而使该方的作用发生变化。

（3）组方变化 更换方中主药，增减方中药味，方剂的功用随之改变，方名也随之发生改变。

2. 药量增减的变化 方剂中的药物组成不变，而药量发生了改变，使该方的功用和主治亦随之发生改变。

3. 剂型更换的变化 方剂中药物、药量完全相同，只是根据病情的需要，确定使用不同的剂型。剂型不同，药力大小与峻缓也不同。一般来说，汤剂多用于急证和重证，丸剂多用于缓证和轻证。

（三）常用方剂剂型

方剂剂型是指方药通过加工制成的制剂形式。每一剂型都有其特点。

1. 汤剂 药物配伍组成方剂后，加水浸泡煎煮，去渣取汁而服用者，称为汤剂。具有吸收快、作用强，可根据病情随证加减的特点，是临床使用最广的一种剂型。

2. 散剂 将药物研成粉末，称为散剂。分内服与外用两类，内服散剂是用温开水、米汤、酒等冲服或直接吞服。现常将药物粉末装入胶囊内吞服，称为胶囊剂。外用散剂一般将粉末调敷患处，亦可作点眼、吹喉等外用。具有节省药材、不易变质、便于服用和携带等特点。

3. 丸剂 将药物研成粉末后，用水、蜜、米糊、面糊、酒、药汁等为赋形剂制作而成的圆粒状固体剂型。具有吸收较慢，药效持久，节省药材，便于服用、携带与贮存的特点。

4. 膏剂 分内服和外用两种。内服膏剂是将药物反复煎熬，去渣取汁，再用微火加热浓缩，加入蜂蜜或冰糖收膏而成，具有滋润补益作用，有体积小、含量高，便于服用等特点。外用膏剂即"薄贴"，是用油将药物煎熬，去渣加入黄丹、白蜡等物收膏而成。现有软膏药和硬膏药两种。

5. 糖浆剂 将药物煎煮后去渣取汁浓缩，加入高浓度蔗糖的药物水溶液。具有吸收较快、服用方便、味甜量小等特点。

6. 冲剂 将药物浓缩浸膏与适量辅料混合制成的颗粒状散剂。具有体积较小、作用迅速、味道可口、便于服用等特点。

7. 片剂 将药物经过加工和提炼与适量辅料混合压制而成的剂型。具有体积小、用量准确、便于服用等特点。

8. 注射剂 将药物经过加工精炼而成的灭菌溶液或粉末，供皮下、肌肉、静脉、腧穴注射的一种制剂。具有剂量准确、药效迅速、适用面广、不受消化系统影响等特点。

9. 酒剂 又称药酒，将药物浸泡于酒中，使其有效成分溶于酒中而得到的一种澄清浸出液的剂型。分内服和外用两种。具有活血通络的特点。

10. 口服液 将药材经提取制成的内服液体制剂。具有吸收快、服用方便、口感适宜等特点。

第二节　常用中药

按照功效的不同，中药分为解表药、清热药、泻下药、祛风湿药、化湿药、利水渗湿药、温里药、行气药、消食药、驱虫药、理血药、化痰药止咳平喘药、安神药、平肝熄风药、补益药及收涩药等。

一、解表药

以发散表邪为主要功效，用以解除表证的药物称为解表药。解表药味多辛，多归肺、膀胱经，分为辛温解表药和辛凉解表药两类（表 10 - 1）。

表 10 - 1　解表药的类别、功效与应用

类别	药名	性味	功效	应用
辛温解表药	麻黄	辛、微苦、温	发汗、平喘、利水	风寒感冒，咳喘，水肿
	桂枝	辛、微苦、温	发汗解表、温经通阳	风寒感冒，肢节酸痛，水饮
	紫苏	辛、温	发表散寒、行气宽中、解鱼蟹毒	感冒，胸闷呕吐，胎动不安，鱼蟹中毒
	防风	辛、甘、微温	祛风解表、胜湿止痛、解痉	风寒感冒头痛，风湿痹痛
	荆芥	辛、微温	祛风解表、止血	风寒表证，麻疹初期，目赤、咽肿，疮疡，吐血
	白芷	辛、微温	解表、止痛，祛风燥湿，消肿排脓	风寒感冒头痛，疮疡
	薄荷	辛、凉	疏散风热、清利头目、利咽透疹	外感表证，头痛目赤，咽痛，麻疹

类别	药名	性味	功效	应用
辛凉解表药	桑叶	辛、甘、寒	疏风散热、清肝明目	外感风热，目赤，涩痛、多泪
	柴胡	苦、微寒	和解退热、疏肝解郁、升阳举陷	寒热往来、疟疾，胸胁满闷，脱肛
	葛根	辛、甘、凉	发表解肌、升阳透疹、解热生津	热病表证、口渴，麻疹初起，泄泻久痢

二、清热药

以清解里热为主要功效，用于治疗里热证的药物称为清热药。清热药大多寒凉，沉降入里，分为清热泻火药、清热燥湿药、清热解毒药、清热凉血药及清虚热药五类（表10-2）。

表10-2 清热药的类别、功效与应用

类别	药名	性味	功效	应用
清热泻火药	石膏	辛、甘、大寒	清热泻火，除烦止渴	高热烦渴、狂躁，发斑，头痛齿痛
	知母	苦、甘、寒	清热泻火，滋阴润燥	热病烦渴、肺热咳嗽，大便燥结，小便短黄
	栀子	苦、寒	泻火除烦，清热利湿，凉血解毒	热病虚烦，黄疸，淋病，吐衄
	芦根	甘、寒	清胃火，除烦渴，止呕	热病烦渴，肺热咳嗽，胃热呕逆
	夏枯草	辛、苦、寒	清肝火，散郁结	瘰疬，瘿瘤，目赤肿痛
清热燥湿药	黄芩	苦、寒	清热燥湿，泻火解毒，止血安胎	肺热咳嗽，热病泻痢，痈肿疔疮，各种血证
	黄连	苦、寒	清热燥湿，泻火解毒	热病泻痢，热病烦渴，消渴，痈肿疮毒
	黄柏	苦、寒	清热燥湿，泻火解毒，退虚热	阴虚亢热，痢疾，黄疸，淋浊白带，痈肿疮毒
	龙胆	苦、寒	清热燥湿，泻肝火	目赤、咽痛、胁肋痛，湿热黄疸，阴肿阴痒
	苦参	苦、寒	清热燥湿，祛风杀虫，利尿	湿热黄疸，带下，皮肤瘙痒，小便不利
清热凉血药	生地黄	甘、苦，寒	清热凉血，养阴生津	热病少津，吐衄下血，消渴
	玄参	甘、苦、咸，寒	清热凉血，泻火解毒	温热病，咽喉肿痛，痈肿疮毒
	牡丹皮	辛、苦、微寒	清热凉血，活血散瘀	热病发斑、惊痫，血滞经闭、痛经
	赤芍	苦、微寒	清热凉血，去瘀止痛	湿热病，发斑，血滞经闭、痛经，目赤肿痛
清热解毒药	金银花	甘、寒	清热解毒	外感风热，热毒泻痢，疮痈疔肿
	连翘	苦，微寒	清热解毒，消痈散结	外感风热，疮毒痈肿
	板蓝根	苦、寒	清热解毒，凉血利咽	热病，斑疹，痄腮，疮毒痈肿
	蒲公英	苦、甘、寒	清热解毒，利湿通淋	热毒痈肿，淋病
清虚热药	青蒿	苦，寒	退虚热，凉血	疟疾，温热病后期，阴虚发热
	地骨皮	苦、寒	凉血退蒸，清泄肺热	阴虚血热，肺热咳嗽

三、泻下药

凡能引起腹泻或润滑大肠，促进排便的药物称泻下药（表 10 - 3）。

表 10 - 3 泻下药的类别、功效与应用

类别	药名	性味	功效	应用
攻下药	大黄	苦、寒	泻下攻积，清热泻火，解毒	宿食停滞，瘀血经闭，吐衄，热毒疮疡
	芒硝	咸、苦、寒	泻下，软坚，清热	大便燥结，目赤疮疡
	番泻叶	甘、苦、寒	泻下导滞	热结便秘
	芦荟	苦、寒	泻下，清肝，杀虫	热结便秘，小儿疳积
润下药	火麻仁	甘、平	润燥滑肠	肠燥便秘，
	郁李仁	辛、苦、平	润燥通便，利水消肿	肠燥便秘，水肿
峻下逐水药	甘遂	苦、寒；有毒	泻下逐饮，消肿散结	水肿腹胀，痰饮积聚
	大戟	苦、寒；有毒	泻下逐饮，消肿散结	水肿腹胀，痰饮积聚
	芫花	辛、苦、寒；有毒	泻下逐饮，祛痰止咳	水肿腹胀，喘满咳嗽
	巴豆	辛、热；大毒	泻下冷积，逐水利肿，祛痰利咽	寒邪食积，大腹水肿，喉痹

四、祛湿药

以祛风湿、止痹痛为主要功效，用于治疗风湿痹痛的药物称为祛风湿药。

凡气味芳香，性偏温燥，具有化湿运脾作用的药物称为芳香化湿药。

以利水渗湿为主要功效，用以治疗水湿内停病证的药物称为利水渗湿药（表 10 - 4）。

表 10 - 4 祛湿药的类别、功效与应用

类别	药名	性味	功效	应用
祛风湿药	独活	辛、苦、温	祛风湿，止痛，解表	风湿痹痛，风寒表证
	威灵仙	辛、咸、温	祛风湿，治骨鲠，止痹痛，	风湿痹痛，诸骨鲠咽
	秦艽	辛、苦、微寒	祛风湿，舒筋络，清虚热	风湿痹痛，骨蒸潮热
	防己	辛、苦、寒	祛风湿，止痛，利水	风湿痹痛，水肿
芳香化湿药	藿香	辛，温	化脾醒湿，辟秽和中，解暑，发表	暑湿证及湿温初起，呕吐
	苍术	辛、苦、温	燥湿健脾，祛风湿，解表	脘腹胀满，风湿痹证
	厚朴	苦、辛、温	燥湿行气，降逆平喘	腹胀，梅核气，痰多咳嗽
	砂仁	辛、温	化湿行气，温中止泻，安胎	吐泻，妊娠恶阻，胎动不安
利水渗湿药	茯苓	甘、淡、平	利水渗湿，健脾，安神	淋病，泄泻，水肿
	猪苓	甘、淡、平	利水渗湿，	泄泻，水肿，淋浊带下
	泽泻	甘、淡、寒	利水渗湿，泄热	淋病，泄泻，水肿
	薏苡仁	甘、淡、微寒	利水渗湿，健脾，除痹	泄泻，水肿，痹证

五、温里药

以温里散寒为主要功效，用于治疗里寒证的药物称为温里药，又称祛寒药（表10-5）。

表10-5　温里药的性味、功效与应用

类别	药名	性味	功效	应用
温里药	附子	辛、热；有毒	回阳救逆，补火助阳	大汗亡阳，四肢厥逆，肾阳衰弱，水肿
	肉桂	辛、甘、热；有毒	补火助阳，散寒止痛	肾阳衰弱，脘腹冷痛，寒湿痹痛
	吴茱萸	辛、苦、热；有小毒	散寒止痛，疏肝下气	脘腹冷痛、痹痛，呕吐吞酸，泄泻
	细辛	辛、温；有小毒	祛风，散寒止痛	头痛、牙痛、痹痛，外感风寒表证

六、理气药

以行气、理气为主要功效，用以治疗气滞或气逆的药物称为行气药，又称理气药（表10-6）。

表10-6　理气药的性味、功效与应用

类别	药名	性味	功效	应用
理气药	陈皮	辛、苦、温	健脾理气，燥湿化痰	脘腹胀痛，吐泻，咳嗽
	青皮	辛、苦、温	疏肝理气，散结消滞	胸腹胀痛，乳房胀痛，食积气滞
	枳实	辛、苦、微寒	破气消积，化痰除痞	食积、痰滞，胸腹痞满、胀痛，便秘
	佛手	辛、苦、温	疏肝理气，和中化痰	胸闷、胁肋胀痛，咳嗽痰多
	木香	辛、苦、温	行气，调中，止痛	脘腹胀痛，脾虚气滞
	香附	辛、微苦、微甘、平	疏肝理气，调经止痛	胸腹胀痛，月经不调

七、消食药

以消化食积为主要功效，用以治疗饮食积滞的药物称为消食药（表10-7）。

表10-7　消食药的性味、功效与应用

类别	药名	性味	功效	应用
消食药	山楂	酸、甘、微温	消食化积，活血散瘀	肉食积滞，产后瘀阻腹痛、恶露不尽
	神曲	辛、甘、温	消食和胃	食积
	麦芽	甘、平	消食和中，回乳	面食积滞，断乳
	谷芽	甘、平	消食和中，健脾开胃	食积，脾虚食少

八、理血药

以制止体内外出血为主要功效，用于治疗出血病症的药物称为止血药。

以活血化瘀为主要功效，用于治疗血瘀证的药物称活血化瘀药，简称活血药（表10-8）。

表10-8 理血药的类别、功效及应用

类别	药名	性味	功效	应用
止血药	大蓟	甘、苦、凉	凉血止血，散瘀消痈	咯血、衄血、崩漏，热毒疮痈
	小蓟	甘、凉	凉血止血，解毒消痈	血证，热毒疮痈
	地榆	酸、苦、微寒	凉血止血，解毒敛疮	咯血、吐衄、尿血，烫伤，湿疹，皮肤溃烂
	三七	甘、微苦、温	化瘀止血，散肿生肌	血证，跌打损伤
活血药	丹参	苦、平	活血祛瘀，润肠通便	痛经、闭经，产后瘀滞、腹痛，跌打损伤，肠燥便秘
	川芎	辛、温	活血行气，祛风止痛	月经不调，跌打损伤，疮痈肿痛，头痛
	延胡索	辛、苦、温	活血行气，止痛	胸腹诸痛，月经不调，少乳
	郁金	辛、苦、寒	活血止痛，行气解郁	胸胁腹痛，吐衄，癫狂
	红花	辛、温	活血祛瘀，通经	经闭，产后瘀阻，跌打损伤，斑疹
	益母草	辛、苦、微寒	活血祛瘀，利尿消肿	月经不调，产后瘀阻腹痛，水肿

九、化痰止咳平喘药

以化痰或祛痰为主要功效，用以治疗痰证的药物称为化痰药（表10-9）。

表10-9 化痰止咳平喘药的性味、功效及应用

类别	药名	性味	功效	应用
化痰止咳平喘药	半夏	辛、温；有毒	燥湿化痰，降逆止呕，消痞散结	咳嗽，气逆眩证，寒饮呕吐，胸脘痞闷，梅核气
	天南星	辛、苦、温；有毒	燥湿化痰，降逆止呕，消痞散结	顽痰咳嗽，眩晕，中风，破伤风
	白芥子	辛、温	温肺祛痰，利气散结，通络止痛	咳嗽痰喘，阴疽痰核
	瓜蒌	辛、寒；有毒	润肺化痰，滑肠通便	肺热咳嗽，胸痹，肠燥便秘
	贝母	甘、苦、微寒	化痰止咳，清热散结	肺虚久咳，瘰疬，乳痈、肺痈
	杏仁	苦、微温；有小毒	止咳平喘，润肠通便	外感咳喘，肠燥便秘
	百部	甘、苦、平	润肺止咳，灭虱杀虫	新久咳嗽，蛔虫，蛲虫，虱子
	枇杷叶	甘、平	化痰止咳，和胃降逆	痰热咳嗽，胃热呕秽

十、平肝息风药

以平肝潜阳、息风止痉为主要功效，用于治疗肝阳上亢或肝风内动证的药物称为平肝息风药（表10-10）。

表10-10 平肝息风药的性味、功效及应用

类别	药名	性味	功效	应用
平肝息风药	羚羊角	咸，寒	平肝息风，清肝明目	头目眩晕，惊痫抽搐，目赤头痛
	钩藤	甘，凉	清热平肝，息风定惊	头痛，眩晕，惊痫抽搐
	天麻	甘，平	息风止痉，平肝潜阳，祛风通络	眩晕，头痛，肢体麻木，手足不遂
	牛黄	苦，凉	化痰开窍，息风止痉，清热解毒	热病神昏，惊风，癫痫
	全蝎	辛，平；有毒	息风止痉，攻毒散结，通络止痛	痉挛抽搐，风湿顽痹
	石决明	咸，寒	平肝潜阳，清肝明目	头晕目眩，目赤，翳障，视物昏花

十一、安神药

以安定神志为主要功效，用于治疗心神不安病症的药物称为安神药，分为重镇安神药和养心安神药两类（表10-11）。

表10-11 安神药的性味、功效及应用

类别	药名	性味	功效	应用
安神药	酸枣仁	甘、平	养心安神，敛汗	失眠、惊悸，体虚自汗、盗汗
	柏子仁	甘、平	养心安神，润肠通便	惊悸怔忡，肠燥便秘
	龙骨	甘、涩、微寒	平肝潜阳，镇静安神	烦躁易怒，心悸失眠
	远志	辛、苦、微温	安神益智，祛痰开窍，消散痈肿	惊悸健忘，精神错乱，痈疽
	合欢皮	甘、平	安神解郁，活血消肿	健忘、失眠，骨折，痈肿

十二、补益药

以补益人体气血阴阳之不足，改善脏腑功能，增强体质为主要作用，用于治疗虚证为主的药物称为补益药，又称补虚药（表10-12）。

表 10 – 12 补益药的类别、功效及应用

类别	药名	性味	功效	应用
补气药	人参	甘、微苦、微温	大补元气，补脾益肺，生津安神	崩漏暴脱，肺虚喘促，脾胃虚弱，津伤口渴，心悸健忘
	西洋参	苦、微甘、寒	补气养阴，清火生津	咳喘痰血，热病口渴，肠热便血，心悸心痛
	党参	甘、平	补中益气，生津养血	食少便溏，气短咳喘，热病口渴
	黄芪	甘、微温	补气升阳，益卫固表，利水，托毒排脓	气血虚弱，表虚自汗，水肿，消渴
	白术	甘、苦、温	补气健脾，燥湿利水	脾虚泄泻，水肿，自汗
	甘草	甘、平	补脾润肺，解毒，调和药性	脾胃虚弱，咳嗽，疮疡
补血药	当归	甘、辛、温	补血活血，止痛，润肠	月经不调，崩漏，跌打损伤，痹痛，肠燥便秘
	熟地黄	甘、微温	养血滋阴，补精益髓	月经不调，潮热盗汗，遗精，消渴
	何首乌	甘、苦、涩、微温	补益精血，润肠，解毒	遗精带下，痈疽瘰疬，肠燥便秘，乌须发
	白芍	苦、酸、微寒	养血柔肝，平抑肝阳	月经不调，胸胁腹痛，肝阳上亢头痛，眩晕
	阿胶	甘、平	补血止血，滋阴润肺	血虚阴虚，心悸失眠，吐衄便血，虚劳咳喘
补阴药	沙参	甘、微寒	清肺养阴，益胃生津	肺虚咳嗽，热病伤津，咯血，口渴
	麦冬	甘、微苦、微寒	清肺养阴，益胃生津，清心除烦	咳嗽吐血，舌干口渴，心烦失眠
	百合	甘、微寒	润肺止咳，清心安神	肺热咳嗽，失眠多梦
	鳖甲	咸、寒	滋阴潜阳，软坚散结	热病后期，痉厥，骨蒸劳热，闭经
补阳药	鹿茸	甘、咸、温	补肾阳，益精血，强筋骨	阳痿早泄，崩漏带下，小儿骨软
	巴戟天	辛、甘、微温	补肾助阳，祛风除湿	阳痿、尿频，腰膝疼痛
	肉苁蓉	甘、咸、温	补肾助阳，润肠通便	阳痿、不孕，肠燥便秘
	杜仲	甘、温	补肝肾，强筋骨，安胎	腰痛脚弱，胎动不安

十三、固涩药

凡以收敛固涩，用以治疗各种滑脱病证为主的药物称为收涩药，又称固涩药。具有固表止汗、敛肺止咳、涩肠止泻、固精缩尿收敛止血、止带等作用（表 10 – 13）。

表 10－13　固涩药的类别、功效及应用

类别	药名	性味	功效	应用
固表 止汗药	麻黄根	甘、涩、平	固表止汗	自汗、盗汗
	浮小麦	甘、凉	固表止汗，益气，除热	自汗、盗汗；骨蒸劳热
涩肠止 泻药	诃子	苦、酸、涩、平	涩肠止泻，敛肺止咳，降火利咽	久泻久痢，便血脱肛；肺虚喘咳，久嗽不止，咽痛音哑
	赤石脂	甘、酸、涩、温	涩肠止泻，收敛止血，生肌敛疮	久泻久痢；便血，崩漏带下；疮疡久溃不敛，湿疮脓水浸淫
	禹余粮	甘、涩、微寒	涩肠止泻，收敛止血	久泻久痢；便血，崩漏；带下清稀
	肉豆蔻	辛、温	温中行气，涩肠止泻	脾胃虚寒，久泻不止；胃寒气滞，脘腹胀痛，食少呕吐
固精止遗 止带药	芡实	甘、涩、平	益肾固精，补脾止泻，除湿止带	遗精滑精，遗尿尿频；脾虚久泻；白浊，带下
	山茱萸	酸、涩、微温	补益肝肾，收涩固脱	眩晕耳鸣，腰膝酸痛，阳痿；遗精滑精，遗尿尿频；月经过多，崩漏带下；大汗虚脱
	桑螵蛸	甘、咸、平	固精缩尿，补肾助阳	遗精滑精，遗尿尿频，小便白浊；肾虚阳痿
	海螵蛸	咸、涩、温	收敛止血，涩精止带，制酸止痛，收湿敛疮	吐血衄血，崩漏便血，外伤出血；遗精滑精，赤白带下；胃痛吞酸；湿疹湿疮，溃疡不敛
敛肺止 咳药	五味子	酸、甘、温	收敛固涩，益气生津，补肾宁心	久咳虚喘；梦遗滑精，遗尿尿频；久泻不止；自汗，盗汗；津伤口渴，内热消渴；心悸失眠
	乌梅	酸、涩、平	敛肺，涩肠，生津，安蛔	肺虚久咳；久泻久痢；虚热消渴；蛔厥呕吐腹痛
	五倍子	酸、涩、寒	敛肺降火，涩肠止泻，敛汗，固精止遗，止血，收湿敛疮	肺虚久咳，肺热痰嗽；久泻久痢；自汗盗汗；遗精滑精；崩漏，便血痔血，外伤出血；痈肿疮毒，皮肤湿烂

第三节　常用中成药

中成药是根据国家药品标准，在中医药理论指导下，选择疗效确切、应用广泛和稳定性好的处方，采用经过炮制的合格中药材为原料，大量生产一定的剂型，以供临床医生辨证应用，或由患者根据经验直接选购或使用的中药制剂。中成药历史悠久，内容丰富，其品种历代都有增加，随着现代科学技术的发展，加之近年来国内外的广泛交流，使中成药的品种和质量得到了较快发展。中成药的组方多来自于既有方剂，因此，中成药的组方原则与方剂组成原则基本一致，也是按照一定的组方原则，选择适

合的药物，酌定剂量，科学合理地组合而成（表10-14～表10-28）。

表10-14 解表类中成药

名称	功效	主治
感冒清热颗粒	疏散风寒，解表清热	风寒感冒之头痛、发热、咳嗽咽干
正柴胡饮颗粒	发散风寒，解热止痛	风寒初起
九味羌活丸	疏风解表，散寒除湿	外感风寒夹湿
银翘解毒丸（片）	疏风解表，清热解毒	风热感冒
感冒退热颗粒	清热解毒，疏风解表	外感风热，热毒壅盛
羚羊感冒片	清热解表	流行性感冒
桑菊感冒片	疏风清热，宣肺止咳	风热感冒初起
玉屏风散颗粒	益气，固表，止汗	表虚不固，体虚易感风邪
双黄连口服液	清热解毒，疏风解表	外感风热所致发热、咳嗽、咽喉肿痛
银黄口服液	清热疏风，利咽解毒	风热外感
清热解毒颗粒	清热解毒，泻火养阴	风热感冒
抗病毒口服液	清热祛湿，凉血解毒	风热感冒，温病发热
小儿退热口服液	疏风解表，解毒利咽	风热感冒
维C银翘片	疏风解表，清热解毒	流行性感冒发热、咳嗽、咽喉疼痛
儿童清肺口服液	清肺解表，化痰止嗽	风寒外束，肺经痰热
小儿止咳糖浆	润肺清热，止嗽化痰	风热感冒，咳嗽

表10-15 清热类中成药

名称	功效	主治
牛黄解毒片	清热泻火	火热内盛，咽喉肿痛，牙龈肿痛，口舌生疮
黄连上清丸	散风清热，泻火止痛	风热上攻，肺胃热盛
双黄连口服液	疏风解表，清热解毒	风热感冒
板蓝根颗粒	清热解毒，凉血利咽	肺胃热盛，扁桃体炎，腮腺炎
抗病毒颗粒	清热解毒	病毒性感冒
复方黄连素片	清热燥湿，行气止痛，止痢止泻	大肠湿热，痢疾

表10-16 祛湿类中成药

名称	功效	主治
排石颗粒	清热利水，通淋排石	下焦湿热，石淋
石淋通片	清热利尿，通淋排石	湿热下注，淋沥涩痛，尿路结石，肾盂肾炎
痹克颗粒	清热除湿，活血止痛	痹病湿热痹阻，瘀血阻络之关节疼痛
八正合剂	清热，利尿，通淋	湿热下注，小便短赤、淋沥涩痛
复方金钱草颗粒	清热祛湿，利尿排石	湿热下注，泌尿系结石，尿路感染

续表

名称	功效	主治
藿香正气水	解表化湿，理气和中	胸膈痞闷，脘腹胀痛，呕吐泄泻
大黄利胆胶囊	清热利湿，解毒退黄	肝胆湿热之胁痛、口苦、食欲不振
肠炎宁片	清热利湿，行气	大肠湿热之泄泻
白带丸	清热，除湿，止带	湿热下注之带下
三金片	清热解毒，利湿通淋	下焦湿热之小便短赤，淋沥涩痛
千金止带丸	健脾补肾，清热利咽	脾肾两虚之带下

表 10-17 治燥类中成药

名称	功效	主治
清燥润肺合剂	清燥润肺	燥气伤肺之干咳无痰、气逆而喘
枇杷止咳糖浆	清肺润燥，止咳化痰	肺热燥咳，痰少咽干
复方鲜石斛颗粒	滋阴养胃，生津止渴	胃阴不足所致口干咽燥、饥不欲食、烦渴
川贝清肺糖浆	清肺润燥，止咳化痰	干咳，咽干咽痛
川贝梨糖浆	养阴润肺	肺热燥咳，阴虚久咳
雪梨膏	清肺热，润燥止咳	干咳，久咳
止咳梨糖浆	润肺，化痰，止咳	肺燥咳嗽，干咳痰少，咯痰不爽
养阴清肺合剂	养阴润肺，清热利咽	咽喉干燥疼痛，干咳、少痰或无痰

表 10 18 温里类中成药

名称	功效	主治
附子理中丸	温中健脾	脾胃虚寒，脘腹冷痛，呕吐泄泻，手足不温
香砂养胃丸	温中和胃	不思饮食，呕吐酸水，胃脘满闷，四肢倦怠
良附丸	温胃理气	寒凝气滞，脘痛吐酸，胸腹胀满
温胃舒胶囊	温胃养胃，行气止痛，助阳暖中	脾胃虚寒所致的胃痛
小建中颗粒	温中补虚，缓急止痛	脾胃虚寒，脘腹疼痛，喜温喜按，嘈杂吞酸
桂附理中丸	补肾助阳，温中健脾	肾阳衰弱，脾胃虚寒，脘腹冷痛
黄芪健中丸	补气散寒，健胃和中	脾胃虚寒所致的恶寒腹痛，身体虚弱

表 10-19 泻下类中成药

名称	功效	主治
复方芦荟胶囊	调肝益肾，清热润肠	心肝火盛，大便秘结
当归龙荟丸	泻火通便	肝胆火旺之便秘
复方牛黄清胃丸	清热通便	胃火所致大便秘结，口舌生疮
新清宁胶囊	泻火通便，清热解毒	实热内蕴之便秘
麻仁润肠丸	润肠通便	肠胃积热，胸腹胀满，大便秘结
麻仁滋脾丸	润肠通便	年老久病虚弱、阴虚津亏之便秘
通便灵胶囊	润肠通便	阴虚便秘

表 10 – 20　消食类中成药

名称	功效	主治
保和丸	消食，导滞，和胃	食积停滞
枳实导滞丸	消积导滞，清利湿热	饮食积滞，湿热内阻
健脾丸	健脾开胃	脾胃不和，脘腹胀满，食少便溏
山楂丸	健脾助消化	食积内停所致的消化不良、脱腹胀闷
健胃消食片	健胃消食	脾胃虚弱之食积
香砂养胃丸	温中和胃	不思饮食，胃脘满闷或泛吐酸水
肥儿丸	健胃消积，驱虫	小儿消化不良，虫积腹痛，食少腹胀
复方鸡内金片	健脾开胃，消食化积	食积胀满，饮食停滞，呕吐泄泻
烂积丸	消积，化滞，驱虫	食滞积聚，胸满，痞闷，腹胀坚硬
小儿健胃消食片	消食化滞，健胃和脾	脾胃不和之食积
健儿消食口服液	健脾益胃，理气消食	脾虚食积
小儿化食口服液	消食化滞，泻火通便	胃热停食，脘腹胀满，大便干结

表 10 – 21　和解类中成药

名称	功效	主治
小柴胡颗粒	解表散热，疏肝和胃	外感病邪犯少阳，寒热往来
逍遥丸	疏肝健脾，养血调经	肝气不舒，胸胁胀痛，头晕目眩，月经不调
加味逍遥丸	疏肝清热，健脾养血	两胁胀痛，心烦易怒，倦怠食少，月经不调
柴胡疏肝丸	疏肝理气，消胀止痛	肝气不舒，胸胁痞闷，食滞不消
护肝片	疏肝理气，健脾消食	慢性肝炎及早期肝硬化
香附丸	疏肝健脾，养血调经	肝郁脾虚，月经不调
丹栀逍遥丸	疏肝解郁，清热调经	肝郁化火，胸胁胀痛，月经不调
舒肝和胃口服液	疏肝解郁，和胃止痛	两胁胀满，食欲不振，胃脘疼痛，大便不调
肝复乐片	健脾理气，化瘀软坚	胁肋疼痛，食少纳呆，脘腹胀满

表 10 – 22　化痰类中成药

名称	功效	主治
半夏露糖浆	止咳化痰	咳嗽多痰，支气管炎
杏仁止咳糖浆	止咳化痰	痰浊阻肺，咳嗽痰多
蛇胆川贝口服液	清肺，止咳，除痰	肺热咳嗽
蛇胆川贝枇杷膏	清肺止咳，祛痰定喘	咳嗽咯痰，胸闷气喘，鼻燥，咽干喉痒
养阴清肺丸	养阴润燥，清肺利咽	阴虚肺燥，咽喉燥痛，干咳少痰
桂龙咳喘宁胶囊	止咳化痰，降气平喘	外感风寒，痰湿阻肺

表 10 - 23　理气类中成药

名称	功效	主治
气滞胃疼颗粒	疏肝理气，和胃止痛	肝郁气滞之胃痛
越鞠丸	理气解郁，宽中除满	气滞型胃脘痛
木香顺气丸	行气化湿，健脾和胃	肝气犯胃，胃痛走窜
元胡止痛片	理气活血止痛	气滞血瘀之胃痛、胁痛、头痛及痛经
三九胃泰颗粒	消炎止痛，理气健胃	浅表性胃炎，糜烂性胃炎
香砂养胃丸	理气和中，健脾益胃	脾胃虚弱，消化不良

表 10 - 24　理血类中成药

名称	功效	主治
复方丹参片	活血化瘀，理气止痛	气滞血瘀，胸痹，冠心病，心绞痛
血府逐瘀丸	活血祛瘀，行气止痛	瘀血内阻之头痛、胸痛
麝香保心丸	芳香温通，益气强心	气滞血瘀之胸痹
冠心苏合丸	理气，宽胸，止痛	寒凝气滞，心脉不通，胸痹
速效救心丸	行气活血，祛瘀止痛	气滞血瘀，冠心病，心绞痛
地奥心血康胶囊	活血化瘀，行气止痛	冠心病，心绞痛，瘀血内阻胸痹
通心络胶囊	益气活血，通络止痛	心气虚乏，血瘀阻络，冠心病
槐角丸	清肠疏风，凉血止血	血热肠风便血
三七胶囊	散瘀止血，消肿止痛	外伤出血，跌仆肿痛
七厘散	活血散瘀，消肿止血，定痛	跌打损伤，痹证，急性腰扭伤，腰痛
心脉通片	活血化瘀，通脉养心，降压降脂	高血压，高血脂
再造丸	活血化瘀，化痰通络，行气止痛	中风后遗症
妇女痛经丸	活血散寒，调经止痛	寒凝血滞，经来腹痛
桂枝茯苓丸	活血化瘀，缓消癥块	妇人小腹宿有包块，腹痛拒按
益母草膏（冲剂）	活血调经	气血不和引起的妇科病证
云南白药膏	活血散瘀，消肿止痛，祛风除湿	外伤肿痛
舒筋活血丸	舒筋通络，活血止痛	闪腰岔气
调经丸	理气和血，调经止痛	气郁血滞之月经不调
七制香附丸	开郁顺气，调经养血	气滞经闭

表 10 - 25　补益类中成药

名称	功效	主治
补中益气丸	补中益气，升阳举陷	脾胃虚弱，中气下陷
参芪片	补益元气	气虚体弱，四肢无力
当归补血口服液	补气益血	气血两虚证
归脾丸	益气健脾，养血安神	心脾两虚证
十全大补膏（丸）	温补气血	气血不足证

续表

名称	功效	主治
六味地黄丸	滋阴补肾	肾虚亏损，消渴
知柏地黄丸	滋阴降火	阴虚火旺证
大补阴丸	滋阴降火	阴虚火旺，咯血，耳鸣
麦味地黄丸	滋肾养肺	肺肾阴亏证
杞菊地黄丸	滋肾养肝	肝肾阴亏证
金匮肾气丸	温补肾阳，化气行水	肾阳不足证
消渴丸	滋肾养阴，益气生津	气阴两虚，消渴症
龙牡壮骨颗粒	强筋壮骨，健脾和胃	治疗和预防小儿佝偻病、软骨病

表 10 - 26　安神类中成药

名称	功效	主治
天王补心丸	滋阴养血，补心安神	心阴不足之失眠
柏子养心丸	补气，养血，安神	心气虚寒，失眠
养血安神丸	养血安神	失眠多梦，心悸头晕
安神补脑液	生精补髓，益气养血，强脑安神	肾精不足，气血两亏
安神补心丸	养心安神	心血不足，虚火内扰
解郁安神颗粒	疏肝解郁，安神定志	情志不舒，肝郁气滞
朱砂安神丸	清心养血，镇惊安神	胸中烦热，心烦，失眠

表 10 - 27　开窍类中成药

名称	功效	主治
清开灵颗粒	清热解毒，镇静安神	外感风热火毒证
紫雪散	清热开窍，止痉安神	热入心包，肝风内动
牛黄清心丸	清心化痰，镇惊祛风	神志混乱，言语不清，痰涎壅盛，头晕目眩
苏合香丸	芳香开窍，行气止痛	中风，中暑，痰厥昏迷
礞石滚痰丸	逐痰降火	痰火扰心，便秘

表 10 - 28　治风类中成药

名称	功效	主治
川芎茶调散	疏风止痛	外感风邪头痛
正天丸	疏风活血，通络止痛	外感风邪，瘀血阻络
通天口服液	活血化瘀，祛风止痛	瘀血阻滞，风邪上扰
大活络丸	祛风止痛，祛湿豁痰，舒筋活络	缺血性中风，风湿痹证
天麻钩藤颗粒	平肝息风，清热安神	肝阳上亢头痛
牛黄降压片	清心化痰，平肝安神	心肝火旺，痰热壅盛

名称	功效	主治
脑立清丸	平肝潜阳，醒脑安神	肝阳上亢证
脑血栓片	活血化瘀，醒脑通络，潜阳息风	瘀血阻络，肝阳上亢
华佗再造丸	活血化瘀，化痰通络，行气止痛	痰瘀阻络中风
天麻头痛片	养血祛风，散寒止痛	风寒头疼，血瘀头痛
仙灵骨葆胶囊	滋补肝肾，活血通络，强筋壮骨	肝肾不足，瘀血阻络
独活寄生丸	养血舒筋，祛风除湿	风寒湿痹证
天麻片	祛风除湿，通络止痛，补益肝肾	风湿瘀阻，肝肾不足
牵正散	祛风化痰止痉	风中经络，口眼㖞斜

第四节　用药护理

一、内服药的护理

（一）解表药的用法与护理

1. 解表药多含挥发油，其性升散，煎煮时不宜久煎。

2. 不可过量发汗，以防耗伤正气，应中病即止。

3. 避免汗出当风，以防病情加重。饮食宜清淡、易消化食物，多饮开水。

4. 麻黄发散力强，凡表虚自汗、阴虚盗汗及虚喘均当慎用。

（二）清热药的用法与护理

1. 清热药多为苦寒之品，过用易伤阳气。苦寒伤胃，性燥伤阴，应中病即止，不可久服。脾胃虚弱、食少泄泻、阴虚体弱、阴津亏虚者慎用。

2. 饮食宜清淡，忌辛辣、油腻之品。

3. 病室宜通风，热病高热不退者配合物理降温。对传染病病人，要隔离消毒。

4. 严密观察发热程度、出汗情况、神志改变、有无出血等，详细记录体温、呼吸血压等生命体征。

（三）泻下药的用法与护理

1. 攻下药和峻下逐水药峻烈力猛，奏效迅速，但容易损伤正气，要得泻即止，不可过服久服。年老体弱及妇女胎前产后、月经期等均应慎用。

2. 峻下逐水药能引起剧烈的腹泻，且能利尿，多有毒性，在用量、用法、禁忌上必须严格掌握，以保证用药安全。

3. 泻下后应注意饮食调养，不可过早进食肥甘油腻、辛辣、坚硬的食品。

（四）祛湿药的用法与护理

1. 本类药物性多温燥，易耗气伤阴，故气虚或阴虚血燥者均慎用。

2. 气味芳香，富含挥发油，入汤剂不宜久煎，一般 10 ~ 15 分钟即可，以免影响药效。

（五）温里药的用法与护理

1. 温里药其性多燥烈，容易耗伤津液，当中病即止；对于热病、津伤、阴虚证要禁用，对于孕妇要慎用。

2. 对于里寒证患者用温里药的同时，护理上要多加保暖以防复感外寒。

3. 服用温里药宜温热服药，同时饮食上多宜温补膳食，能够加强药物的温中散寒作用，所以要忌食生冷、油腻食品。

（六）理气药的用法及护理

1. 理气药辛散温燥，易耗气伤阴，宜中病即止。阴虚、气虚者慎用。

2. 本类药物多辛温芳香，部分药品宜入丸散剂。入汤剂宜后下。

3. 饮食宜温通，以助药力，忌生冷瓜果，以免影响药效。

4. 引起气滞的原因很多，要针对病情，根据药物的特性做适当的选择和配伍。

（七）消导药的用法与护理

1. 消导药宜饭后服用。

2. 消导药虽药性缓和，但毕竟属攻伐之剂，故纯虚无实者，不宜使用。

3. 饮食护理以平补为宜，忌生冷、肥甘厚味，应少食多餐，宜甘平清淡。

4. 适当配伍理气药，行气宽中，促进消化；脾虚不运者，应配合补益脾胃药。

（八）止血药的用法及护理

1. 使用凉血止血及收敛止血药，应注意有无瘀血之证，以免产生留瘀之弊。若出血过多而致气虚欲脱，应与大补元气药配伍，以益气固脱。

2. 止血药宜炒炭用，炒后其性苦涩，可加强止血之效。

3. 注意观察出血的部位、数量、颜色、次数，定期测量并记录血压、脉搏、呼吸等，如有变化，及时报告。大出血时，及时采取抢救措施。

4. 饮食应富于营养，易于消化，忌辛辣刺激性食物和饮料，禁烟、酒。呕血病人，应禁食 8 ~ 24 小时。

5. 瘀血未尽，不能单纯止血，应配伍活血化瘀药，使止血无留瘀之弊。

（九）活血化瘀药的用法及护理

1. 本类药多辛、苦，善于走散，易耗血动血，妇女月经过多或血虚无瘀者，以及孕妇忌用。

2. 破血逐瘀类药物，入丸散剂为宜。如内服应严格掌握剂量，中病即止；如用于治疗肿瘤，可长期不间断服药，并定期检查肝、肾功能，以防损伤肝、肾。

3. 运用本类药物治疗肿瘤，要注意病人疼痛的过程及肿块的大小、软硬度的变化，对于疼痛严重的病人，要认真观察病情变化，并做好精神抚慰工作。

4. 活血祛瘀类药物宜饭后服，忌食油腻、辛辣之品。

5. 气行则血行，为加强活血祛瘀功效，多配伍行气药运用。

（十）化痰止咳平喘药的用法与护理

1. 咳喘证有寒热虚实的不同，需详细辨证应用，选用恰当的药物。

2. 本类部分药物具有毒性，如半夏、南星，内服剂量要准确，不宜过大。

3. 祛痰药宜在饭后服用，平喘药宜在哮喘发作前 1~2 小时服用；治疗咽喉疾病宜分多次频服，缓慢咽下，使药液与病变部位充分接触，提高疗效。

4. 病人宜多饮水，少食油腻，禁食生冷及辛辣刺激性食物。

（十一）平肝息风药的用法与护理

1. 平肝息风药多为介壳、矿石、昆虫等，介壳类和矿石类药在煎煮时需打碎、先煎；昆虫类药物宜研末冲服。有些药物的药性峻猛，服用时不可剂量过大，以防伤及正气。

2. 对于肝风内动之证，需辨清虚实寒热。脾虚慢惊风者不宜用寒凉性药物，阴虚血亏者，忌用温燥性药物。

3. 惊痫抽搐、神志不清的病人，首先应在护理上注意保持呼吸道通畅，及时排痰，取下口腔假牙，清除异物，严密观察生命体征的变化。

4. 平肝息风药宜在饭后服用，服药后需安静卧床休息，避免情绪波动；注意补充水分；忌食辛热之品。

（十二）开窍药的用法及护理

1. 开窍药辛香走窜，为救急、治标之品，易耗伤正气，只能暂时使用，不可长期服用。

2. 服用方法是少量频服，一次大量服用，容易伤及正气。

3. 服用过程中注意观察体温、呼吸、脉搏等生命体征变化。昏迷病人服药同时需严格护理，时刻保持呼吸道通畅。

4. 此类药物多易挥发，内服多入丸剂，或散剂，温开水送服，不宜入煎剂。意识障碍者可用鼻饲法给药。

（十三）安神药的用法与护理

1. 安神药多以植物的种子、矿石、贝壳等入药。矿石类药物易伤脾胃，需与健脾养胃的药物配伍使用。入煎剂，需要打碎入药久煎。

2. 矿石类安神药不宜久服，中病即止，以防伤胃。

3. 安神药多在睡前 0.5~1 小时左右服用，以提高疗效。

4. 饮食宜清淡，少食辛辣、油腻、肥甘食品；忌饮浓茶、咖啡、烈酒。

（十四）补益药的用法及护理

1. 服用补益药辨清气血阴阳之不同，不可见虚盲补。

2. 补益药适合饭前空腹服用，有利于有效成分的吸收。

3. 服药的同时饮食应富于营养，易于消化，忌辛辣刺激性食物。

4. 对于具有虚实相间的病人，不可单用补益药物，以防留邪不去，加重病情，宜攻补兼施。对脾胃虚弱者，宜同时配伍健运脾胃的药物，以达到更好的治疗效果。

5. 虚证多病久，须长期服药，可制作丸、散剂以便于服用和携带。

（十五）收涩药的用法及护理

1. 收涩药有敛邪之弊，对实邪未尽、表邪未祛，内有痰浊、湿热、积滞者不宜服用或慎用。

2. 饮食宜清淡，忌食生冷、寒凉食物。

3. 本类药物重在治标，为应急之品，常用于脱证之急救，病势一旦控制应即刻停用。

（十六）驱虫药物的用法与护理

1. 驱虫药宜空腹服用，忌食油腻，使药力较易作用于虫体。

2. 苦楝皮有毒，不宜持续和过量服用，体弱者慎用，肝病者忌用。鹤草芽不宜煎剂。

3. 病人发热或腹痛剧烈者，暂不使用驱虫药。孕妇、年老体弱者应慎用。

二、外用药的护理

（一）膏药的用法及护理

膏药古称薄贴，又称硬膏，是以膏药敷贴治疗疾病的一种外治法。用于治疗外科痈疡疖肿，已成脓未溃，或已溃脓毒未尽和瘰疬、痰核、风湿、跌打损伤等病证。贴膏药前，先清洁患部皮肤，剃去患部毛发，根据病灶的范围，选择大小合适的膏药，剪去膏药四角，并在边缘剪些小裂口，将膏药加热软化，贴敷患处。膏药一般1日换1次。厚型膏药可3~5天换1次。

（二）中药熏洗疗法及护理

中药熏洗疗法是将药物煎汤或用开水冲泡后，趁热进行全身或局部的浸泡、淋洗、熏蒸、湿敷。用于跌打损伤、肢体关节疼痛和活动不利，以及各类皮肤疾患等。熏洗要求室温调至20~22℃，可先熏后洗，熏洗过程中，注意水温及病人的情况，出现异常应立即停止熏洗，同时向医生报告。

（三）中药贴敷疗法及护理

中药贴敷疗法是应用中药磨粉成散剂，加入赋剂如酒、醋、姜汁等调成糊状或丸状敷涂于穴位上的治病方法。临床常用于冬病夏治，如哮喘、慢性支气管炎、过敏性鼻炎，风湿性关节炎等慢性病。用75%的酒精或0.5%~1%碘伏棉球或棉签在贴敷部位消毒，将已制备好的药物直接贴压于穴位上，然后外覆医用胶布固定；或先将药物置于药贴正中，再对准穴位粘贴。约40~60分钟后，协助病人取下胶布或药贴，清洁并擦干皮肤，同时进行必要的健康教育。

（四）中药灌肠疗法及护理

准备好灌肠必备物品，令病人排尽大便。用注射器抽取备好的药液，温度为 39 ~ 41℃，对敏感的病人可用粗的导尿管代替肛管，让药液在肠道内多保留一段时间，每次药量一般不超过 200ml。多用于慢性结肠炎、慢性痢疾、慢性盆腔炎、高热不退等。排便后要注意观察泻下物的质、量、色、味及次数，若有异常，应及时送检，并作记录和报告。

（五）中药离子导入法及护理

选好药物，用水煎、蒸馏水或酒精浸泡溶解，配制成 2% ~ 5% 的药液。将浸药的衬垫拧至不滴水，放在患处，贴紧皮肤。准备好后把塑料薄膜放在电极板上，用沙包和绷带固定。将直流感应电疗机和电位器输出端调到 0 位，接通电源后，缓缓调到预定的电流强度。每次治疗时间一般为 15 ~ 20 分钟，儿童不超过 15 分钟。多用于风寒湿痹、骨质增生、关节肿瘤、神经炎、神经痛、盆腔炎等。治疗前，先告诉病人在治疗时的感觉，治疗时嘱病人不要移动体位。治疗过程中，要随时观察病人反应和机器运行情况。

（六）中药熨敷疗法的护理

将所需药物炒热或蒸热后装入布袋，温度为 60 ~ 70℃，置于患处（事先可涂少量凡士林或薄荷油），可左右上下移动。熨敷时间为 30 ~ 60 分钟。药冷后，可再蒸炒反复利用。多用于虚寒脘腹疼痛、呕吐、泄泻，跌打损伤，风寒痹证，注射引起的局部肿块等。阳证、热证不宜使用药物熨敷疗法治疗。

●●● 目标检测 ●●●

单选题

1. 为防止发生化学变化，影响疗效，煎药用具不宜选 （ ）

    A. 砂锅　　　　　　　B. 瓦罐　　　　　　　C. 搪瓷罐

    D. 铁锅　　　　　　　E. 玻璃锅

2. 中药的四气为 （ ）

    A. 四种气味　　　　　　　　　　　B. 寒凉药能散寒助阳

    C. 中药的寒热温凉四种药性　　　　D. 辛咸甘苦四种味道

    E. 温热药能清热解毒

3. 下列药物应先煎的是 （ ）

    A. 附子　　　　　　　B. 藿香　　　　　　　C. 鹿茸

    D. 阿胶　　　　　　　E. 龙骨

4. 以根、茎、种子类为主的汤剂，煎煮前需浸泡的时间是 （ ）

    A. 10 ~ 15 分钟　　　　B. 15 ~ 20 分钟　　　　C. 20 ~ 30 分钟

D. 30 ~ 45 分钟　　　　　E. 60 分钟

5. 服用驱虫药的适宜时间是（　　）
   A. 睡前　　　　　　　　B. 饭后　　　　　　　　C. 午后
   D. 清晨空腹时　　　　　E. 不拘时间服用

6. 在一个方剂中不可缺少的药物是（　　）
   A. 君药　　　　　　　　B. 臣药　　　　　　　　C. 佐药
   D. 使药　　　　　　　　E. 引经药

7. 半夏的化痰作用主要为（　　）
   A. 温化痰饮　　　　　　B. 温肺化痰　　　　　　C. 燥湿化痰
   D. 清热化痰　　　　　　E. 润燥化痰

8. 羚角钩藤汤中钩藤应（　　）
   A. 先煎　　　　　　　　B. 后下　　　　　　　　C. 泡服
   D. 包煎　　　　　　　　E. 另煎

9. 下列药物中，应溶化后再服的是（　　）
   A. 生石膏　　　　　　　B. 青黛　　　　　　　　C. 鹿茸
   D. 鹿角胶　　　　　　　E. 琥珀

10. 以花、叶、草类为主的汤剂，煎煮前需浸泡的时间是（　　）
    A. 5 ~ 10 分钟　　　　　B. 10 ~ 15 分钟　　　　C. 15 ~ 20 分钟
    D. 20 ~ 30 分钟　　　　E. 30 ~ 45 分钟

11. 具有发汗解表、宣肺平喘、利水消肿作用的药是（　　）
    A. 桂枝　　　　　　　　B. 麻黄　　　　　　　　C. 香薷
    D. 紫苏　　　　　　　　E. 荆芥

12. 服用润肠通便药的适宜时间是（　　）
    A. 晚上睡前　　　　　　B. 饭后　　　　　　　　C. 饭前
    D. 不拘时间服用　　　　E. 早、中、晚各服一次

13. 下列药物中应包煎的是（　　）
    A. 附子　　　　　　　　B. 藿香　　　　　　　　C. 鹿茸
    D. 滑石　　　　　　　　E. 砂仁

14. 芒硝的煎煮方法为（　　）
    A. 先煎　　　　　　　　B. 后下　　　　　　　　C. 烊化
    D. 冲服　　　　　　　　E. 包煎

15. 下列药物中不应热服的是（　　）
    A. 理气　　　　　　　　B. 活血　　　　　　　　C. 止血
    D. 化瘀　　　　　　　　E. 补益

16. 下列药物中不宜凉服的是（　　）
    A. 收敛　　　　　　　　B. 清热　　　　　　　　C. 解毒

D. 止血   E. 补益

17. 服用行气利湿药的适宜时间是（   ）

     A. 睡前   B. 饭后   C. 午后

     D. 清晨   E. 不拘时间服用

18. 人参的煎煮方法为（   ）

     A. 先煎   B. 后下   C. 烊化

     D. 另炖   E. 包煎

19. 用治湿滞中焦及外感风寒表证宜选（   ）

     A. 紫苏   B. 生姜   C. 厚朴

     D. 藿香   E. 防己

20. 煎煮青黛时，应采用下列特殊煎煮法中的（   ）

     A. 入丸散   B. 后下   C. 另煎

     D. 包煎   E. 烊化

第十一章　中医护理技术

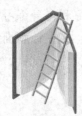

【学习目标】

知识要求

掌握　刺法、灸法、拔罐法、刮痧法的应用及护理方法。

能力要求

学会常用推拿手法的操作。

　案例分析

扁鹊路过虢国，听说虢太子报疾而死，他询问了发病的情况后，判断太子不是真死，而是"尸厥"，就命其弟子磨制砭针，在太子头部针刺，太子遂得复生。自此以后，天下人都知道扁鹊有"起死回生"的本领。

问题

通过这个故事，我们看到了针刺在急救中的作用，那么同学们你们了解针灸吗？

第一节　针法护理

一、毫针刺法护理

毫针是临床应用最广泛的针刺工具，因其体纤细、光滑、坚韧、不易生锈折断，适用于各种针刺手法的操作。目前应用的毫针主要由不锈钢制成。

（一）毫针的基本知识

1. 毫针结构　毫针分为五个部分：针尖、针身、针根、针柄、针尾。针尖是针的尖端锋锐的部分；针柄是金属丝缠绕的一端；针身是针柄与针尖之间的部分；针根是针柄与针身的连接之处；针尾是针柄的末端，是温针灸放置艾绒的部位（图11-1）。

2. 毫针规格　毫针主要以针身的长短和粗细而有不同规格。临床一般以1~3寸（25~75mm）长和28~30号（0.32~0.38mm）粗细者最常用。

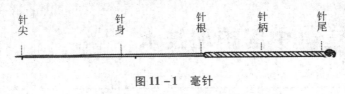

图 11-1 毫针

（二）毫针的练习

由于毫针针身细软，如果没有一定指力，就很难力贯指尖，因此，针刺练习是初学针刺者的基本技能训练。针刺练习，一般分为指力练习、手法练习和自身练习等三步。开始练习时可以用自制纸垫和棉团进行指力、进针方法的练习，或在针刺训练模块练习。掌握一定指力和针刺手法之后，便可以在自己身上某些穴位进行试针，体会针刺力度大小和针刺得气的感觉（图 11-2）。

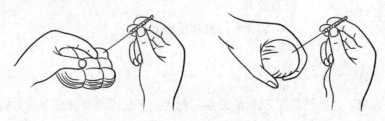

图 11-2　毫针练习

微课

（三）针刺前的准备

1. 选择针具　选择针具，应根据病人的性别、年龄、肥瘦、体质、病情、病位及所取腧穴，选取长短、粗细适宜的针具。实施针刺前，应检查针尖是否有变钝或有钩，针身是否挺直有韧性。

2. 选择体位　针刺体位应以医者便于取穴、施术，患者舒适并能持久留针为宜。临床常用的有仰靠坐位、俯伏坐位，仰卧位、侧卧位等。对于初诊、精神紧张或年老、体弱、病重的患者，应取卧位，以避免发生晕针等意外事故。

3. 针刺治疗前的心理疏导　对于初次针刺的患者，针刺前充分了解患者的病情，进行心理疏导，鼓励病人战胜疾病的信心，并介绍针刺的作用、效果针感等，消除患者疑虑，防止晕针出现。

4. 消毒　消毒包括针具、医生手指和患者的施术部位。除一次性无菌针具外，针具应采用高温、高压消毒，也可用 75% 的酒精浸泡 30 分钟取出擦干备用。医生的手指和患者施术部位都用 75% 的酒精常规消毒。

（四）针刺方法

1. 进针法　在针刺时，一般用右手持针操作，称"刺手"，左手指切按压所刺部位或辅助针身，称"押手"。具体方法有以下几种：

（1）指切进针法　又称爪切进针法，用左手拇指或食指端切按在腧穴位置旁，右手持针，紧靠左手指甲面将针刺入。此法适宜于短针的进针（图 11-3）。

微课

（2）夹持进针法　用左手拇、食二指持捏消毒干棉球，夹住针身下端，将针尖固定在腧穴表面，右手捻动针柄，将针刺入腧穴，此法适用于长针的进针（图 11 –4）。

（3）舒张进针法　用左手食、拇指将所刺腧穴部位的皮肤向两侧撑开，使皮肤绷紧，右手持针，使针从左手拇、食二指的中间刺入。此法主要用于皮肤松弛部位的腧穴（图 11 –5）。

（4）提捏进针法　用左手拇、食二指将针刺部位的皮肤捏起，右手持针，从捏起的上端将针刺入。此法主要用于皮肉浅薄部位的进针，如印堂等（图 11 –6）。

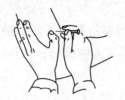

图 11 –3　指切进针法

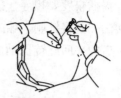

图 11 –4　夹持进针法

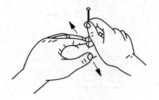

图 11 –5　舒张进针法

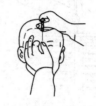

图 11 –6　提捏进针法

2. 针刺的角度和深度　在针刺过程中，掌握正确的针刺角度，方向和深度，是增强针感，提高疗效，防止意外事故发生的重要环节。

（1）角度　指进针时的针身与皮肤表面所形所的夹角。它是根据腧穴所在位置和医者针刺时所要达到的目的的结合而定，一般有：

①直刺：针身与皮肤表面是 90°角左右垂直刺入。此法适于大部分腧穴，尤其是肌肉丰厚部位腧穴。

②斜刺：针身与皮肤表面呈 45°角左右倾斜刺入。此法适用于肌肉较浅薄处或内在重要脏器或不宜于直刺、深刺的穴位。

③平刺：即横刺、沿皮刺。是针身与皮肤表面呈 15°角左右沿皮刺入。此法适于皮薄肉少的部位，如头部的腧穴等（图 11 –7）。

（2）深度　指在针刺过程中，进针至得气时针身刺入人体皮内的长度。每个腧穴的针刺深度，在腧穴各论中已有详述，但应用时必须结合病人的实际情况，因人、因时、因病、因穴、而

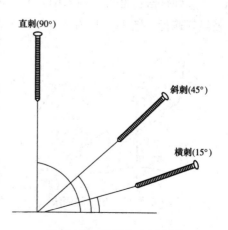

图 11 –7　进针角度示意图

定。以既有针感又不伤脏器为原则。

一般来说，深刺多用直刺；浅刺多用斜刺或平刺。对天突、哑门、风府等穴及眼区、胸背和重要脏器如心、肝、肺等部位的腧穴，尤其要注意掌握好针刺角度和深度。

3. 行针 也叫运针，是指将针刺入腧穴后，为了使之得气而施行的各种刺针手法。行针手法包括基本手法和辅助手法两类。

（1）基本手法

①提插法：是将针刺入腧穴的一定深度后，将针在穴内进行反复的上提下插，以产生刺激，提插幅度要相等，指力要均匀（图11-8）。

②捻转法：是将针刺入腧穴的一定深度后，以右手拇指和中、食二指持住针柄，进行一前一后的来回旋转捻动的操作方法。注意不要单一方向捻转，以防肌纤维缠绕针身（图11-9）。

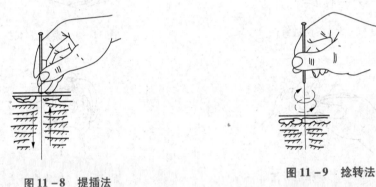

图11-8　提插法

图11-9　捻转法

以上两种手法，既可单独应用，也可相互配合运用，可根据情况灵法运用。

（2）辅助手法　是行针基本手法的补充。常用的有以下几种：

①刮柄法：是将针刺入一定深度后，用拇指或食指的指腹抵住针尾，用拇指、食指或中指爪甲，由下而上的频频刮动针柄的方法。此法在不得气时，用之可激发经气，促使得气（图11-10）。

②弹针法：是将针刺入腧穴后，以手指轻轻弹针柄，使针身产生轻微的震动，而使经气速行（图11-11）。

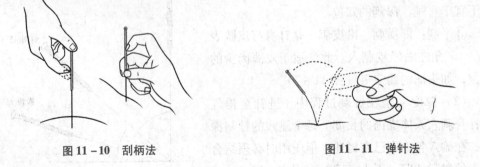

图11-10　刮柄法

图11-11　弹针法

4. 得气　亦称针感，针刺入穴位一定后，医者感到针下沉紧，患者有酸、麻、胀、重的感觉，或沿一定部位向一定方向扩散传导的感觉。得气与否直接关系着针刺效果。因此，针刺不得气，应调整针刺角度、深度、部位，如纠正后仍不得气者，则应"留针候气"或"行针催气"。

5. 针刺补泻　针刺补泻是根据《灵枢·经脉》："盛则泻之，虚则补之，热则疾之，寒则留之，陷下则灸之"的理论原则而确立的两种不同的治疗方法。是针刺治病的一个重要环节，也是毫针刺法的核心内容。

（1）**补法**　是泛指能鼓舞人体正气，使低下的功能恢复旺盛的方法。多用于虚症，一般采用进针慢而浅，提插轻，捻转幅度小，留针后不捻转，出针后紧按针孔。

（2）**泻法**　泛指能疏泄病邪、使亢进的功能恢复正常的方法。多用于实证，采用进针快而深，提插重，捻转幅度大，留针时间长并反复捻转，出针时摇大针孔。

6. 留针与出针

（1）**留针**　是指进针后，将针置穴内不动，以加强针感和针刺的持续作用，留针与否和留针时间的长短依病情而定。一般病证，只要针下得气，施术完毕后即可出针或酌留 10～20 分钟。但对一些慢性、顽固性、疼痛性、痉挛性病证，可适当增加留针时间，并在留针中间间歇行针，以增强疗效。留针还可起到候气的作用。

（2）**出针**　出针时，是以左手拇、食指按住针孔周围皮肤，右手持针轻微捻转并慢慢提至皮下，然后迅速拔出并用干棉球按压针孔防止出血，最后检查针数，防止遗漏。

二、异常情况的护理及预防

（一）晕针

1. 原因　患者精神紧张、体质虚弱、饥饿疲劳、大汗、大出血后及体位不当，或医者手法过重而致脑部暂时缺血。

2. 症状　患者突然出现精神疲倦、头晕目眩、面色苍白、恶心欲呕、多汗、心慌、四肢发冷、血压下降、或神志昏迷、仆倒在地、唇甲青紫、二便失禁、脉微细欲绝。

3. 处理　首先将针全部取出，使患者平卧，头部稍低，注意保暖，轻者在饮温开水或糖水后即可恢复正常；重者在上述处理的基础上，可指掐或针刺人中、素髎、内关、足三里，灸百会、气海、关元等穴，必要时应配合其他急救措施。

4. 预防　对于初次接受针刺治疗和精神紧张者，应先作好思想工作，消除顾虑；正确选择舒适持久的体位（尽可能采取卧位），取穴不宜太多，手法不宜过重；对于过度饥饿、疲劳者，不予针刺。留针过程中，医者应随时注意观察病人的神色，询问病人的感觉，一旦出现晕针先兆，可及早采取处理措施。

（二）滞针

1. 原因　患者精神紧张。针刺入后，局部肌肉强烈收缩，或因毫针刺入肌腱，行针时捻转角度过大或连续进行单向捻转而使肌纤维缠绕针身。

2. 现象 进针后，出现提插捻转及出针困难。

3. 处理 嘱患者消除紧张状态，使局部肌肉放松。因单向捻转而致者，需反向捻转。如属肌肉一时性紧张，可留针一段时间，再行捻转出针。也可以按揉局部，或在附近部位加刺一针，转移患者注意力，随之将针取出。

4. 预防 对精神紧张者，先作好解释工作，消除紧张顾虑，进针要避开肌腱，行针时捻转角度不宜过大，更不可单向连续捻转。

（三）弯针

1. 原因 医者进针手法不熟练，用力过猛，或碰到坚硬组织；留针中患者改变体位；针柄受到外物的压迫和碰撞均可发生弯针。

2. 现象 针身弯曲，针柄改变了进针时刺入的方向和角度，提插、捻转及出针均感困难，患者感觉疼痛。

3. 处理 如系轻微弯曲，不能再行提插捻转，应慢慢将针退出；弯曲角度过大时，应顺着弯曲方向将针退出；如因患者改变体位而致，应嘱患者恢复原体位，使局部肌肉放松，再行退针，切忌强行拔针。

4. 预防 医生进针手法要熟练，指力要轻巧，患者体位要舒适，留针时不得随意改动体位，针刺部位和针柄不能受外物碰撞和压迫，如有滞针及时正确处理。

（四）断针

1. 原因 针具质量欠佳，针身或针根有剥蚀损坏；针刺时，针身全部刺入，行针时，强力捻转、提插，肌肉强烈收缩或留针时患者改变体位；滞针和弯针现象未及时正确处理。

2. 现象 针身折断，残端留在患者皮肤下。

3. 处理 嘱患者不要紧张，不要乱动，以防断端向肌肉深层陷入。如断端还在体外，可用手指或镊子取出；如断端与皮肤相平，可挤压针孔两旁，使断端外露，用镊子取出；如断针完全陷入肌肉，应以 X 线下定位，手术取出。

4. 预防 认真检查针具，对不合要求的应剔除不用。针刺时，不要将针身全部刺入，应留一部分在体外。进针时，如发生弯针，应立即出针，不可强行刺入。对于滞针和弯针，应及时正确处理，不可强行拔出。

（五）血肿

1. 原因 针尖弯曲带钩，使皮肉受损或针刺时误伤血管。

2. 现象 出针后，局部呈青紫色或肿胀疼痛。

3. 处理 微量出血或针孔局部小块青紫，是小血管受损引起，一般不必处理，可自行消退。如局部青紫较重或活动不便者，在先行冷敷止血后再行热敷，或按揉局部，以促使局部瘀血消散。

4. 预防 仔细检查针具，熟悉解剖部位，避开血管针刺。

第二节 灸法护理

案例分析

《灵枢·官能》篇指出:"针所不为,灸之所宜。"《医学入门》也说,凡病"药之不及,针之不到,必须灸之。"灸法是中医治病的重要手段之一。

问题

你见过灸法吗?灸法能治哪些病呢?

一、灸法的基本知识

灸法,是以艾绒为主要施灸材料,点燃后在体表或病变部位烧灼、温熨,借其温热、药物的刺激作用,以防治疾病的一种疗法。艾灸和针刺一样,都是针灸学的一个重要组成部分。

艾绒是用干燥的艾叶放在石臼中反复捣碎、筛梗、去尘砂之后,取最柔软如绒的纤维。以陈久者为良。艾叶其气芳香,易燃,且热力温和持久,能窜透皮肤,直达深部。灸法具有通经活络,去除阴寒,回阳救逆及保健防病的作用。

知识链接

《本草纲目》载"艾叶能灸百病"《本草从新》曰"艾叶苦辛,生温,熟热,纯阳之情,能回垂绝之阳,通行十二经,走三阴,理血气,逐寒湿,暖子宫,止诸血,温中开郁,调经安胎,……以之灸火,能透诸经而除百病"。

二、常用灸法

(一) 艾炷灸

将纯净的艾绒放在平板上,用手指搓捏成圆锥形状,称为艾炷(图11-12)。每燃烧一个艾炷称为一壮。艾炷灸分为直接灸和间接灸两类。

1. 直接灸 将艾炷直接放在皮肤上施灸称直接灸的方法(图11-13)。分为瘢痕灸和无瘢痕灸。瘢痕灸:又称"化脓灸",使施灸局部组织产生无菌性化脓现象,灸后产生结痂并留有瘢痕,因施灸时疼痛较剧所以灸前必须征得患者的同意。此法多用于一些顽固性疾病,如哮喘、瘰病等。无瘢痕灸:施灸后局部不出现水疱、不化脓。多用于虚证。

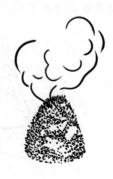

图11-12 艾炷

2. 间接灸 又称"隔物灸"是将药物或某些介质垫于艾炷下进行施灸的方法。根据不同的病症，可以选用不同的间隔物，如生姜、蒜、附子、盐等（图 11 - 14）。

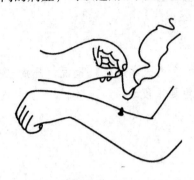

图 11 - 13 直接灸

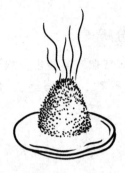

图 11 - 14 间接灸

（1）隔姜灸 用鲜生姜切成约 1 分厚的薄片中间以针刺数孔，置于施术处，上面再放艾炷灸之。适用于缓解因寒凉所致的呕吐、腹泻、腹痛、肢体麻木酸痛以及风寒湿痹等症状。

（2）隔附子饼灸 用附子粉末和酒，做成小硬币大的附子饼，中间以针刺数孔，置于施术处，上面放艾炷灸之。适用于缓解各种虚寒性疾病所致的阳痿、早泄、宫寒不孕、腰膝酸软、下肢疼痛等症状。

（3）隔盐灸 又称"神阙灸"本法只适用于脐部。用食盐填敷于脐部再放姜片和艾炷施灸，放姜片的目的是隔开食盐和艾炷的火源，以免食盐遇火起爆，导致烫伤。缓解急性虚寒性腹痛、痢疾、吐泻、小便不利等症状。

（二）艾条灸

艾条是将艾绒用桑皮纸卷成条或在其中掺入其他药物而成。艾条灸是将艾条的一端点燃对准腧穴或患处施灸的一种方法。

微课

1. 温和灸 将艾条的一端点燃，对准施灸处，约距 2 ~ 3cm 进行熏烤，使患者局部有温热感而无灼痛。一般每处灸 10 ~ 15 分钟，至皮肤稍起红晕为度（图 11 - 15）。

2. 雀啄灸 艾条燃着的一端，与施灸处不固定距离，而是象鸟雀啄食一样，上下移动或均匀地向左右方向移动或反复旋转施灸（图 11 - 16）。

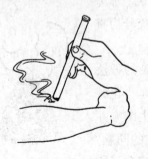

图 11 - 15 温和灸

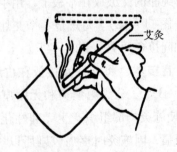

艾灸

图 11 - 16 雀啄灸

（三）温针灸

是针刺与艾灸结合使用的一种方法，适应于既需要留针又必须施灸的疾病。方法是先针刺得气，留针时将艾绒捏在针柄上点燃直到艾绒燃完为止；或在针柄上穿置一段艾条施灸，使热力通过针身传入体内，达到治疗目的（图 11 –17）。

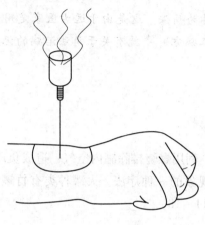

图 11 –17　温针灸

三、灸法的适应证及护理

（一）适应证

主要以虚证、寒证和阴证为主，适用于慢性久病，以及阳气不足证。如风寒湿痹、痛经、寒疝、腹痛、外感风寒、中焦虚寒呕吐泄泻、阳痿、遗尿、胎位不正等。

（二）护理

1. 施灸一般先灸上后灸下；先头身，后四肢的原则。但必须灵活运用，不可拘泥。

2. 施灸时，应注意安全，防上艾绒脱落，烧损皮肤或衣物。

3. 实证、热证及阴虚发热者，一般不宜用灸法。

4. 颜面五官和大血管的部位不宜施瘢痕灸。

5. 孕妇的腹部和腰骶部不宜施灸。

6. 施灸后，局部皮肤出现微红灼热的，属正常现象，无需处理。如因施灸过量，时间过长，局部出现小水泡，只要注意不擦破，可自然吸收。如水泡较大，可用消毒毫针刺破水泡，放出水液，或用注射器抽出水液，再涂以龙胆紫，并以纱布包裹。

第三节 拔罐护理

拔罐疗法，古籍中称为角法。这是由于远古医家是用动物的角作为吸拔工具而得名的。早在《五十二病方》中就有关于角法治病的记述，说明拔罐疗法的应用历史非常悠久。

一、拔罐的基本知识

拔罐法是以罐为工具，利用燃烧排除罐内空气，造成负压，使罐吸附于施术部位，产生温热刺激并造成瘀血现象的一种疗法。火罐种类有竹罐、陶罐和玻璃罐。现临床常用广口罐头瓶代替（图 11 - 18）。

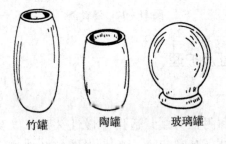

竹罐　　陶罐　　玻璃罐

图 11 - 18　罐具

二、操作方法

微课

（一）吸拔方法

1. 火罐法

（1）闪火法　用镊子或止血钳挟住燃烧的酒精棉球，在火罐内壁中段绕一圈后或稍作停留后，迅速退出并将罐扣在施术部位上。此法较安全，不受体位限制，节约棉球（图 11 - 19）。

（2）投火法　将酒精棉球或纸片点燃后，投入罐内，然后速将火罐罩在施术部位。此法适于侧面拔，否则会因燃物下落而烧伤皮肤。

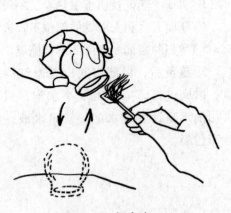

图 6 - 19　闪火法

2. 抽气法　将抽气罐扣在需拔罐的部位上，用抽气筒将罐内空气抽出，使之产生所需负压，既能吸住。此法适用于任何部位拔罐。

（二）拔罐方法

1. 留罐法　又称"坐罐"，一般在拔罐后留罐5～15分钟左右，罐大吸力强的应适当减少留罐时间，夏季及皮肤薄处，留观时间不宜长，防止皮肤起泡。

2. 闪罐法　将罐拔上后立即取下，如此反复吸拔多次，至皮肤潮红为度。此法适用于肌肉比较松弛，局部皮肤麻木或功能减退的虚证患者。

3. 走罐法　选用口径较大、罐口平滑厚实的玻璃罐，先在罐口涂润滑介质，或在走罐所经皮肤上涂以润滑油脂，将罐吸拔好后，手握住罐底，稍倾斜，慢慢向前水平来回推动，至皮肤潮红为度。此法适用于面积较大，肌肉丰厚的部位，比如腰背部、大腿等处。

（三）起罐

取罐时，一手扶罐身，一手手指按压罐口的皮肤，使空气进入罐内，火罐即可脱落，不可硬拉或拖动。

三、拔罐的适应证及护理

（一）适应证

拔罐法有温经通络、祛湿逐寒、行气活血及消肿止痛作用。临床多用风寒湿痹、肩背腰腿痛、胃痛、呕吐、腹泻、咳嗽、哮喘、痛经、中风偏瘫、面瘫等。

（二）护理

1. 患者要有舒适的体位，应根据不同部位选择不同口径的火罐。一般选择肌肉丰满，皮下组织充实及毛发较少的部位为宜。

2. 拔罐动作要做到稳、准、快。

3. 高热抽搐者及凝血机制障碍者，不宜拔罐；孕妇的腹部和腰骶部也不宜拔罐。

4. 如出现烫伤，小水泡可不必处理，任其自然吸收；如水泡较大或皮肤有破损，应先用消毒针刺破水泡，放出水液，或用注射器抽出水液，然后涂以龙胆紫，并以纱布包敷，保护创口。

第四节　刮痧护理

一、刮痧的基本知识

刮痧法是在中医经络腧穴理论指导下，用特制的刮痧器具，在体表一定部位上反复刮拭，使皮肤出现痧斑或痧痕，达到疏通腠理，驱邪外出而防治疾病的一种外治法。

（一）刮痧的工具及介质

一般来说，边缘钝滑的器具都可作为刮痧工具，如瓷汤勺，硬币等。常用的刮痧工具主要有牛角、砭石、陶瓷、玉石等质地坚硬的材质制成的板状器具。为了减少刮痧时的阻力，保护皮肤增强疗效，在刮痧时常选用介质，比如清水、植物油、香油、酒或正红花油等。

> ⇄ 知识链接
>
> 水牛角刮痧板是最常用的一种刮痧工具，它还是一种名贵的中药，具有清热解毒、软坚散结、活血止痛、解热镇惊的作用，多用于热证患者及一些实证患者。

（二）刮痧的部位

刮痧常用的部位有：①头部：眉心、太阳穴。②颈项：项部、双肩。③胸部：胸中线由上向下，肋间由内向外弧形刮拭。④肩背部：两肩部，背部从第七颈椎起，沿督脉自上而下刮到第五腰椎。⑤四肢：上臂肘内侧和下肢委中穴上下，大腿内侧，足跟后跟腱外。

（三）刮痧的原则

1. 遵循五度一方向的原则

角度：刮板与刮拭方向保持 $45° \sim 90°$ 进行刮痧。

长度：刮痧部位刮拭时应尽量拉长，如背部每条 $6 \sim 15cm$。

力度：力量适中均匀，不要忽轻忽重、头轻尾重或头重尾轻。

速度与程度：速度均匀、适中。操作时间一般为 20 分钟左右，以病人耐受为度，如一些不出痧或出痧少，不可强求。

刮痧顺序与方向：一般头部、颈部、背部、胸部、腹部、上肢、下肢为顺序，从上到下，从内到外单方向刮拭，不宜来回刮。

2. 刮拭方法 多采用点、面、线相结合的刮拭方法，是在疏通经脉的同时，加强重点穴位的刺激，并掌握一定的刮拭宽度。

二、刮痧的操作方法

根据病情选择合适的体位，确定施术部位，尽量暴露，清洁皮肤。单手握板，将刮痧板的低端贴于掌心，拇指与其余四指自然放置在刮痧板的两侧。刮具蘸适宜的介质，以肘关节为轴心，前臂做有规律的移动。常用的刮痧方法有以下几种。

1. 边刮法 用手持刮板，刮拭时用刮板的整个边缘接触皮肤，刮板向刮拭的方向倾斜 $30° \sim 60°$，以 $45°$ 应用最为广泛，利用腕力多次向同一方向刮拭，有一定刮拭长度。这种手法适用于身体比较平坦部位的经络和穴位。

2. 角刮法 用刮板角部在穴位上自上而下刮拭，刮板面与刮拭皮肤呈 $45°$ 角倾斜。

这种刮法多用于肩部肩贞穴、胸部中府、云门穴。

3. 点按法 用刮板角与穴位呈 90° 角垂直，由轻到重，逐渐加力，片刻后猛然抬起，使肌肉复原，多次重复，手法连贯。这种手法适用于无骨骼的软组织处和骨骼凹陷部位，如人中穴、膝眼穴。

4. 按揉法 用刮板角部 20° 角倾斜按压在穴位上，作柔和的旋转运动，刮板角平面始终不离开所接触的皮肤，速度较慢，按揉力度应深透至皮下组织或肌肉。常用于对脏腑有强壮作用的穴位，如合谷、足三里、内关穴以及后颈背腰部全息穴区中痛点的治疗。

5. 梳刮法 刮痧板或刮痧梳从前额发际处及双侧太阳穴处向后发际做有规律的单方向刮拭，与头皮呈 45°，动作轻柔和缓。用于头痛、头晕、疲劳、失眠和精神紧张等。

三、刮痧的适应证及护理

（一）适应证

凡针灸、推拿按摩、拔罐、理疗等疗法治疗的常见病、慢性病，均可采用刮痧疗法，适应证涉及到内外妇儿各科，尤其对于外感病中的中暑、发热、胸闷、晕厥等，以及夏季伤暑、伤湿、伤食出现的呕吐、腹痛、腹泻、等疾病。

（二）护理

1. 刮痧时应避风和注意保暖。

2. 每次只治疗一种病症，时间约为 30 分钟左右，刮拭时间不可过长。

3. 刮痧后嘱病人饮热水一杯，3 小时内不可洗浴。

4. 刮痧后皮肤出现的颜色形态等变化都属于刮痧的正常反应，数天后自动消失，不需要特殊处理。出痧部位需痧消退后才能再次刮痧，退痧时间根据体质不同而有快有慢，一般为一周左右。

5. 糖尿病患者皮肤抵抗力减低，血管脆性增加，不宜用刮法。

6. 刮痧过程中出现晕刮现象，立即停止刮痧，使患者呈头低脚高平卧位，饮用一杯温开水或温糖水，并注意保暖，或用刮痧板点按患者百会、人中、内关、足三里、涌泉穴。

第五节 常用推拿手法护理

一、推拿的基本概念

推拿是指运用手法作用于人体穴位上，刺激经络之气，达到防治疾病目的的一种中医外治法。通过局部刺激可疏通经络、调动机体抗病能力。手法操作要求力度大小均匀、柔和、持久、有力，最后达到力的深透。

二、常用推拿手法

（一）一指禅推法

用大拇指指端、罗纹面或偏锋着力于一定部位或穴位上，腕部放松、沉肩、垂肘、悬腕，肘关节略低于手腕，以肘部为支点，前臂做主动摆动，带动腕部摆动和拇指关节作屈伸活动。本法接触面积小，深透力大，可适用于全身各部穴位。临床常用于头面、胸腹及四肢（图11-20）。

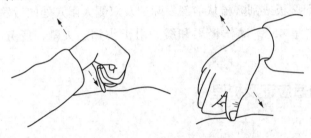

图 11-20　一指禅推法

（二）拇指推法

是用拇指指端或罗纹面着力于治疗部位，其余四指并拢作支点，进行单方向或环转移动的一种手法。本法能促进血液循环，有舒经活络的作用。多用于头、胸腹部的疼痛。

1. 直推法　用大拇指指腹或桡侧缘着力，其余四指分开助力，腕关节略微曲，拇指及腕部主动用力，做拇指内收运动（按经络循行或肌纤维平行方向）。

2. 分推法　双手拇指桡侧或指面自穴位向两旁分推"← →"或"⌒"。如从穴位两端向中间推，称合推法（图11-21）。

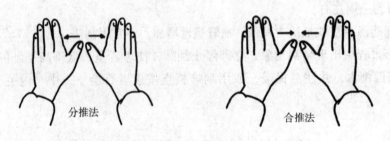

分推法　　　　　　合推法

图 6-21　拇指推法

3. 旋推法　以拇指面在穴位上作顺时针方向的旋转推动。

（三）按法

用拇指或掌根、肘关节鹰嘴突按压治疗部位而稍留片刻的方法，适用于全身各部位（图11-22）。本法具有放松肌肉、开通闭塞、活血止血作用。胃脘痛、肢体酸疼麻木等病症常用本法治疗。

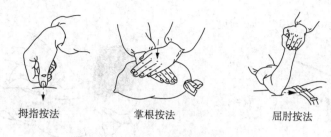

拇指按法　　　掌根按法　　　屈肘按法

图 11 - 22　按法

（四）点法

是用拇指指端或拇指、食指屈曲的指间关节点压体表。点法较按法作用面小，刺激量大。具有开通闭塞，活血止痛，调整脏腑功能。对脘腹痉挛，腰腿疼等症常用本法治疗。

（五）拿法

用大拇指或其他手指作对称使劲，拿捏治疗部位之肌肉或筋腱关节的方法。此法是强刺激手法之一。适用于四肢、肩、颈、腋下，一个部位拿 1~3 次即可（图 11 - 23）。临床常用于颈项、肩部和四肢等部位，具有祛风散寒，解痉止痛，舒经活络等作用。

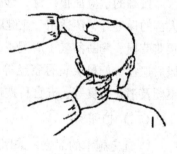

图 11 - 23　拿法

（六）揉法

将大鱼际或掌根或拇指指腹着力于患部，微用力左右不停地移动。要求腕关节转动旋回，全身各部均适用（图 11 - 24）。

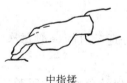　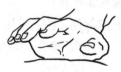　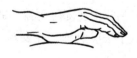

中指揉　　　　　掌根揉　　　　　鱼际揉

图 11 - 24　揉法

（七）掐法

以拇指和食指上下对称地掐取某一部位或穴位，并用力内收的方法。适用于四肢、头面部，有开窍提神的作用（图 11 - 25）。

（八）捏法

用拇、食二指或五指将患者皮肤，肌肉，肌腱按走向或经络循行方向，作连续不断向前提捏推行。适用于全身各部（图 11 - 26）。本法具有舒经活络，行气活血的作用，常用于颈项部疼痛，肌肉疲劳，小儿常用于治疗胃肠道各种病症，也是小儿保健很好的方法。

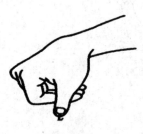

图 11-25 掐法

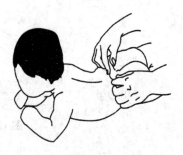

图 11-26 捏法

三、推拿按摩的适应证和护理

（一）适应证

按摩的适应证很广泛，涉及到骨伤、内、外、妇、儿，五官等科疾病，除了健康人群的保健外，还适用于亚健康人群的多种症状，如伤科疾病的颈椎病、落枕、慢性腰肌劳损、胸胁岔气、肩周炎及骨折后遗症等；内科疾病的感冒、头痛、胃脘痛、中风后遗症；妇科疾病的痛经等；儿科疾病的脑性瘫痪、小儿肌性斜颈、发热、腹泻、呕吐及消化不良等；五官科疾病的近视，视神经萎缩；外科疾病的术后肠粘连等。

（二）护理

1. 选定施术的部位，采用合适的体位和手法。

2. 施术前应剪修指甲，将手洗净，避免损伤病员皮肤。

3. 为减少阻力或提高疗效，术者手上可蘸水、滑石粉、石蜡油，姜汁、酒等。

4. 在腰、腹部施术前，应先嘱病员排尿。

5. 治疗中要随时遮盖不需暴露的部位，防止受凉。

6. 手法应熟练，并要求柔和、有力、持久、均匀、深透，时间一般每次 15~30 分钟。

7. 严重心脏病、结核病、出血性疾病、癌症、急性炎症及急性传染病者，以及皮肤破损部位均禁止按摩。孕妇的腰腹部禁止按摩。

▶●●● 目标检测 ●●●◀

单选题

1. 横刺法要求针身与皮肤表面所呈角度为（　　）

　　A. 15°　　　　　　　　B. 30°　　　　　　　　C. 45°

　　D. 60°　　　　　　　　E. 90°

2. 决定针刺角度主要因素是 （ ）

    A. 患者年龄   B. 治疗要求   C. 穴位解剖

    D. 时令季节   E. 选穴数目

3. 适宜于皮肉浅薄处的腧穴进针的方法是 （ ）

    A. 指切进针法   B. 夹持进针法   C. 舒张进针法

    D. 提捏进针法   E. 弹入速刺法

4. 临床上留针时间一般为 （ ）

    A. 10～20 分钟   B. 20～30 分钟   C. 30～40 分钟

    D. 40～50 分钟   E. 50～60 分钟

5. 胸椎棘突下穴位的操作是 （ ）

    A. 直刺   B. 斜刺   C. 向上斜刺

    D. 向下斜刺   E. 平刺

6. 舒张进针法适用于 （ ）

    A. 皮肉浅薄处   B. 皮肤松弛处   C. 皮肤紧绷处

    D. 肌肉丰厚处   E. 以上都不是

7. 印堂的进针法应采用 （ ）

    A. 指切进针   B. 夹持进针   C. 提捏进针

    D. 舒张进针   E. 单手进针

8. 下列晕针处理方法有错误的是 （ ）

    A. 患者平卧，头部垫高   B. 注意通风，保暖

    C. 予以温开水或糖水   D. 重者可掐按人中

    E. 以上都不是

9. 针刺后无针感，留针片刻的目的是 （ ）

    A. 得气   B. 候气   C. 催气

    D. 守气   E. 行气

10. 常用于治疗虚脱的灸法是 （ ）

    A. 隔姜灸   B. 隔盐灸   C. 隔附子灸

    D. 隔蒜灸   E. 白芥子灸

11. 下列灸法中不属于艾条灸的是 （ ）

    A. 温和灸   B. 回旋灸   C. 无瘢痕灸

    D. 雀啄灸   E. 实按灸

12. 最适宜隔盐灸的是 （ ）

    A. 中脘   B. 气海   C. 关元

    D. 天枢   E. 神阙

13. 不宜增加留针时间的是 （ ）

    A. 急性病   B. 顽固性疾病   C. 疼痛性疾病

D. 痉挛性疾病　　　　E. 慢性病

14. 常用于治疗各种急慢性软组织损伤的拔罐法是（　　）

　　A. 闪罐　　　　　　　B. 走罐　　　　　　　C. 刺络拔罐

　　D. 药罐　　　　　　　E. 水罐

15. 临床常用的火罐法是（　　）

　　A. 投火法　　　　　　B. 闪火法　　　　　　C. 架火法

　　D. 贴棉法　　　　　　E. 以上都不是

16. 若肩背疼痛且范围较大，应选（　　）

　　A. 走罐　　　　　　　B. 针罐　　　　　　　C. 闪罐

　　D. 药罐　　　　　　　E. 刺络拔罐

17. 治疗局部皮肤麻木、疼痛或功能减退等疾患常选用的拔罐法是（　　）

　　A. 留罐法　　　　　　B. 走罐法　　　　　　C. 闪罐法

　　D. 刺络拔罐法　　　　E. 水罐法

18. 刮痧的主要工具有牛角、砭石、（　　）、玉石等质地坚硬的材质制成的板关器具。

　　A. 木材　　　　　　　B. 骨骼　　　　　　　C. 塑料

　　D. 陶瓷　　　　　　　E. 铁器

19. 捏脊在小儿推拿临床上常用于（　　）

　　A. 惊风　　　　　　　B. 发热　　　　　　　C. 疳积

　　D. 腹泻　　　　　　　E. 咳嗽

20. 用刮痧板的边角直接点压穴，力量逐步加重，以患者能承受的为度，保持数秒后快速抬起，重复操作 5～10 次称之为（　　）

　　A. 摩擦法　　　　　　B. 角刮法　　　　　　C. 点按法

　　D. 按揉法　　　　　　E. 梳刮法

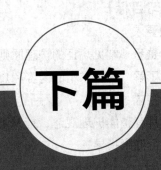

下篇

常见病证护理

第十二章　常见病证整体施护

第十二章 常见病证整体施护

PPT

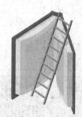

【学习目标】

知识要求

熟悉 常见病证的护理原则和护理要点。

了解 施护求本的内容和意义。

能力要求

具有整体护理观念，能从心理、生理与社会适应等方面进行健康指导。

第一节 感 冒

案例分析

患者，男，28岁，平素喜食辛辣，3天前因受寒后出现发热，鼻塞，清涕，头痛，自服感冒药后热退，但余症未减。现症见：恶风，鼻塞清涕，头痛，咽痛口干，咳嗽，痰黄，唇红，大便干，舌边尖红苔薄黄，脉浮数。

问题

1. 请你为此患者提供整体护理指导。

2. 请你为此患者制订健康指导方案。

感冒是以恶寒、发热、头痛、鼻塞、流涕、咽痛、全身酸困不适为主要临床表现的疾病。本病多因六淫时邪、时行病毒侵袭人体，机体正气不足以抵御邪气侵袭，而引起卫表失和所致。一年四季皆可发生，尤以冬、春好发，体虚者感邪更易发作。临证中以风寒、风热证较为多见。现代医学的普通型感冒、流行性感冒、上呼吸道感染等病可参考本病辨证施护。

一、护理原则

宣肺解表，调和营卫。

二、护理要点

1. 正确区分普通感冒与时行感冒并做好必要的隔离防护工作。

2. 加强老年、婴幼儿、行经期妇女等特殊人群虚体感冒的护理。

3. 正确区分风寒、风热感冒并给予健康指导。

4. 注意解表药煎服方法及服药后的护理，应避免将西药、牛奶、果汁或其他饮料与中药同服，一般应间隔 2 小时或以上。

5. 测量体温、呼吸等生命体征，观察病情变化。

6. 饮食宜清淡有节，多饮白开水，注意休息。

7. 保持乐观心情，根据气候变化适时增减衣服。

8. 注意居室通风，保持空气流通及合理湿度。

三、诊断要点

1. 根据气候突然变化，有伤风受凉，淋雨冒风的经过，或时行感冒正流行之际。

2. 起病较急，病程较短，病程 3~7 天，普通感冒一般不传变。

3. 典型的肺卫症状，初起鼻咽部痒而不适，鼻塞、流涕，喷嚏，语声重浊或声嘶，恶风，恶寒，头痛等。继而发热，咳嗽，咽痛，肢节酸重不适等。部分患者病及脾胃，而兼有胸闷，恶心，呕吐，食欲减退，大便稀溏等症。时行感冒呈流行性发病，多人同时发病，迅速蔓延。起病急，全身症状显著，如高热，头痛，周身酸痛，疲乏无力等，而肺系症状较轻。

4. 四季皆有，以冬春季为多见。

四、辨证施护

（一）风寒感冒

1. 临床表现 恶寒、发热、头痛，无汗或汗出恶风，鼻塞清涕，肢体酸痛，多喷嚏或兼咳嗽，舌苔薄白，脉浮。

2. 护理方法

（1）药物护理 辛温解表、祛风散寒，荆防败毒散加减。

（2）饮食护理 忌食生冷食物，适度多饮温水。食疗可喝热粥或生姜红枣葱白汤：生姜两片，葱白 3 根，加红糖适量，熬汤趁热服，使微汗出，以疏散风寒。

3. 健康指导 注意休息，避免汗出复受风寒加重病情；汤药宜温服，取微汗，汗出病解则止。

> **知识链接**
>
> ### 风寒、风热的辨别
>
> 风寒证多因受寒、淋雨所致，患者突出表现为恶寒，且得热不减，可并见发热、恶风、清涕、鼻塞、头痛等症状。风热证多因风热之邪犯表所致，症见口渴咽干或咽喉肿痛，涕黄浊，痰黄黏，唇红便干等症状。

（二）风热感冒

1. 临床表现　发热，咽喉红肿疼痛，鼻塞，涕黄浊，咳嗽，痰黄稠，微恶风寒，头痛，汗出，口干渴，唇红，大便干。舌边尖红，苔薄黄，脉浮数。

2. 护理方法

（1）**药物护理**　疏风清热、辛凉解表，银翘散加减，咳嗽明显可选用桑菊饮加减。

（2）**饮食护理**　饮食清淡，忌过量食肉以及辛辣、香燥食物。食疗可用淡盐水加醋少许含漱，或芦根绿豆粥：鲜芦根30g，入水煮沸约5分钟，取汁，入绿豆20g，粳米适量煮粥，粥熬好后再加入银花20g，葱白3段，煮2分钟后即可服用。

3. 健康指导　注意休息，不熬夜；室内可用食醋蒸气消毒（每立方米用食5～10ml，加水1～2倍，稀释后加热熏蒸），每日2小时，隔日1次，连用3次。

（三）体虚感冒（气虚型）

1. 临床表现　恶风畏寒，发热，头痛身酸楚，咳嗽声低，痰白，神疲乏力，体弱气短，懒言，感冒常常迁延不愈或反复发作，舌淡苔白，脉浮弱无力。

2. 护理方法

（1）**药物护理**　益气解表，扶正达邪，参苏饮加减。

（2）**饮食护理**　饮食宜清淡而营养丰富，忌食生冷食物。食疗可每天用肉桂粉少许（1～2g）与粥调服或选黄芪山药粥：黄芪30g（包），苏叶6g（包），鲜山药100g，粳米适量加水煮粥食用。

（3）**健康指导**　注意休息调护，避免过劳或接触寒凉加重病情；病情变化及时就诊。

第二节　喘　证

案例分析

患者，女，72岁，因呼吸气促三年，加重一周入院。查体：T36℃、R32次/分、BP18.0/12.0kPa。刻下见其形瘦神疲，头晕耳鸣，汗出肢冷，腰膝酸软，动则喘甚，呼多吸少，气不得续，舌淡，苔白，脉沉迟无力。医生诊断为喘证，肾虚喘咳型。其经中西医结合治疗和护理10天后诸症缓解。

问题

1. 请你为此患者提供整体护理指导。
2. 请你为此患者制订健康指导方案。

喘证是以呼吸困难，甚则张口抬肩，鼻翼扇动，不能平卧为主症的一种疾病。本病多由六淫外邪侵袭肺系，或内伤饮食、情志、劳欲，久病咳嗽耗伤肺肾之气等，致使肺气宣降失司，肺气上逆作喘；或引起肺不主气，肾失摄纳所致，现代医学的支气管哮喘、慢性阻塞性肺疾病、肺炎、心源性哮喘、肺结核、硅沉着病等以呼吸困难、气息急促为主症的疾病可参考本病辨证施护。

一、护理原则

实证宣肺降气平喘；虚证则补肾纳气平喘。辨清虚实寒热，初病呼吸深长有力多实，久病呼吸短促难续多虚。实喘多治肺，应寒热分治，以祛邪利肺为主；虚喘当辨病位，宜补肺健脾益肾，重在补肾。

二、护理要点

1. 饮食宜清淡，忌肥甘厚腻。
2. 注意排痰，保持呼吸道通畅。
3. 积极护理原发病。
4. 避免紧张和不良情绪刺激。
5. 缓解期应加强身体锻炼及呼吸训练，增强体质。
6. 慎寒温，尽量避免感冒，远离烟雾粉尘。

三、诊断要点

1. 以喘促气逆，呼吸困难，甚至张口抬肩，鼻翼煽动，不能平卧，口唇发绀为特征。
2. 多有慢性咳嗽、哮病、肺痨、心悸等病史，每遇外感及劳累而诱发。
3. 两肺可闻及干湿性啰音或哮鸣音。
4. 实验室检查支持引起呼吸困难，喘促的西医有关疾病的诊断，如肺部感染有血白细胞总数及中性粒细胞升高，或 X 线胸片有肺纹增多或有片状阴影等依据。

四、辨证施护

（一）实喘

1. 风寒束肺（寒喘）

（1）临床表现 喘息气粗，胸闷咳嗽，咳痰色白清稀，口不渴，或伴恶寒发热，头身疼痛，无汗，舌苔薄白，脉浮紧。

（2）护理方法

①药物护理：散寒解表，宣肺平喘，麻黄汤合华盖散加减。

②饮食护理：宜清淡温热，不可过饱，忌生冷食物，不宜食鱼腥海味。适度多饮温水，食疗可喝热粥或生姜红枣葱白汤，或用麻黄 9g，紫苏 9g，煎水代茶饮。

（3）健康指导 预防感冒，避免受寒后诱发或加重咳喘；劳逸适度，戒烟酒。

2. 痰热壅肺（热喘）

（1）临床表现 喘促气粗，胸部胀痛烦满、甚则鼻翼扇动，咳嗽，吐黄黏稠痰，或夹血色，身热，烦渴，喜冷饮，尿黄，便秘，舌红苔黄腻，脉滑数。

（2）护理方法

①药物护理：清热化痰、宣肺平喘，桑白皮汤加减。

②饮食护理：饮食宜清淡，忌食辛辣肥甘厚腻和海鲜，戒烟酒。可常食梨、枇杷、白藕汁、白萝卜汁、鱼腥草等。食疗可选葶苈子山药粥：葶苈子30g（包），山药50g，粳米适量，煮粥服食。

（3）健康指导　积极排痰，保持呼吸道通畅；劳逸适度；戒烟酒。

案例分析

三士人求治其亲，高年咳嗽，气逆痰痞，甚切。予不欲以病例，精思一汤，以为甘旨，名三子养亲汤。传梓四方。有太史氏为之赞曰：夫三子者，出自老圃，其性度和平芬畅，善佐饮食奉养，使人亲有勿药之喜，是以仁者取焉。老吾老以及人之老，其利博矣。《诗》曰：孝子不匮，永锡尔类。此之谓也。——《韩氏医通》。

（二）虚喘

1. 肺虚喘咳

（1）临床表现　喘促短气，气怯声低，咳声低弱，痰稀白，自汗畏风，易感冒，或咽喉不利，咳痰少，质黏，烦热口干，面红，舌红苔剥，脉细数。

（2）护理方法

①药物护理：补肺益气养阴，生脉散合补肺汤加减。

②饮食护理：忌辛辣香燥食物。食疗可选山药茯苓粥或白果仁10g炒后加水、蜂蜜适量，煎煮后晨起服食。山药茯苓粥：山药60g，茯苓15g，水煎取汁，入粳米适量，煮粥服用。

（3）健康指导　顺应气候变化，及时增减衣服，预防感冒；合理膳食，注意营养，培补正气；帮助病人认识并避免喘证的发病原因及诱发因素。

2. 肾虚喘咳

（1）临床表现　喘促日久，动则喘甚，呼多吸少，气不得续，腰膝酸软，头晕耳鸣，形瘦神疲，汗出肢冷，舌淡，苔白，脉沉迟无力。

（2）护理方法

①药物护理：补肾纳气，金匮肾气丸合参蛤散加减。

②饮食护理：忌辛辣香燥食物。食疗可选补肾粥：核桃仁3个，黑芝麻20g，入粳米（或小米）适量煮粥，加蜂蜜或食盐食用。

（3）健康指导　保持居室空气新鲜、流通，避免刺激性气体；顺应气候变化，及时增减衣服，预防感冒；根据病情合理、规范用药；严密观察病情，注意血压、脉搏、呼吸的变化，预防喘脱危象的发生。

第三节 失 眠

失眠又称不寐、不得卧，多因外感六淫之邪，或内伤饮食、情志、劳逸致阳盛阴衰，阳气浮越不能入阴而引发的以入睡困难，或睡眠维持障碍（易醒、早醒或醒后再入睡困难）导致睡眠质量下降，不能消除疲劳，甚至明显影响日间社会功能和生活质量为主要表现的一种病症。西医学的抑郁症、围绝经期综合征、神经官能症等以失眠为主症的疾病可参考本病辨证施护。

📖 案例分析

患者，女，29 岁，因夜间易醒进行性加重伴心慌、汗出半年，加重一周就诊。其自述半年前产后断出现夜间易醒症状，醒后伴轻心慌、汗出，或有惊恐感很快再次睡，未系统化治疗，诸症进行性加重，近一周内患者夜夜惊醒，汗出，心慌，难以再次入睡，怕冷明显、乏力、易疲劳，月经延后 9 天左右，量少、色淡，舌淡苔薄，脉细弱。医生诊断为失眠，心脾两虚型。经治两周后痊愈。

🔖 问题

1. 请你为此患者提供整体护理指导。
2. 请你为此患者制订健康指导方案。

一、护理原则

补虚实，调整阴阳，佐以宁心安神。

二、护理要点

1. 起居有节，按时作息。
2. 调畅情志，保持平和心境和乐观心态。
3. 饮食有节，避免临睡前进食。
4. 避免强光、噪音的干扰。
5. 养成良好睡眠习惯，失眠时应安静卧床休息，力戒起床活动。
6. 积极治疗原发病。

三、诊断要点

1. 轻者入睡困难或睡而易醒，醒后不寐，连续 3 周以上，重者彻夜难眠。
2. 常伴有头痛头昏、心悸健忘、神疲乏力、心神不宁、多梦等。
3. 经各系统及实验室检查，未发现有妨碍睡眠的其他器质性病变。

四、辨证施护

（一）肝郁化火

1. 临床表现 少寐多梦易醒，情志不畅，急躁易怒，胸胁胀满，困倦易乏，喜叹息，口苦咽干，尿黄，大便偏干，妇女可有经行不畅，舌质红，脉弦细而数。

2. 护理方法

（1）药物护理 龙胆泻肝汤或丹栀逍遥散合酸枣仁汤加减。

（2）饮食护理 饮食宜清淡。忌烟、酒、茶、浓咖啡及香燥辛辣等刺激性食物。食疗可选莲子心泡水代茶或莲子百合冰糖水：莲子 15g，百合 15g，加冰糖、蜂蜜适量煎水调服。

3. 健康指导 调畅情志，保持心境乐观平和；起居有节，按时作息不熬夜；劳逸结合，适量运动。

（二）痰热扰心

1. 临床表现 心烦不寐，甚至彻夜不眠，胸闷脘痞，泛恶，头身困重，痰多，或大便秘结，舌质红，苔黄腻，脉滑数。

2. 护理方法

（1）药物护理 清化痰热，和中安神，黄连温胆汤加减。

（2）饮食护理 宜清淡饮食，忌肥甘厚腻、烟酒等辛辣刺激之物。食疗可选萝卜汁、鱼腥草、生菜等时鲜蔬菜。

3. 健康指导 饮食有节，不暴饮暴食；劳逸结合，适度运动；保持大便通畅。

（三）心脾两虚

1. 临床表现 多梦易醒，心悸健忘，头晕目眩，唇色淡，面色不华，神疲体倦气短，脘痞纳呆，便溏，舌淡，苔白，脉细弱或濡。

2. 护理方法

（1）药物护理 健脾益气，养血安神，归脾汤或柏子养心丸加减。

（2）饮食护理 饮食宜清淡，营养丰富易消化，忌生冷寒凉之品。食疗可选：党参 9g，龙眼肉 12g，红枣 6 枚，酸枣仁 30g，砂仁 6g，猪心或牛心适量，加水炖熟，依据个人习惯调味后食用，隔日 1 次。

3. 健康指导 保持居室环境安静，避免噪声和惊吓；养成良好睡眠习惯，失眠时应安静卧床休息，力戒起床活动；调畅情志，保持乐观心态；生活起居有节，适度锻炼，不妄作劳。

（四）心肾不交

1. 临床表现 心烦不寐，入睡困难，心悸易惊，五心烦热，头晕耳鸣，腰酸，口燥咽干，舌红少苔，脉细数。

2. 护理方法

（1）药物护理　滋阴降火、养心安神，黄连阿胶汤加减。

（2）饮食护理　饮食宜清淡，忌烟、酒、茶、咖啡及辛辣香燥等刺激性食物。食疗可常服莲子心、银耳、百合等。

3. 健康指导　忌熬夜，其余参见心脾两虚证。

（五）心胆气虚

1. 临床表现　虚烦不寐、多梦易醒，坐卧不安，胆怯易惊，心悸动，气短体倦，恶闻声响，小便清长，舌淡苔薄白，脉细弱。

2. 护理方法

（1）药物护理　益气养心，镇惊安神，安神定志丸合酸仁汤加减。

（2）饮食护理　饮食宜营养丰富易消化。食疗可选蠲怯汤加味：合欢花20g（包），酸枣仁粉30g，人参10g，粳米适量煮粥。

3. 健康指导　加强心理辅导，疏解病人紧张焦虑情绪。其余参见心脾两虚证。

第四节　郁　证

案例分析

患者，女，49岁，家人代诉其情绪不受控制半月余就诊。患者于半月前与工友发生口角，回家后即感头痛烦躁，胸闷气短，去当地就诊后，医生给予布洛芬缓释胶囊、柴胡舒肝颗粒等药，服后头痛止，但易情绪失控，遂来门诊治疗。刻下症见情志抑郁，喜笑无常，时而高声呼叫，时而沉默寡言。触诊双手前臂冰凉不温，饮食可，眠差，经常彻夜不眠，无口干、口苦，二便正常，舌质淡暗、苔薄黄，脉弦而细涩。医生诊断为脏躁，气郁化火、心神失养证，经中药内服两周后痊愈。

问题

1. 请你为此患者提供整体护理指导。

2. 请你为此患者制订健康指导方案。

郁证是以心境抑郁，情绪不宁，胸部满闷、胁肋胀痛或喜悲欲哭多怒，或咽中如有异物梗阻、失眠为主要表现的一类疾病，现代医学的神经官能症、焦虑症、更年期综合征、反应性精神病等以情志抑郁为主要表现的疾病可参考本病辨证施护。

一、护理原则

理气开郁，怡情易性，调畅气机。

二、护理要点

1. 起居有节，按时作息，不熬夜。

2. 调畅情志，保持积极心态和乐观心境。

3. 心境平和，保持日常社会交往。

4. 积极参加户外活动，劳逸适度，不过劳。

5. 早期识别、防范病人自我伤害。

三、诊断要点

1. 以忧郁不畅，情绪不宁，胸胁胀满疼痛，或易怒易哭，或咽中如有炙脔为主症。多发于青中年女性。

2. 患者大多数有忧愁、焦虑、悲哀、恐惧、愤懑等情志内伤的病史，并且郁病病情的反复常与情志因素密切相关。

3. 各系统检查和实验室检查正常，除外器质性疾病。

四、辨证施护

（一）肝气郁结

1. 临床表现 精神抑郁，情绪不宁，胸胁胀闷，脘痞纳差，大便不畅。或可自觉咽中有物，吐之不出，咽之不下，但不影响进食，又称"梅核气"。舌淡，薄白，脉弦。

2. 护理方法

（1）药物护理 疏肝解郁，理气畅中，柴胡疏肝散加减，梅核气者可选半夏厚朴汤合逍遥散加减。

（2）饮食护理 忌寒凉及辛辣香燥食物。食疗可选理气不伤阴的香橼、佛手、玫瑰花、梅花等泡水代茶饮。

3. 健康指导 调畅情志，保持平和心态及乐观心境；积极参加户外活动，保持日常社会交往；按时作息不熬夜。

（二）气郁化火

1. 临床表现 时烦急易怒，胸胁胀闷，双目干涩或胀痛，咽干口苦，眠不实多梦，或可见头胀痛，耳鸣，或胃中嘈杂吞酸，大便秘结，或腹痛急欲泻，泻后痛减，妇女或月经不调。舌质红，脉弦细或数。

2. 护理方法

（1）药物护理 疏肝解郁，清肝泻火，丹栀逍遥散加减。

（2）饮食护理 参见肝气郁结证。

3. 健康指导 调畅情志，戒焦躁，保持平和心境；按时作息，不熬夜；积极护理躯体不适。

（三）心神失养（脏躁）

1. 临床表现 精神恍惚，心神不宁，多疑，悲忧善哭，喜怒无常，神疲体倦，睡眠差，多梦。舌淡苔白，脉弦。

2. 护理方法

（1）药物护理　甘润缓急，养心安神，甘麦大枣汤加减。

（2）饮食护理　饮食宜清淡、易消化、富营养，忌寒凉及辛辣香燥之品。食疗可选麦芽、合欢花、玫瑰花等泡水代茶饮。

3. 健康指导　调畅情志，疏导患者"委屈"心理，保持心态平衡。饮食起居有节、顺应人体衰老的自然规律。保持良好睡眠习惯。

（四）心肾不交

1. 临床表现　情绪不宁，心悸易惊，心烦失眠，多梦喜忘，五心烦热，或腰酸耳鸣，头晕，盗汗，口燥咽干，舌红少苔，脉细数。

2. 护理方法

（1）药物护理　滋阴清火、交通心肾，天王补心丹合交泰丸加减。

（2）饮食护理　饮食宜清淡易消化、富含营养，忌烟、酒、茶、咖啡及香燥辛辣等刺激性食物。食疗可用银耳、莲子、百合适量煮粥。

3. 健康指导　保持愉悦心情，避免情志刺激。伴有头晕目眩时，应观测血压变化。

第五节　心　悸

案例分析

患者，女，31岁，因心悸、头晕2月余，加重一周就诊。患者缘于2月前行人流术后，出现劳累后心悸、头晕，记忆力减退，倦怠气短，刻下心悸、头晕明显，无胸闷胸痛，纳可，二便调，夜寐欠安，舌淡、苔白少津，脉沉无力。医生诊断：心悸，心血不足证，经中药内服三周后痊愈。

问题

1. 请你为此患者提供整体护理指导。
2. 请你为此患者制订健康指导方案。

心悸是指病人自觉心中悸动，惊惕不安，甚则不能自主的一种病症。每因情志过极或过劳而诱发或加重，常伴胸闷、气短、失眠、健忘、眩晕、耳鸣等症。病情轻者为惊悸，重者为怔忡，呈持续性。本病多由体虚过劳，七情所伤、感受外邪、药食不当等致气、血、阴、阳亏虚，心神失养，或由瘀血、痰饮内阻，水气凌心，邪扰心神致心神不宁。西医学中诸多疾病所致心律失常、心功能不全、神经症等如以心悸为主要表现者，可参考本病辨证护理。

一、护理原则

补虚泻实，宁心安神。虚则补气、养血、滋阴、温阳；实则祛痰、化饮、清火、行瘀。

二、护理要点

1. 根据病情予以必要休养，避免过劳。

2. 调畅情志，避免紧张、焦虑等不良情绪刺激。

3. 严密监测心律、脉象，发现异常，立即通知上级医生。

4. 重症病人，应采取中西医综合施护，以提高疗效。

三、诊断要点

1. 自觉心慌不安，心跳剧烈，神情紧张，不能自主，心搏或快速，或心跳过重，或忽跳忽止，呈阵发性或持续不止。

2. 伴有胸闷不适，易激动，心烦，少寐多汗，颤动，乏力，头晕等。中老年发作频繁者，可伴有心胸疼痛，甚至喘促，肢冷汗出，或见晕厥。

3. 常由情志刺激、惊恐、紧张、劳倦过度、饮酒饱食等原因诱发。

4. 可见有脉象数、疾、促、结、代、沉、迟等变化。

5. 心电图、血压、X线胸部摄片等检查有助于明确诊断。

四、辨证施护

（一）心虚胆怯

1. 临床表现 心悸不宁，善惊易恐，坐卧不安，遇劳加重，失眠多梦，易惊醒，恶闻声响，舌淡苔薄白，脉细。

2. 护理方法

（1）药物护理 镇惊定志、养心安神，安神定志丸加减。

（2）饮食护理 饮食宜营养丰富易消化。食疗可选蠲怯汤：合欢皮20g（包），粳米适量，加水煮粥，加酸仁粉6g同食。

3. 健康指导 保持居室环境安静，避免噪声和惊扰；调畅情志，保持乐观和心情愉快；生活起居有节，适当锻炼，增强体质。

（二）心血不足

1. 临床表现 心悸气短，失眠多梦，头晕健忘，面色不华、唇色淡，体倦乏力，纳呆，舌淡少苔，脉细弱。

2. 护理方法

（1）药物护理 补血养心、益志安神，归脾汤或柏子养心丸加减。

（2）饮食护理 宜营养丰富易消化，忌烟、酒，避免香燥辛辣、浓茶、咖啡等刺激性食物。食疗可选：党参9g，当归12g，红枣6枚，猪心1个或牛心适量，加水炖熟，依据个人习惯调味后食用，隔日1次。

3. 健康指导 起居有节，适度锻炼，不妄作劳。

（三）阴虚火旺

1. 临床表现　心悸易惊，心烦失眠，五心烦热，伴腰酸耳鸣，头晕目眩，盗汗，口燥咽干，舌红少苔，脉细数。

2. 护理方法

（1）**药物护理**　滋阴清火、养心安神，天王补心丹合朱砂安神丸加减。

（2）**饮食护理**　饮食宜清淡养阴富营养，如甲鱼、桑葚、银耳、红枣、莲子、鲜藕等。忌烟、酒、茶、咖啡及香燥辛辣等刺激性食物。食疗可选百合冰糖水：百合15g，红枣6枚、加冰糖、蜂蜜适量煎水食用。

3. 健康指导　避免情志刺激，保持愉悦心情；起居有节，不过劳，不熬夜，伴有头晕目眩时，应观测血压变化。

（四）心阳不足

1. 临床表现　心悸不安，胸闷气短，面色苍白，形寒肢冷，重者双下肢浮肿，舌质淡胖，苔白或滑，脉沉弱或沉弦。

2. 护理方法

（1）**药物护理**　温补心阳，安神定惊，桂枝甘草龙骨牡蛎汤或参附汤加减。

（2）**饮食护理**　忌食生冷及寒凉食物，可多食温阳之品，如羊肉、胡桃肉、海参等。食疗可选桂枝桂圆粥：桂枝6g（包），桂圆肉15g，粳米适量煮粥，趁热温服。

3. 健康指导　浮肿时，应限制饮水量，给予低盐或无盐饮食；消除病人的紧张、焦虑和恐惧心理；重症患者应随时做好抢救准备。

（五）心脉瘀阻

1. 临床表现　心悸不安，胸闷不舒，心痛时作，痛如针刺，甚则唇甲青紫，舌紫黯或有瘀斑，脉涩或结代。

2. 护理方法

（1）**药物护理**　活血化瘀、理气通络，桃仁红花煎加减；胸闷心痛急予速效救心丸。

（2）**饮食护理**　饮食有节，避免过饱，宜清淡易消化，忌食肥甘厚味，食疗可选：①万年青饮：鲜万年青30g，丹参20g，红枣10枚，煎水代茶饮。②黑木耳饮：黑木耳20g，瘦肉适量煲汤。

3. 健康指导　坚持全程规范治疗，以巩固疗效；保持乐观、心情舒畅；起居有节，避免过劳。

第六节　中　风

中风是以突然昏仆，半身不遂，口眼㖞斜，语言謇涩等为主症的疾病，轻者无神昏，为中经络，重者神昏，为中脏腑。本病多在内伤积损的基础上，由饮食不节、劳倦内伤、情志失调等引发机体阴阳失调，气血逆乱而致脑脉痹阻，或血溢脉外所致，西医学的脑血管意外、脑梗死、脑血栓形成以及中枢性瘫痪可参考本病辨证施护。

案例分析

　　患者，男，71岁，家人代诉其因突发左侧肢体失用，失语6小时就诊。患者今晨起床后不久出现左侧肢体失用，嘴角斜喎，舌强不语，偏身麻木，刻下神清，痰多，腹胀，大便三天未解，舌红，苔黄腻，脉滑数。医生诊断：中风，痰热腑实证，经中西合治三周后痊愈。

问题

1. 请你为此患者提供整体护理指导。
2. 请你为此患者制订健康指导方案。

一、护理原则

豁痰开窍，平肝息风为主，兼以活血通络，化瘀通腑。

二、护理要点

1. 卧床休息，注意体位，避免搬动和外来刺激。
2. 注意清洁，防止肺部感染及压疮发生。
3. 密切观察脉搏、呼吸、血压等生命体征。
4. 注意营养，低盐低脂饮食，防止呛咳、误吸。
5. 病情稳定后尽早开始康复训练。
6. 积极防治高血压。
7. 加强对中风高危因素及中风先兆的认识，预防中风再次发生。

三、诊断要点

1. 以神志恍惚、迷蒙，甚至昏迷或昏愦，半身不遂，口舌歪斜，舌强言謇或不语，偏身麻木为主症。
2. 多急性起病。
3. 病发多有诱因，病前常有头晕、头痛、肢体麻木、力弱等先兆症状。
4. 好发年龄为40岁以上。
5. 头颅CT、头颅核磁共振、颈部血管彩超、血脂等检查，有助于诊断。

四、辨证施护

（一）中经络

1. 风痰入络

（1）临床表现　肌肤不仁，手足麻木，突然口眼喎斜，口角流涎，舌强语謇，甚则半身不遂，舌苔白腻，脉浮滑。

（2）护理方法

①药物护理：祛风化痰通络，化痰通络汤加减。

②饮食护理：饮食宜清淡，食疗可选：乌梢蛇50g，天麻30g，生姜15g，食盐适量炖。

（3）健康指导　消除患者恐惧、急躁、焦虑情绪，避免受风。可配合针灸治疗。

2. 风阳上扰

（1）临床表现　素有高血压病史。平常眩晕头痛，突发半身不遂，口眼㖞斜，舌强语謇，面红目赤，心烦身热，尿赤便干，舌质红或红绛，舌苔薄黄，脉弦无力。

（2）护理方法

①药物护理：平肝潜阳，天麻钩藤饮加减。

②饮食护理：忌食辛辣刺激、肥甘厚腻饮食。食疗可选芹菜菊花粥：芹菜50g，菊花6g。入粳米适量，煮粥食用。

（3）健康指导　避免情志过极，戒烟酒，变换体位时动作宜缓慢。

3. 痰热腑实

（1）临床表现　突发半身不遂，口眼斜㖞，舌强语謇或不语，偏身麻木，头晕目眩，痰多，腹胀便结，舌红，苔黄腻，脉滑数。

（2）护理方法

①药物护理：通腑泄热化痰，星蒌承气汤加味。

②饮食护理：清淡饮食。食疗可选贝母鲜笋粥：川贝母粉15g，鲜竹笋60g（切片），入粳米适量煮粥。

（3）健康指导　保持呼吸道通畅，保持大便通畅，病情稳定后尽早开始康复训练。

（二）中脏腑

1. 闭证

（1）临床表现　突然昏仆，不省人事，牙关紧闭，口噤不开，两手握固，喉中痰鸣。分阴闭、阳闭。阳闭可见二便不通，面赤气粗，躁扰不宁，苔黄腻，脉滑数；阴闭可见四肢欠温，舌苔白腻，脉沉滑。

（2）护理方法　需紧急抢救。

药物护理：阳闭宜清热豁痰开窍，可鼻饲安宫牛黄丸，或清开灵注射液20～30ml加入10%葡萄糖注射液静脉滴注；阴闭宜辛温开窍，可鼻饲苏合香丸。

（3）健康指导　密切观察体温、脉搏、呼吸、血压等生命体征，鼻饲饮食（流质食物），保持呼吸道通畅。

2. 脱证

（1）临床表现　突然昏仆，不省人事，目合口开，鼻鼾息微，肢体瘫软、手撒肢冷，二便失禁，舌紫黯，苔白腻，脉细微欲绝。

（2）护理方法　需紧急抢救。

药物护理：扶正固脱，鼻饲参附汤合生脉散。

（3）健康指导　同闭证。

（三）后遗症期

1. 语言不利

（1）临床表现　口眼㖞斜，舌强语謇或失语，或半身不遂、肢体麻木，舌紫黯、苔白滑腻，脉弦滑。

（2）护理方法

①药物护理：搜风化痰、行瘀通络，解语丹加减。

②饮食护理：宜清淡饮食。

（3）健康指导　加强语言、肢体康复训练及心理康复。

2. 半身不遂

（1）临床表现　气虚为主可见半身不遂，疲软无力，面色无华，舌质淡紫或有瘀斑，苔薄白，脉细弱或细涩；阴虚为主可见半身不遂，患侧肢体僵硬，拘挛变形，舌强不语，或偏瘫，肢体肌肉萎缩，舌红或淡红，脉细数或细沉。

（2）护理方法

①药物护理：气虚宜益气活血通络，补阳还五汤加减；阴虚宜调补阴阳，左归丸合地黄饮子加减。

②饮食护理：清淡易营养易消化。食疗可选枸杞归芪大枣瘦肉汤：枸杞15g，当归10g，黄芪30g，大枣10枚，瘦肉100g，煲汤食用。

（3）健康指导　加强语言、肢体康复训练及心理康复。

第七节　水　肿

水肿是以眼睑、头面、四肢、腹背，甚则全身浮肿为临床特征的疾病。本病多因肺、脾、肾、三焦气化失常，体内水湿潴留、泛溢肌肤所致，有阴水、阳水之分。现代医学的急、慢性肾小球肾炎，肾病综合征、营养不良性水肿等及其他以水肿为主要表现的疾病可参考本病辨证施护。

⇄ **知识链接**

阴水和阳水的辨识

阳水多实，一般起病急，发快，水肿由上及下，皮肤绷急光亮，按之凹陷，抬手即起。

阴水多虚，或虚实夹杂，起病缓授，病程较长，水肿由下而上渐及全身，水肿处按之凹陷，久久难复。

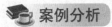 **案例分析**

患者，女，32岁，因产后全身浮肿1个月就诊。患者有"风心"病史，婚后冒险自然分娩一婴儿，生产1周后出现双下肢浮肿，逐渐加重波及全身，腹围不减反增，伴心悸、胸闷气短，动则尤甚，不能平卧，尿少、乏力。刻下见唇口紫绀，颈静脉充盈，腹大如怀胎十月，双下肢高度浮肿，舌质紫暗苔由滑，脉结代。查尿常规、血常规、肾功能、肝功能均正常。X线提示左心影大。腹部B超提示肝脏肿大，结合临床考虑为血肝；大量腹水。医生诊断为阴水，心肾阳衰证，经真武汤加减内服一月后痊愈。

问题

1. 请你为此患者提供整体护理指导。
2. 请你为此患者制订健康指导方案。

一、护理原则

发汗、利小便，阳水以祛邪为主，阴水以扶正为主。

二、护理要点

1. 观察水肿部位、程度，监测血压、体重变化。
2. 低盐饮食，控制饮水量，忌食生冷寒凉。
3. 起居有节，慎寒温，预防感冒。
4. 劳逸适度，注意休息。
5. 水肿消失后，尿液检查结果异常的还应继续治疗，直至痊愈，防止疾病反复发作。

三、诊断要点

1. 水肿初起多从眼睑开始，继则延及头面、四肢、腹背，甚者肿遍全身，也有先从下肢足胫开始，然后及于全身者。轻者仅眼睑或足胫浮肿；重者全身皆肿，肿处按之凹陷，其凹陷或快或慢皆可恢复。如肿势严重，可伴有胸腹水而见腹部膨胀，胸闷心悸，气喘不能平卧等症。

2. 可有乳蛾、心悸、疮毒、紫癜，感受外邪，以及久病体虚的病史。

3. 尿常规、24小时尿蛋白定量、血常规、血沉、血浆白蛋白、血尿素氮、肌酐、体液免疫、心电图、心功能测定、肾脏B超等实验室检查，有助于诊断和鉴别诊断。

四、辨证施护

（一）阳水

1. 风水相搏

（1）临床表现 初起眼睑及颜面浮肿，继则四肢、全身皆肿，皮肤光亮，按之凹陷易起，病程中常伴发热、咽痛等外感症状，舌苔薄白，脉浮滑或浮紧。

（2）护理方法

①药物护理：疏风解表，宣肺利水，越婢加术汤加减。

②饮食护理：忌生冷寒凉及辛辣香燥食物。食疗可选赤小豆汤或鲤鱼汤。

（3）健康指导　慎寒温，预防感冒。起居有节，避免过劳。

2. 水湿浸渍

（1）临床表现　全身水肿，下肢为甚，按之没指，小便短少，胸闷，纳呆，泛恶，身困重，舌苔白腻，脉濡缓。

（2）护理方法

①药物护理：健脾利湿，通阳利水，五皮饮合胃苓汤加减。

②饮食护理：忌生冷寒凉以及肥甘厚腻之品。食疗可选薏苡仁粥。

（3）健康指导　居处避免潮湿，汗出、淋雨后当及时更衣，起居有节，避免过劳。

3. 湿热内蕴

（1）临床表现　遍身浮肿、肌肤绷急，腹胀满，胸闷脘痞，烦热口干，小便黄短，大便溏滞不畅，舌质红，苔黄腻，脉滑数。

（2）护理方法

①药物护理：清热利湿，疏利三焦，疏凿饮子加减。

②饮食护理：忌生冷寒凉以及辛辣香燥之品。食疗可选绿豆冬瓜汤：取绿豆、冬瓜、生姜各适量煮食。

（3）健康指导　参见水湿浸渍。

（二）阴水

1. 脾虚湿困

（1）临床表现　足肿乃至全身水肿，病程较长，遇劳及午后加重，休息后减轻，神疲乏力，食少便溏，舌淡，苔白滑，脉沉缓或弱。

（2）护理方法

①药物护理：温阳利水，健脾除湿，实脾饮加减。

②饮食护理：饮食宜清淡、易消化、富营养，忌食生冷寒凉之物。食疗可选茯苓薏米粥：赤茯苓60g，炒薏米60g，粳米适量共煮粥，加入炒草果粉或肉桂粉少许调服。

（3）健康指导　注意保暖，避免腹部受寒。药物宜趁温热服。可用艾灸配合治疗。

2. 阳虚水泛

（1）临床表现　全身肿甚，神疲乏力，体倦畏寒，四肢厥冷，胸闷腹大，卧则喘促，甚则心动悸，尿短少，舌淡胖，苔白滑，脉沉。

（2）护理方法

①药物护理：温肾助阳，化气行水，真武汤加减。

②饮食护理：参见脾虚湿困证。

（3）健康指导　积极处理原发病，做好必要抢救准备。余参见脾虚湿困证。

第八节 胃 痛

案例分析

患者，男，44 岁，因胃脘部胀痛 1 周就诊。患者平素不耐劳累，缘于 1 周前暴饮暴食而出现上腹胀痛，求治于某个体诊所，考虑"急性胃炎"，予西药治疗具体药物不详，症状无明显缓解。刻下见：上腹胀痛，神疲乏力，手足不温，口不渴不苦，纳差，大便溏薄而臭秽，小便正常，舌淡苔薄，脉滑而重按无力。医生诊断：胃痛，脾胃虚寒、饮食积证，经黄芪建中汤内服一周后痊愈。

问题

1. 请你为此患者提供整体护理指导。
2. 请你为此患者制订健康指导方案。

胃痛，又称胃脘痛，是以上腹胃脘部近心窝处经常疼痛为主症的疾病。本病多由寒邪犯胃、饮食停滞、情志不畅及脾胃虚寒致使胃气失和，胃失所养，不通则痛所致。现代医学的急、慢性胃炎、胃及十二指肠溃疡、胃癌、胃肠功能紊乱等以胃痛为主要表现的疾病可参考本病辨证施护。

一、护理原则

理气和胃止痛。

二、护理要点

1. 慎起居，适寒温，舒畅情志，劳逸适度。
2. 饮食有节，宜少食多餐，忌辛辣生冷食物。
3. 发作时止痛，平时调理脾胃。

三、诊断要点

1. 上腹胃脘部疼痛及压痛。
2. 常伴有食欲不振，胃脘痞闷胀满，恶心呕吐，吞酸嘈杂等胃气失和的症状。
3. 发病常由饮食不节，情志不遂，劳累，受寒等诱因引起。
4. 上消化道 X 线钡餐透视、纤维胃镜及病理组织学等检查，查见胃、十二指肠黏膜炎症、溃疡等病变，有助于诊断。

四、辨证施护

（一）寒邪犯胃

1. 临床表现 胃脘冷痛暴作，得热痛减，遇寒加重，苔薄白，脉弦紧。

2. 护理方法

（1）药物护理 温胃散寒止痛，良附丸。

（2）饮食护理 生姜红糖汤：生姜250g，绞汁，加红糖150g煎煮，少量分次服用。

3. 健康指导 注意防寒保暖，配合适当的身体锻炼。疼痛发作时，可局部热敷，以散寒通脉止痛。汤药宜热服。饮食有节，以清淡、温热易消化为原则，忌生冷、油腻之品。

（二）饮食停滞

1. 临床表现 胃脘胀痛拒按，嗳腐吞酸，或呕吐未消化的食物，吐后痛减，矢气酸臭，舌苔厚腻，脉滑。

2. 护理方法

（1）药物护理 消食导滞、和胃止痛，保和丸。

（2）饮食护理

①莱菔子神曲粥：炒莱菔子10g，神曲30g，煎药取汁，入粳米适量，煮粥服用。

②山楂粥：山楂40g，粳米100g，砂糖10g，将山楂煎药取汁，入粳米、砂糖煮粥。宜在两餐之间少量服用，不宜空腹服用。

3. 健康指导 胃痛剧烈者，暂予禁食。饮食有节，食物以宽中和胃消食之品为宜。食滞重证不宜止叶。

（三）肝气犯胃

1. 临床表现 胃痛暴作，攻撑作痛，脘痛连胁，胸闷嗳气，善太息，遇情志不舒而诱发，舌淡，苔白，脉弦。

2. 护理方法

（1）药物护理 疏肝理气、和胃止痛，逍遥散。

（2）饮食护理 佛手玫瑰茶：玫瑰花9g，佛手6g，将佛手加水适量煎煮约20分钟，去渣取汁冲泡玫瑰花，代茶饮。

3. 健康指导 调畅情志，避免情志不畅时进食。汤药宜温服，疼痛持续不解，可服沉香粉1g，延胡索粉1g，以理气止痛。

（四）脾胃虚寒

1. 临床表现 胃痛隐隐，绵绵不休，喜温喜按，空腹痛甚，得食则缓，劳累或受凉后发作或加重，泛吐清水，纳差便溏，神疲乏力，舌淡，脉沉迟。

2. 护理方法

（1）药物护理 温中健脾、和胃止痛，黄芪建中汤加减。

（2）饮食护理 高良姜粥：高良姜15g，粳米50g，高良姜先煎，去渣取汁，后下粳米煮粥，空腹服用。

3. 健康指导 避免胃脘部受寒。饮食宜温热、营养丰富、易消化、少食多餐。汤药宜热服，服药后宜进热粥、热饮，以助药力。疼痛时饮生姜红糖汤，以温胃止痛。

（五）胃阴亏虚

1. 临床表现　胃痛隐作，灼热不适，饥不欲食，五心烦热，消瘦乏力，大便干结，舌红少津，脉细数。

2. 护理方法

（1）药物护理　滋养胃阴、和中止痛，一贯煎合芍药甘草汤。

（2）饮食护理　麦冬百合粥：麦冬 15g，百合 50～100g，加粳米适量煮粥，红糖调味食用。

芍药、甘草煎汤代茶，温热服用。

3. 健康指导　饮食宜清淡，多食益胃生津之品，忌辛燥食物及烟酒。

第九节　泄　泻

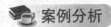 **案例分析**

患者，男，69 岁，因晨起腹痛腹泻两个月就诊。其诉每至黎明时脐腹作痛，肠鸣即泻，泻后腹安，纳差，多处求治，服抗生素多种，未见好转。刻下见形体消瘦，形寒肢冷，舌胖淡，苔白，脉沉细缓。医生诊断为泄泻，脾肾阳虚证，嘱四神丸加味内服，取关元，神阙，足三里隔姜灸，历一个月痊愈。

 问题

1. 为患者提供住院时的护理计划。
2. 为患者制订健康指导方案。

泄泻是以排便次数增多（每日 3～5 次或 10 次以上），粪质稀溏或完谷不化，甚至泻出水样便为主症的一种疾病。本病多由外感、饮食、情志、久病等引起脾虚湿盛，运化失职所致，西医学的急、慢性肠炎、肠激惹综合征、肠肿瘤、肠结核等疾病可参考本病辨证施护。

一、护理原则

健脾化湿，涩肠止泻。

二、护理要点

1. 注意清洁，居室内宜凉爽干燥。

2. 饮食有节，宜食清淡、易消化、流质食物。饮食停滞者暂禁食。

3. 注意补充水和电解质。

三、诊断要点

1. 具有大便次数增多，粪质稀薄，甚至泻出如水样的临床特征。其中以粪质清稀为必备条件。

2. 常兼有脘腹不适，腹胀腹痛肠鸣，食少纳呆，小便不利等症状。

3. 起病或缓或急，常有反复发作史。常因外感寒热湿邪，内伤饮食情志，劳倦，脏腑，功能失调等诱发或加重。

4. 大便常规、大便细菌培养、结肠 X 线及内窥镜等检查有助于诊断和鉴别诊断。

5. 需除外其他病证中出现的泄泻症状。

四、辨证施护

（一）暴泻

1. 寒湿泄泻

（1）临床表现　泻下清稀，甚则如水样，腹痛肠鸣，脘闷纳呆，兼恶寒发热头痛，肢体酸楚，口淡不渴，舌苔白或白腻，脉濡缓。

（2）护理方法

①药物护理：芳香化湿、解表散寒，藿香正气散。

②饮食护理：生姜红糖汤。

（3）健康指导　注意腹部保暖，忌食生冷及肥腻。泻下量多者给予流质或半流质饮食，多饮淡盐水或糖盐水，及时补液。

2. 湿热泄泻

（1）临床表现　泄泻腹痛，泻下急迫或泻而不爽，粪色黄褐而臭，肛门灼热，烦热口渴，小便短赤，舌红，苔黄腻，脉数或滑数。

（2）护理方法

①药物护理：清热利湿，葛根芩连汤。

②饮食护理：例如马齿苋粥，取马齿苋 60g，水煎去渣取汁，入粳米 50g，煮粥食用。

（3）健康指导　饮食宜清淡细软。

3. 食滞肠胃

（1）临床表现：腹痛肠鸣，泻下粪臭如败卵，泻后痛减，脘腹胀满，嗳腐吞酸，不思饮食，舌苔垢浊或厚腻，脉滑。

（2）护理方法

①药物护理：消食导滞，保和丸。

②饮食护理：萝卜粥：白萝卜一个，粳米适量，煮粥食用。

（3）健康指导　泄泻腹痛剧烈，伴呕吐者，急用下法；泻后伤津者，及时补液；食滞者可予探吐，控制饮食，重者暂禁食。

（二）久泻

1. 脾胃虚弱

（1）临床表现　大便时溏时泻，迁延反复，完谷不化，饮食减少，食后脘腹胀闷，稍进油腻食物，则大便次数明显增加，面色萎黄无华，神疲倦怠，舌淡苔白，脉细弱。

（2）护理方法

①药物护理：健脾益气、化湿止泻，参苓白术散。

②饮食护理：莲肉糕：莲子肉、糯米各200g（炒香），茯苓100g，共研为末，入白糖和水适量，蒸熟切块食用。

（3）健康指导　注意腹部保暖，饮食宜温热细软，忌生冷。

2. 脾肾阳虚

（1）临床表现　泄泻日久，且多在黎明前后，脐腹作痛，肠鸣即泻，泻后则安，腹部喜暖，伴形寒肢冷，腰膝酸软，舌淡苔白，脉沉细。

（2）护理方法

①药物护理：温补脾肾，涩肠止泻，四神丸加减。

②饮食护理：补脾粥：山药、赤小豆各50g，芡实、薏苡仁、莲心各25g，大枣10枚，入粳米适量煮粥食用。

（3）健康指导　注意腹部保暖，忌食生冷刺激性食物，注意营养。

第十节　黄　疸

黄疸是以目黄、身黄、小便黄为主要症状的疾病。其中尤以目睛黄染为确定本病的重要依据。本病多由感受湿热病邪，阻滞肝胆气机，疏泄失常，胆汁外溢所致，现代医学的肝细胞性黄疸、溶血性黄疸、病毒性肝炎、肝硬化、胆石症、胆囊炎等疾病可参考本病辨证施护。

案例分析

患者，男，45岁，因患者皮肤及巩膜黄染伴水肿70天就诊。患者于50天前，无明显诱因下出现腹胀厌油，恶食，随后皮肤及巩膜出现黄染，曾到某医院诊断为急性黄疸型传染性肝炎，经治20天后诸症反而加重，并出现面及踝部轻度浮肿与多次发生痔疮及下消化道出血，乃转入我院传染科治疗。刻下见神疲，面目深黄，色泽略鲜明，胁肋隐痛，大便稀溏，尿黄，舌红苔黄腻，脉濡。医生诊断：黄疸，阴黄，经茵陈术附汤内服与西医疗法共治两周后痊愈。

问题

1. 请你为此患者提供整体护理指导。
2. 请你为此患者制订健康指导方案。

一、护理原则

化湿利小便为主，配合清热、解毒、温化等方法。

二、护理要点

1. 调畅情志，注意休息，起居有常。
2. 饮食有节，宜食清淡疏利之品，忌肥甘厚味，禁酒。
3. 黄疸一般具有传染性，应采取隔离措施。

三、诊断要点

1. 以目黄、身黄、小便黄为主症，其中目黄为必具的症状。
2. 常伴脘腹胀满，纳呆呕恶，胁痛，肢体困重等症。
3. 常有饮食不节，与肝炎病人接触，或服用损害肝脏的药物等病史，以及过度疲劳等诱因。
4. 血清总胆红素、直接胆红素、尿胆红素、尿胆原、血清丙氨酸转氨酶、天冬氨酸转氨酶，以及 B 超、CT、胆囊造影等检查，有助于诊断与鉴别诊断。

四、辨证施护

（一）阳黄

（1）临床表现　身目俱黄，黄色鲜明，发热口渴，口干口苦，厌食，呕恶，便秘溲赤，舌红，苔黄腻，脉弦数。

（2）护理方法

①药物护理：清热利湿退黄，茵陈蒿汤加减。

②饮食护理：田基黄茵陈饮：鲜田基黄 120g（或干品 60g），茵陈 30g，煎水，冰糖调味，代茶饮。

（3）健康指导　适当卧床休息，忌食肥甘厚腻或对肝脏有损害的药物。

（二）急黄

（1）临床表现　发病急骤，黄疸迅速加深，色黄如金，高热烦渴，尿少便秘，甚则神昏谵语、抽搐，或见衄血、便血，肌肤瘀斑，舌红绛，苔黄燥，脉弦滑数。

（2）护理方法

①药物护理：清热解毒、凉血开窍，千金犀角散，出现昏迷可鼻饲安宫牛黄丸，或静脉滴注清开灵注射液。

②饮食护理：暂禁食。神志清醒后控制高蛋白食物的摄入。

（3）健康指导　积极中西医结合抢救治疗。

（三）阴黄

（1）临床表现　身目俱黄，黄色晦暗，或如烟熏，脘腹胀闷，纳少便溏，神疲乏力，畏寒肢冷，舌淡，苔白腻，脉弦滑或濡缓。

（2）护理方法

①药物护理：温中化湿，健脾和胃，茵陈术附汤。

②饮食护理：茵陈麦芽饮：茵陈 30g，麦芽 10g，生姜 15g，红枣 15g，煎药取汁，红糖调味食用。

（3）健康指导　忌生冷、滋腻之品。

第十一节　消　渴

案例分析

　　患者，女，47 岁，因多饮，多尿六年，加重两月就诊。刻下见：形体消瘦，口干乏力，畏寒肢冷，腰膝酸痛，心悸气短，小便频数量多，混浊如膏，大便干，舌体胖大有齿痕，苔白，脉沉细无力。医生诊断：消渴，阴阳两虚证。经中西医结合治疗三周后临床痊愈。

问题

1. 请你为此患者提供整体护理指导。
2. 请你为此患者制订健康指导方案。

　　消渴是以多饮、多食、多尿，形体消瘦，或尿有甜味为主要临床表现的一种疾病。本病是由禀赋不足、饮食不节、情志失调或劳倦过度导致脏腑阴阳失调引起的阴虚燥热证，阴虚为本，燥热为标，现代医学的糖尿病可参考本病辨证施护。

一、护理原则

养阴生津，清热润燥。积极防治并发症。

二、护理要点

1. 注重生活调摄，注意休息，劳逸适度，节制情欲。

2. 控制饮食，制订饮食计划，忌高糖食物。

3. 观察口渴程度、饮水量、进食量、尿量及色、味，监测血糖。

4. 按医嘱服药，不可随意更改剂量或停止用药。

5. 重视病情，积极预防和治疗并发症。

三、诊断要点

1. 凡以口渴多饮、多食易饥、尿频量多、形体消瘦或尿有甜味为临床特征者，即可诊断为消渴病。本病多发于中年以后，以及嗜食膏粱厚味、醇酒炙煿之人。若有青少年期即罹患本病者，一般病情较重。

2. 初起可"三多"症状不著，病久常并发眩晕、肺痨、胸痹心痛、中风、雀目、疮痈等。严重者可见烦渴、头痛、呕吐、腹痛、呼吸短促，甚或昏迷厥脱危象。由于本病的发生与禀赋不足有较为密切的关系，故消渴病的家族史可供诊断参考。

3. 查空腹、餐后 2 小时血糖和尿糖，尿比重，葡萄糖耐量试验等，有助于确定诊断。必要时查尿酮体，血尿素氮，肌酐，二氧化碳结合力及血钾、钠、钙、氯化物等。

四、辨证施护

（一）上消（肺热津伤）

1. 临床表现 烦渴多饮，口干舌燥，尿频量多，舌边尖红，苔薄黄，脉洪数。

2. 护理方法

（1）药物护理 清热润肺、生津止渴，消渴方加减。

（2）饮食护理 二冬润肺消渴茶：麦冬 10g，天冬 10g，一日内分次冲茶饮。

3. 健康指导

（1）控制饮食，以清淡为宜，控制饮水量。

（2）调节起居，适度运动。

（二）中消（胃热津伤）

1. 临床表现 多食易饥，口渴，尿多，形体消瘦，大便干燥，舌苔黄燥，脉滑实有力。

2. 护理方法

（1）药物护理 清胃泻火、养阴增液，玉女煎加减。

（2）饮食护理 石斛麦冬饮：石斛 15 麦冬 15，泡水代茶饮。

3. 健康指导

（1）严格控制饮食，可食用醋泡黄豆、生花生米或新鲜叶类蔬菜。

（2）保持大便通畅。

（3）注意口腔、皮肤、手足、外阴的清洁卫生。

（三）下消（肾阴亏虚或阴阳两虚）

1. 临床表现

（1）肾阴亏虚 尿频量多，混浊如脂膏，或尿甜，腰膝酸软，乏力，头晕耳鸣，口干唇燥，皮肤干燥，瘙痒，舌红少苔，脉细数。

（2）阴阳两虚 小便频数，混浊如膏，甚至饮一溲一，面容憔悴，耳轮干枯，腰膝酸软，消瘦显著，阳痿或月经不调，畏寒肢冷，舌淡苔白，脉沉细无力。

2. 护理方法

（1）药物护理 肾阴亏虚宜滋阴补肾，六味地黄丸；阴阳两虚宜温阳滋阴、补肾固涩，金匮肾气丸。

目标检测

单选题

1. 下列选项中，不属于风寒感冒与风热感冒的主要鉴别依据的是（　）
   - A. 恶寒发热的孰轻孰重
   - B. 渴与不渴
   - C. 流涕的清与浊
   - D. 是否有头身疼痛
   - E. 舌苔的黄与白，脉象的数与不数

2. 风寒感冒证患者的饮食护理最适合的是（　）
   - A. 生姜红枣葱白汤
   - B. 白萝卜粥
   - C. 黄芪山药粥
   - D. 芦根绿豆粥
   - E. 粳米阿胶粥

3. 喘证以呼吸困难，甚则张口抬肩，鼻翼扇动，不能平卧为主症，其护理原则为（　）
   - A. 宣肺解表
   - B. 宣肺止咳
   - C. 祛风散邪
   - D. 调理阴阳
   - E. 降气平喘

4. 下列不是喘证护理要点的是（　）
   - A. 饮食宜清淡，远离烟雾粉尘
   - B. 对患者进行隔离
   - C. 注意排痰，保持呼吸道通畅
   - D. 积极护理原发病
   - E. 缓解期应加强锻炼，增强体质

5. 失眠的主要临床表现是（　）
   - A. 脾气暴躁
   - B. 神志异常
   - C. 情绪不佳，忧思过度
   - D. 经常不能获得正常睡眠
   - E. 经常腹痛

6. 郁证以心情抑郁、情绪不宁、胸部满闷、胁肋胀痛等为主要临床表现，多发于（　）
   - A. 老年男性
   - B. 中青年女性
   - C. 青少年
   - D. 幼儿
   - E. 青壮年男性

7. 下列选项中，不属于心悸阴虚火旺证临床表现的是（　）
   - A. 心悸易惊
   - B. 心烦少寐
   - C. 形寒肢冷
   - D. 手足心热
   - E. 舌红少苔，脉细数

8. 心血不足证的心悸病人最宜食用的食物是（　）
   - A. 银耳、莲子
   - B. 鸡汤、红枣
   - C. 肥猪肉
   - D. 生姜、带鱼
   - E. 西瓜、萝卜

9. 中风病的中经络与中脏腑的主要区别在于（　）
   - A. 有无四肢抽搐
   - B. 有无项背强直
   - C. 有无意识昏迷
   - D. 有无半身不遂
   - E. 有无舌苔黄

10. 中风病人在后遗症期最主要的健康指导是（　　）
    A. 加强语言和肢体的康复训练　　　　B. 避免情绪激动
    C. 忌食辛辣厚及烟酒　　　　　　　　D. 保持呼吸道通畅
    E. 保持大便通畅

11. 水肿以眼睑、头面、四肢、腹背，甚至全身浮肿为临床特征，其护理原则为
    （　　）
    A. 清热解毒　　　　　B. 消食导滞　　　　　C. 理气止痛
    D. 发汗、利水、消肿　E. 活血化瘀

12. 初起眼睑及颜面浮肿，继则四肢、全身皆肿，皮肤光亮，按之凹陷易起等症
    状，属于水肿病下列证型中的（　　）
    A. 水湿浸渍　　　　　B. 湿热内蕴　　　　　C. 脾虚湿困
    D. 阳虚水泛　　　　　E. 风水相搏

13. 胃痛肝气犯胃证病人的护理原则是（　　）
    A. 温中健脾、和胃止痛　　　　　　　B. 疏肝理气、和胃止痛
    C. 滋阴养胃、和中止痛　　　　　　　D. 化瘀通络、和胃止痛
    E. 消食导滞、和胃止痛

14. 胃痛虚寒证病人饮食护理为（　　）
    A. 山楂粥　　　　　　B. 佛手玫瑰花　　　　C. 高良姜粥
    D. 玉竹麦冬粥　　　　E. 焦三仙

15. 导致泄泻的关键病机是（　　）
    A. 脾胃虚弱　　　　　B. 食滞胃肠　　　　　C. 脾虚湿盛
    D. 脾肾阳虚　　　　　E. 感受外邪

16. 湿热泄泻的症状特点是（　　）
    A. 泄泻清稀，甚则如水样　　　　　　B. 泄泻夹有黏冻
    C. 时溏时泻，水谷不化　　　　　　　D. 泻下粪便色黄褐而臭
    E. 泻下粪便臭如败卵，伴有不消化之物

17. 黄疸病急黄的临床表现是（　　）
    A. 面色苍白　　　　　　　　　　　　B. 身目俱黄，其色鲜明
    C. 面色萎黄　　　　　　　　　　　　D. 身目俱黄，其色晦暗
    E. 黄疸急起，色黄如金

18. 黄疸的主要护理原则是（　　）
    A. 祛湿利小便　　　　B. 清热解毒　　　　　C. 发汗解表
    D. 温化寒湿　　　　　E. 健脾燥湿

19. 消渴的特征不包括（　　）
    A. 多汗　　　　　　　B. 多饮多食　　　　　C. 多尿
    D. 消瘦　　　　　　　E. 尿有甜味

20. 消渴的病理有标本之分，具体是（　　）

    A. 燥热为本，阴虚为标　 B. 阴虚为本，燥热为标

    C. 津伤为本，湿热为标　 D. 津伤为本，痰饮为标

    E. 脾虚为本，胃火为标

实训指导

实训一 病案讨论（病因病机）

【实训目的】

1. 通过病案讨论，能分辨六淫、七情、饮食劳逸、痰饮瘀血等基本病因。

2. 会结合阴阳五行学说和藏象理论，分析基本病机。

3. 理解中医学病因病机的术语。

【实训准备】

1. 物品 教师准备 3～4 个病案，涵盖六淫、七情、饮食劳逸、痰饮瘀血等方面。学生自备纸、笔。

2. 环境 教室或实训室。

【实训学时】

2 学时。

【实训方法】

1. 学生分组阅读病案，并就病情进行讨论。

2. 教师指导对病案中的病情资料进行归纳。

3. 学生在纸上记录自己对病案中病因病机的分析。

4. 师生交流讨论。

【实训结果】

讨论结束后，由学生根据实际结果填写。

【实训评价】

实训课后，由老师根据实际情况评价（兼顾知识目标、技能目标、情感目标进行评价）。

实训二 四诊技能训练

【实训目的】

1. 能正确运用望、闻、问、切四诊方法收集病人的病情资料。

2. 能通过四诊的结果正确描述病人的病因、病位和病性。

3. 四诊过程中能体现以病人为中心的职业素养。

【实训准备】

1. 物品 压舌板、消毒纱布、棉签、脉枕、免洗手消毒液

2. 设备 治疗床、桌子、椅子

3. 环境 病室安静整洁、光线充足、

【实训学时】

2 学时

【实训方法】

案例 1 王某某，男性，30 岁，反复咳嗽、痰中带血 1 年。

案例 2 赵某某，女性，35 岁，全身水肿两天。

1. 分析案例，运用角色扮演进行模拟练习。

2. 综合运用望、闻、问、切四诊方法收集病人的现病史和相关病史内容。

3. 对病人的病因、病位、病性进行汇报。

【实训结果】

内容	案例 1	案例 2
病因		
病位		
临床表现		
病性		
证候分析		

【实训评价】

内容	优秀	良好	合格	不合格
四诊正确、重点突出				
证候分析合理				
耐心并尊重病人				

实训三　中药汤剂的煎煮法

【实训目的】

1. 能够在中药基本理论的指导下，对药物的性质、功能进行全面的中医辨证，从而确定正确的煎煮方法。

2. 能根据不同的药物，判断加入药物的水量、煎药的火候及煎煮时间。

【实训准备】

物品准备　灶具、中药、砂锅或陶瓷类器皿，搅拌棒、过滤器、药瓶或药杯、煎药用水（一般为自来水或纯净水）。

设备　煤、电、气等加热设备。

环境　通风及消防安全设施良好的实训场所。

【实训学时】

2 学时。

【实训方法】

护士常规准备（仪表和素质）。

核对医嘱，明确用药途径。

经三查七对后，先用水清洗一次（粉末药除外），再用冷水浸泡 30 分钟左右再煎煮，以利于有效成分析出，加水量，以一次加足为宜。

根据药物的性能及功用选定煎药时间和火力，确定是否应用特殊煎煮法。

煎出的药汁量，每次 150～200ml，小儿减半。

煎好的药汁用过滤器去渣倒出后，再放入凉水煎煮第二煎。将药液倒入药瓶或药杯内，在医院煎药要加标签，注明病人病区、床号、姓名、用法，注意保温。

倒掉药渣，清洗用物，放归原处。

煎药时，容器宜加盖，有专人看守，防止药液溢出。可适当搅拌，但不宜频繁打开锅盖，以减少挥发成分的损失。

【实训评价】

中药汤剂煮法考核评价表

班级：　　　　姓名：　　　组别：　　考核日期：　　年　月　日

考核项目	评价标准	自我评定（在相应的空格打"V"，并写出得分）				
		A（优秀）90~100	B（良好）80~89	C（中等）70~79	D（及格）60~69	E（不及格）<60
知识目标	掌握中药的煎煮方法和注意事项					
技能目标	熟练掌握中药汤剂的煎煮方法和流程					
情感目标	病人的满意度及预期达到的程度					
自我评定得分		存在的主要问题：				
考核调整后得分						

实训四　中药湿敷法、熏洗法

【实训目的】

1. 掌握熏洗法的作用和主治。

2. 学会熏洗法的操作流程。

3. 耐心周到地护理病人。

【实训准备】

护士　衣帽整洁，态度和蔼，洗手，戴口罩。

物品　药液、水温计、一次性中单、大浴巾、支架、熏洗盆，必要时备毛毯、屏风。

【实训学时】

2 小时。

【实训方法】

备齐用物至床边，核对、解释。协助病人取舒适体位，充分暴露治疗部位，注意保暖，必要时遮挡。核对熏洗部位，根据需要垫好一次性中单。

熏洗　将药液倒入熏洗盆内，加热水至所需容量，测量水温至所需温度（50~70℃），先熏蒸患处，至水温降至适宜温度时（40℃左右），用药液淋洗患处或浸泡患处，熏洗过程中注意水温不可过低，防止受凉。观察病人病情变化及局部皮肤情况，随时询问病人有无不适，及时检查药液的温度，温度过低时应给予加热。

熏洗完毕，协助病人清洁并擦干皮肤。妥善安置病人，协助衣着，安置舒适体位，整理床单元。进行必要的健康指导。整理用物，进行终末处理。

洗手记录。

【实训评价】

中药熏洗法考核评价表

班级：　　　姓名：　　　组别：　　　考核日期：　　年　月　日

考核项目	评价标准	自我评定（在相应的空格打"√"，并写出得分）				
		A（优秀） 90~100	B（良好） 80~89	C（中等） 70~79	D（及格） 60~69	E（不及格） <60
知识目标	掌握中药熏洗的作用和操作方法					
技能目标	熟练掌握熏洗操流程					
情感目标	病人的满意度及预期目标达成度					
自我评定得分		存在的主要问题：				
考核调整后得分						

实训五　毫针刺法施护

【实训目的】

1. 掌握基本针刺手法，包括进针手法、行针手法、留针及出针方法。

2. 熟悉针刺的注意事项，能预防及处理异常情况。

3. 体会针感，能为患者做出正确合理的宣教。

4. 观察患者，及时发现并解决问题；练习沟通、疏导患者紧张情绪。

【实训准备】

1. 物品　治疗盘、毫针、医用棉签、75%酒精、针刺模具。

2. 设备　治疗床、桌、椅。

3. 环境　光线充足，通风，温度适宜。

【实训学时】

2学时。

【实训方法】

1. 针刺练习　在针刺模具上练习。进针手法：指切进针法、夹持进针法、舒张进针法、提捏进针法；行针手法：提插法、捻转法、弹拨法、刮柄法。

2. 针刺穴位　合谷、内关、足三里、三阴交

（1）指导学生选择穴位，明确定位、针刺的角度深度，说明注意事项。

（2）患者取合适体位，充分暴露施针部位，注意保暖。

（3）针刺　对施术部位行常规消毒，选择合适的进针手法和角度、深度，针刺。询问被针刺者的感受，观察针刺局部有无变化。留针10~15分钟，中间可行针。及时

沟通并处理异常情况。

(4) 出针　一手持棉签,一手出针。

(5) 针刺后,协助患者着衣,清理物品。

【实训结果】

内容	结果
针刺操作流程	
针刺操作过程的安全意识	
观察患者反应	

内容	结果
针刺角度	
针刺深度	
观察出针后反应	

【实训评价】

毫针刺法操作评价表

班级:　　　　姓名:　　　　组别:　　　　考核:　　　　年　月　日

评价项目	评价标准	在相应的空格处打"√"			
		优秀	良好	合格	不合格
知识目标	掌握操作方法及注意事项				
技能目标	熟练掌握艾灸的操作流程				
情感目标	患者满意度和预期目标达成度				
存在的主要问题					

实训六　灸法、刮痧法施护

【实训目的】

1. 能掌握艾炷灸、艾条灸的操作方法及流程。能熟练进行刮痧法的操作。

2. 熟悉艾灸法的基本知识。能根据病情进行合理的刮痧护理。

3. 细心周到的护理患者。

【实训准备】

1. 灸法

(1) 物品　治疗盘、艾条、艾绒、毫针、火柴、纸条、镊子、弯盘、凡士林、姜片、蒜片、盐。

(2) 设备　艾灸盒、温灸棒。

（3）环境　光线充足，通风，温湿度适宜。

2. 刮痧法

（1）物品　治疗盘、刮板数个、清水、刮痧油、纱布。

（2）环境　室内光线充足，通风，温度保持在20℃左右。

【实训学时】

2学时。灸法、刮痧法各1学时。

【实训方法】

1. 艾灸穴位　足三里、阴陵泉、关元。

（1）用艾绒制作艾炷，切制直径大约为2~3cm，厚度大约为0.3cm的姜片和蒜片，中心用针穿刺小孔备用。

（2）患者取合适体位，充分暴露施灸部位，注意保暖。

（3）艾炷灸　先在施术部位涂上凡士林，放置大小合适的艾炷点燃，待艾炷燃剩2/5左右时，患者有轻微的烧灼痛时，用镊子夹走剩余艾炷并更换另一炷点燃，一般灸5~7壮。隔姜灸时，先将切好的姜片（直径约2~3cm，厚0.2~0.3cm）中间用针刺数孔，放于涂有凡士林的施灸部位，再将艾炷放在姜片上点燃，待艾炷快要燃尽时更换另一壮再灸，一般灸3~5壮，以皮肤潮红不起泡为度。

（4）艾条灸　点燃艾条，对准腧穴施灸，距离皮肤大约2~3cm，上下移动，像小鸟啄食一样。每处灸5~10分钟，以皮肤出现红晕为宜。

（5）施灸后注意保暖，协助患者着衣，清理物品。

2. 刮痧部位　背部、颈项部。

（1）根据病情选择合适体位，暴露刮痧部位，注意保暖。

（2）检查刮具边缘是否光滑，以免刮伤皮肤。

（3）用刮痧板蘸取适量介质，涂抹于施术部位，自上而下，自内而外的刮动。

（4）刮具与皮肤成45°为宜，不可成推、削之势。

（5）用力均匀，不可忽轻忽重，方向单一，不可来回刮，以患者能接受为度。

（6）刮至有涩感时，蘸介质再刮，直至皮下出现红色或紫色斑点为止。

（7）观察局部皮肤变化，适时询问患者有无不适，以调节手法力度。

（8）刮痧完毕，协助病人衣着，清理物品。

【实训结果】

内容	结果
灸法操作流程	
灸法操作过程的安全意识	
观察患者皮肤情况	

内容	结果
执板角度	
刮痧顺序、手法力度	
观察皮肤出痧情况	

【实训评价】

灸法操作评价表

班级：　　　　姓名：　　　　组别：　　　　考核：　　　年 月 日

评价项目	评价标准	在相应的空格处打"√"			
		优秀	良好	合格	不合格
知识目标	掌握艾灸方法及注意事项				
技能目标	熟练掌握艾灸的操作流程				
情感目标	患者满意度和预期目标达成度				
存在的主要问题					

刮痧法操作评价表

班级：　　　　姓名：　　　　组别：　　　　考核：　　　年 月 日

评价项目	评价标准	在相应的空格处打"√"			
		优秀	良好	合格	不合格
知识目标	掌握刮痧法适应证和注意事项				
技能目标	掌握刮痧法的操作方法及流程				
情感目标	患者满意度和预期目标达成度				
存在的主要问题					

实训七　拔罐施护

【实训目的】

1. 能熟练掌握闪火法拔罐、留罐、起罐操作。

2. 能熟练进行走罐和闪罐操作。

3. 注意保暖，细心护理病人。

【实训准备】

1. 物品　治疗盘、玻璃罐数个（大、中、小三个规格），点火棒、打火机、95%酒精、小口瓶、润滑剂。

2. 环境　室内温暖舒适，有保暖物品，避开风口。

【实训学时】

2 学时

【实训方法】

拔罐部位：背部　腰部

1. 准备好物品，与患者沟通将要进行的拔罐治疗。

2. 检查皮肤情况，检查玻璃罐口是否光滑。

3. 点火　用点火棒蘸酒精并在瓶口挤掉多余的酒精，用打火机点燃，另一手拿罐，将火棒探入到罐底中下段环绕，立即退出，迅速将罐吸附于施术部位，轻摇罐体，检查是否吸牢。拔罐后将点火棒迅速放入小口瓶内熄火。

4. 留罐　进行留罐观察，并询问患者有无不适。

5. 起罐　一手握罐底，一手沿罐口处下按皮肤，使空气进入罐体，即可顺利起罐。

6. 在拔罐的基础上，练习闪罐和走罐。

7. 操作完毕协助患者整理衣着。

8. 清理器材，做好记录签名。

【实训结果】

内容	结果
拔罐的方法	
拔罐的流程	
操作安全及注意事项	

【实训评价】

拔罐操作评价表

班级：　　　　　姓名：　　　　组别：　　　　考核：　　　　年　月　日

评价项目	评价标准	在相应的空格处打"√"			
		优秀	良好	合格	不合格
知识目标	掌握拔罐的作用和拔罐方法				
技能目标	熟练掌握拔罐操作流程				
情感目标	病人满意度和预期目标达成度				
存在的主要问题					

实训八　推拿按摩施护

【实训目的】

1. 能掌握常用的推拿按摩手法。

2. 能熟练进行穴位按摩操作。

3. 细心周到的照顾患者。

【实训准备】

1. 物品 治疗盘、治疗巾、润肤介质。

2. 设备 按摩床。

3. 环境 光线充足，通风换气，温湿度适宜。

【实训学时】

2 学时

【实训方法】

病案：患者女，37 岁，因感冒头痛连及项部，自感颈部拘紧，微恶风畏寒，遇风疼剧，舌淡红苔薄白，脉浮紧。

选取风池、肩井、百会、攒竹、太阳、翳风穴。

1. 嘱患者采取合适的体位，暴露按摩部位，在按摩部位铺按摩巾。

2. 准确选取腧穴位置及按摩手法。

3. 根据患者的具体情况选用适宜的手法和刺激强度，进行按摩。

4. 操作过程中，注意观察患者对手法的反应，如有不适，及时调整手法或停止操作，以防发生意外。

5. 操作完毕，协助患者衣着，安排舒适卧位，清理用物等。

【实训结果】

内容	结果
手法选取	
手法操作	
手法力度大小，患者感觉	

【实训评价】

推拿手法操作评价表

班级： 姓名： 组别： 考核： 年 月 日

评价项目	评价标准	在相应的空格处打"√"			
		优秀	良好	合格	不合格
知识目标	熟练掌握常用推拿手法操作要领				
技能目标	能熟练的进行手法操作				
情感目标	患者满意度和预期目标达成度				
存在的主要问题					

目标检测参考答案

总论

1. A 2. D 3. D 4. C 5. E

上篇

第一章　中医哲学基础

1. D 2. E 3. A 4. B 5. D 6. B 7. C 8. C 9. E 10. C 11. E 12. C 13. A

14. B 15. E 16. A 17. A 18. E 19. C 20. B

第二章　藏象学说

1. E 2. B 3. C 4. D 5. B 6. A 7. C 8. D 9. B 10. C 11. C 12. C 13. B

14. D 15. A

第三章　气血津液

1. A 2. B 3. C 4. D 5. E 6. E 7. D 8. E 9. C 10. B 11. A 12. C 13. E

14. C 15. D 16. A 17. C 18. A 19. A 20. B

第四章　经络腧穴

1. B 2. A 3. A 4. B 5. D 6. B 7. E 8. E 9. A 10. C 11. B 12. C 13. C

14. C 15. B 16. D 17. B 18. C 19. A 20. E

第五章　病因病机（多选题）

1. ABCE 2. ABCDE 3. ABCD 4. ABCDE 5. ABCDE 6. BC 7. ABC 8. ABDE

9. ABCDE 10. BCDE 11. ABCDE 12. ABCDE 13. ABCDE 14. ABCDE 15. ACD

16. ABCDE 17. ABCDE 18. ABCD 19. ABCDE 20. BCD

中篇

第六章　生活起居护理

1. D 2. C 3. C 4. A 5. B 6. B 7. B 8. B 9. E 10. B 11. E 12. D

第七章　病情观察

1. E 2. B 3. A 4. C 5. B 6. D 7. B 8. A 9. B 10. B 11. C 12. C 13. A

14. B 15. B 16. C 17. E

第八章　情志护理

1. C 2. E 3. A 4. D 5. A

第九章　饮食调护

1. E 2. D 3. B 4. A 5. E 6. B 7. C 8. E 9. B 10. D

第十章　方药施护

1. D 2. C 3. A 4. E 5. D 6. A 7. A 8. B 9. E 10. D 11. B 12. A 13. D

14. D　15. C　16. E　17. E　18. D　19. A　20. A

第十一章　中医护理技术

1. A　2. C　3. D　4. A　5. B　6. B　7. C　8. A　9. B　10. C　11. C　12. E　13. A

14. C　15. B　16. A　17. C　18. D　19. C　20. C

下篇

第十二章　常见病证整体施护

1. D　2. A　3. E　4. B　5. D　6. B　7. C　8. B　9. C　10. A　11. D　12. E　13. B

14. C　15. D　16. D　17. E　18. A　19. E　20. B